desejo

gillian anderson
(org.)

desejo

mulheres do mundo todo revelam
suas fantasias de amor e sexo

TRADUÇÃO DE Ibraíma Dafonte Tavares

VESTÍGIO

Copyright da introdução © 2024 Gillian Anderson
Copyright desta edição © 2024 Editora Vestígio

Publicado mediante acordo com a editora original, Bloomsbury Publishing Plc.

Título original: *Want: Submitted by Anonymous*

Todos os direitos reservados pela Editora Vestígio. Nenhuma parte desta publicação poderá ser reproduzida, seja por meios mecânicos, eletrônicos, seja via cópia xerográfica, sem a autorização prévia da Editora.

DIREÇÃO EDITORIAL
Arnaud Vin

CAPA
David Mann

EDITORA RESPONSÁVEL
Bia Nunes de Sousa

ADAPTAÇÃO DE CAPA
Diogo Droschi

REVISÃO
Claudia Vilas Gomes
Julia Sousa

DIAGRAMAÇÃO
Guilherme Fagundes

Dados Internacionais de Catalogação na Publicação (CIP)
Câmara Brasileira do Livro, SP, Brasil

Desejo : mulheres do mundo todo revelam suas fantasias de amor e sexo / org. Gillian Anderson ; tradução Ibraíma Dafonte Tavares. -- 1. ed.; São Paulo : Vestígio Editora, 2024.

Título original: Want : Submitted by Anonymous.
ISBN 978-65-6002-037-5

1. Amor - Aspectos sociais 2. Desejo sexual 3. Fantasias sexuais 4. Mulheres - Sexualidade 5. Sexualidade feminina I. Anderson, Gillian.

24-210848   CDD-306.7082

Índices para catálogo sistemático:

1. Mulheres : Comportamento sexual : Sociologia 306.7082

Tábata Alves da Silva - Bibliotecária - CRB-8/9253

A **VESTÍGIO** É UMA EDITORA DO **GRUPO AUTÊNTICA**

São Paulo
Av. Paulista, 2.073 . Conjunto Nacional,
Horsa I, Salas 404-406 . Bela Vista
01311-940 . São Paulo . SP
Tel.: (55 11) 3034 4468

Belo Horizonte
Rua Carlos Turner, 420
Silveira . 31140-520
Belo Horizonte . MG
Tel.: (55 31) 3465 4500

www.editoravestigio.com.br
SAC: atendimentoleitor@grupoautentica.com.br

7   introdução

as cartas:

17   sobre fantasias

53   bruto, suado, rápido, desesperado

81   ser venerada

95   tabu

127   a prisioneira

137   sexo não convencional

159   pessoas desconhecidas

179   poder e submissão

213   exploração

229   mais, mais, mais

259   observar e ser observada

281   sempre tive uma queda por…

305   com gentileza

introdução

Era 1973 e eu tinha apenas 5 anos quando *Meu jardim secreto*, escrito pela romancista Nancy Friday, chegou às prateleiras das livrarias e à bolsa das mulheres americanas; e apenas 7 anos quando o livro chegou à classe média da Inglaterra. *Meu jardim secreto* era a prova de que as mulheres tinham uma vida erótica íntima tão rica e diversa quanto a dos homens. Afinal ali estava um livro no qual mulheres comuns, jovens e maduras – você, eu e a nossa vizinha –, falavam livremente sobre tesão, masturbação, fantasias sexuais e desejo. Na cabeça delas, nada estava fora de questão.

O que o livro de Friday revelou foi que, para algumas mulheres, o sexo que está na cabeça pode ser mais estimulante do que uma transa real, por mais excitante que esta seja. Sem as amarras das convenções sociais, da inibição e talvez do medo de constranger o parceiro ou a parceira, nossa imaginação pode se alimentar de desejos profundos e transgressores. No início o livro foi provocador, até mesmo revolucionário, mas depois se transformou em leitura obrigatória, um *best-seller* global que vendeu muitos milhões de exemplares.

Não sei se minha mãe, uma analista de sistemas, teve um exemplar do livro. É certo que em nossa casa esse tipo de leitura não enfrentaria uma reprovação puritana, mas, por mais liberal que minha infância tenha sido, minha mãe não deixaria um livro assim na mesinha de centro. Certa vez, quando era adolescente, achei um exemplar de *História de O*, o infame romance erótico da francesa Anne Desclos [escrito sob o pseudônimo Pauline Réage], escondido atrás da almofada do sofá na casa de uma vizinha, e pode ter certeza de que folheei algumas páginas. Também me lembro de, bem mais nova, chegar a uma sala em que alguém largara a TV ligada e ficar paralisada de fascinação diante da tela, na qual um casal se entregava a atividades um tanto castas, mas claramente ilícitas. Ainda me lembro do rubor no rosto, do coração acelerado e da vergonha palpável.

Li *Meu jardim secreto* pela primeira vez quando me preparava para interpretar a dra. Jean Milburn na série *Sex Education*. As cartas e as entrevistas eram incrivelmente íntimas e diretas. A honestidade sem filtros mexeu comigo. Os textos não eram elegantes nem tentavam ser literários; pareciam ter vindo direto do âmago misterioso do desejo feminino. A imaginação humana tem poucos limites, e o mesmo acontece com nosso desejo e nossas fantasias sexuais, embora eles ainda sejam tratados como tabu. Friday escreveu o livro como resposta à objeção de um editor do sexo masculino a uma fantasia erótica num de seus romances, uma resposta considerada tão perigosa que foi banida da República da Irlanda. Expor as fantasias femininas à luz do dia também suscitou perguntas controversas: as mulheres queriam colocar em prática aquilo que imaginavam? O que significava ter uma fantasia incomum, proibida ou até mesmo ilegal? O que aquilo poderia dizer sobre os papéis de gênero estabelecidos e impostos às mulheres?

Muita coisa mudou nas relações sociais e sexuais nos últimos cinquenta anos, desde que *Meu jardim secreto* foi publicado. Mas será que os desejos femininos mais íntimos também mudaram? Sou uma mulher com vida sexual e fantasias próprias e tinha curiosidade de saber se as fantasias de um grupo diverso de mulheres eram ou não semelhantes às minhas.

O livro que você tem em mãos começou com um convite às mulheres de todo o planeta. O projeto "Querida Gillian" foi um chamado para que as mulheres compartilhassem as fantasias sexuais, os pensamentos e os sentimentos em relação ao sexo que tinham na cabeça, mas raramente expressavam. Uma oportunidade de juntar a voz de mulheres de todo o mundo num novo livro sobre fantasias para uma nova geração. Meus editores criaram um site para receber as cartas a serem enviadas anonimamente. E nós esperamos... Tínhamos muitas indagações: As mulheres achariam interessante ou erótico colocar no papel seus pensamentos íntimos e compartilhá-los com outras? O que mudava quando tornávamos algo intrinsecamente privado em algo *público*? Como as pessoas responderiam? Quando o prazo de envio das cartas terminou, havíamos recebido pouco menos de mil páginas, texto suficiente para preencher pelo menos oito volumes. Era evidente que existia uma demanda.

Para mim, o sexo nunca foi uma entidade estática, mas algo que se adapta e muda à medida que amadureço e mudo a cada nova etapa da vida. Boa parte do sexo sempre esteve nos pensamentos e nos sentimentos, e não apenas na ação. Como atriz, posso me entregar a realidades alternativas, o que é a própria definição de fantasia. As mulheres que encarno, em cujo mundo adentro, também têm vida interior, desejos e fantasias vitais para entendermos o que as faz vibrar. E muitas delas me ensinaram coisas sobre o sexo e a sexualidade.

Mas (e este é um GRANDE "mas") não sou especialista e não tenho nenhuma qualificação profissional na área. Sou atriz, e, portanto, não vou analisar estas cartas nem oferecer explicações sobre feminilidade ou sexo. O que posso fazer, caras leitoras, é apresentar estas cartas extraordinárias para que vocês as saboreiem sem filtro. As fantasias sexuais sempre me intrigaram, e vejo meu papel neste livro como o de uma curadora que conduz vozes diversas e surpreendentes na forma de livro. Tem sido uma jornada incrível e muito gratificante ver como somos diferentes e ao mesmo tempo parecidas. Esta é uma plataforma de vozes femininas que permite, em total anonimato, não apenas compartilharmos, mas também sermos vistas e ouvidas. Quero eliminar o tabu das fantasias e trazer a emoção, a diversão e a apreciação de tudo o que podemos fazer com nosso corpo na esperança de que vocês se identifiquem e se deixem inspirar por este livro, por estas cartas e pelo que elas revelam e representam.

Nossa sociedade costuma rotular as mulheres, limitando e restringindo sua identidade e seus papéis: parceira sexual sedutora, mãe carinhosa, profissional inteligente. O que estas fantasias demonstram é que nenhuma mulher tem uma só identidade. Eu queria desafiar as categorizações. No entanto, um livro precisa ter estrutura e ordem! Isso tornou o processo de edição desafiador e fascinante. Senti enorme prazer em justapor as cartas, em criar um sistema e vê-lo tomar forma num ritmo que às vezes me pareceu poético. As cartas enviadas também me fizeram pensar em minha própria identidade, nos rótulos de atriz, mãe, parceira, ativista, cidadã americana/britânica. Com isso em mente, e no espírito do projeto, enviei minha própria carta. Estava curiosa para ver como ela se encaixaria no livro; curiosa para saber se ela se encaixaria naturalmente e – embora nunca venhamos a saber – se corresponderia às suposições das pessoas sobre mim.

Quando li *Meu jardim secreto* pela primeira vez, o que mais me chamou a atenção foi o sentimento predominante de vergonha das mulheres. Em 1973, admitir para si mesma seus desejos sexuais era difícil e constrangedor, que dirá para os outros! Imaginei que as coisas seriam definitivamente diferentes no século XXI. Com a maior visibilidade das comunidades LGBTQIA+, a multibilionária indústria pornográfica e séries de TV como *Sex Education*, *Euphoria* e *Normal People*, que atraem dezenas de milhões de telespectadores, as mulheres devem pensar em sexo e falar de sexo o tempo todo. Bem, não exatamente.

As cartas trouxeram uma torrente de declarações francas, sinceras, de partir o coração, engraçadas e francamente atrevidas, as quais destacavam fantasias tão ricas e variadas quanto as próprias autoras. Cartas de mulheres que nunca haviam contado – em voz alta ou no papel – seus segredos sexuais a mais ninguém, com exceção de alguma pequena inconfidência a uma amiga íntima depois de alguns drinques ou a um parceiro ou parceira no calor do momento. Era evidente que, para elas, participar do projeto "Querida Gillian" foi um processo simultaneamente libertador e ilícito. Havia cartas de meninas adolescentes que ainda não tinham tido sua primeira relação sexual; de mulheres solteiras presas num ciclo interminável de encontros *on-line* e arranjos fortuitos; de mulheres exaustas com filhos pequenos; de mulheres casadas ou com parceiros de longa data frustradas com a mesmice; de mulheres transgênero e pessoas que se identificam como não binárias; e de mulheres em seus 60 e 70 anos, descobrindo que há *muito* o que dizer sobre sexo na menopausa. Aqui estão cartas de mulheres de todo o mundo: da Colômbia à China, da Irlanda à Islândia, da Lituânia à Líbia, da Nova Zelândia à Nigéria, da Romênia à Rússia. Cartas de mulheres pansexuais, bissexuais, assexuais, arromânticas, lésbicas, heterossexuais e *queer*.

Achei surpreendente que um grande número de mulheres continue a manter suas fantasias para si mesmas. Muitas das pessoas que me escreveram são mulheres orgulhosas, confiantes, que celebram seu poder sexual, mas outras tantas disseram sentir vergonha e culpa ao buscar satisfação no sexo. Como escreve esta colaboradora: "Muitas vezes me pego questionando a vergonha que sinto dos meus desejos. Será que todo mundo tem vergonha e finge que não?". Há muitas pessoas para quem as fantasias sexuais só podem ser secretas. Foi muito triste ler em primeira mão a experiência daquelas que vivem em países onde as normas sociais – em alguns casos, a lei – excluem a possibilidade de qualquer coisa que não seja um relacionamento heterossexual e sexo dentro do casamento. Mas mesmo as colaboradoras das chamadas sociedades "liberais" escrevem sobre o sentimento de "vergonha", "constrangimento" ou "culpa", sobre seu medo ou sua relutância em falar com o parceiro ou a parceira sobre o que *realmente* pensam quando estão transando, ou até mesmo quando estão se masturbando sozinhas.

A leitura das cartas me proporcionou muito mais do que apenas uma visão do mundo sexual imaginário das mulheres; também me deu uma visão das circunstâncias em que as fantasias entram em ação. Para muitas mulheres, as fantasias desempenham o papel vital de meio de fuga, de refúgio das pressões e exigências do trabalho, da maternidade, da rotina. Como explica uma colaboradora, as fantasias sexuais há muito tempo proporcionam consolo num casamento que parece solitário: "Eu faria sexo duas vezes por dia, se pudesse, e ele vivia feliz sem sexo. Muitas vezes, me fazia sentir vergonha por desejar sexo, por desejar demais e por expressar meus desejos. Daí em diante, as fantasias se tornaram minhas companheiras. Em muitas delas a temática era ser totalmente livre, espontânea e impetuosa". Essa carta pode ser um pouco enervante, pois parece ter sido escrita há cinquenta anos, para Nancy Friday – em certo sentido, a vida das mulheres nada mudou. Para algumas, as fantasias são uma tábua de salvação. Como se lê numa carta, "sinto que fantasiar me dá vontade de viver". Para outras, as fantasias são um estímulo, um complemento, e não um substituto para uma vida sexual ousada.

A potência das fantasias sexuais intencionais está no fato de sermos a autora das histórias. Controlamos a ação, quem faz o quê a quem e como, até o mínimo detalhe. Decidimos fazer o que quisermos, com quem quisermos, com quantas pessoas quisermos, quando quisermos – sem medo, sem julgamentos, sem consequências sociais. Acho que isto é fundamental: a fantasia pode ajudar a dar forma a nossos desejos e necessidades. Pode nos libertar para explorar a nós mesmas, fazer experiências com nosso tesão, nosso desejo, sem risco de danos ou críticas. A fantasia é um espaço seguro; não é uma representação do que gostaríamos que fosse real. Um ponto crucial é que, na fantasia, não precisamos da permissão de ninguém além de nós mesmas: a fantasia é um ato deliberado – e em geral privado – da memória e da imaginação.

De fato, quando a realidade falha, às vezes a fantasia entra em cena. Em muitas cartas, a satisfação e a excitação da autora estão ligadas a quanto *elas* se sentem *sexy* ou a quanto sentem que são percebidas assim. Algumas mulheres escrevem que não conseguem incluir a si mesmas nas próprias fantasias – elas imaginam que são o homem no centro da ação, ou uma mulher desconhecida, ou alguma versão perfeita de si mesmas, mais jovem e com seios mais empinados, como disseram algumas. Essas fantasias idealizadas são claramente um meio seguro de escapar do autojulgamento, da insegurança com o corpo e com o desempenho. Na fantasia, podemos nos deixar levar, ser a versão melhor, mais *sexy* e mais gostosa de nós mesmas e parar de nos preocupar com o corpo "perfeito", o peso pós-parto ou a quantidade de pelos nas pernas. Como diz esta mulher: "É muito difícil para mim distinguir entre o que realmente me excita e como acho que *devo* agir. Penso que minha fantasia número um é que alguém me faça sentir muito desejada. Desejo ser completamente arrebatada, desejo que a pessoa que estiver comigo desfrute meu corpo como se fosse uma droga, que me faça sentir como se meu corpo nu bastasse para incendiá-la. Não porque é mais corpo nu, mas porque sou *eu* e *meu* corpo".

Então, sobre o que fantasiamos e por quê? Bem, como vocês verão, as fantasias sexuais que recebemos são tão ricas em diversidade quanto as mulheres que atenderam ao nosso chamado. A influência generalizada da ficção erótica, como *Cinquenta tons de cinza*, de E. L. James, nos nossos desejos mais profundos é clara e outro fator de diferenciação de *Meu jardim secreto*, sinal de uma sociedade mais familiarizada com um léxico erótico mais amplo. Há fantasias de BDSM consentido entre adultos, tanto no papel de dominante quanto no de submissa, e outras relacionadas à troca de papéis. Há fantasias com cordas e palmadas, maçanetas e chicotes, vendas e algemas, sufocamento e contenção, plugues anais, dildos e vibradores de todas as formas e tamanhos. É interessante notar que muitas das cartas que detalham fantasias de ser dominada e ceder o controle vêm de mulheres com grande responsabilidade profissional e poder, que também são as responsáveis por manter a vida doméstica e familiar nos trilhos. Também achei fascinante o fato de algumas mulheres terem a fantasia de ser uma "*hucow*", um termo novo para mim (essencialmente, ser ordenhada). Muitas outras descreveram fantasias de transar sem proteção e de querer experimentar a sensação de ter um homem dentro delas. Isso marca uma divisão geracional – para a geração pós-aids, o sexo protegido é a norma. Gerações sucessivas também atingiram a maioridade em meio à revolução tecnológica e digital, e isso se manifestou na vida sexual, e não apenas no acesso à pornografia 24 horas por dia, sete dias por semana. Várias mulheres gostam da ideia de um robô masculino altamente realista, e em pleno funcionamento, que possa satisfazer todos os seus caprichos sexuais – o que antes era coisa de ficção científica parece muito menos fantasioso hoje.

No entanto, muitas fantasias arquetípicas continuam populares. Incluímos no livro uma pequena fração das fantasias de sexo a três, a quatro e sexo grupal que recebemos, as quais pesquisas mostram ser, de longe, as mais "comuns". Da mesma forma, tínhamos muitas opções de fantasias com sexo no escritório, com um colega ou com o chefe; com situações em que a pessoa poderia ser pega em flagrante; com voyeurismo, tanto na posição de observada quanto na de *voyeur*; sexo em público; sexo com estranhos; sexo ao ar livre. Mais inesperadas, talvez, tenham sido as fantasias de sexo com um alienígena com tentáculos ou uma besta meio humana, meio animal – pense no Pé Grande ou num fauno!

Como em *Meu jardim secreto*, várias mulheres heterossexuais escrevem que fantasiam transar com mulheres, mas que isso vem acompanhado de sentimento de culpa ou vergonha. Para outras, entretanto, ser bissexual é uma parte intrínseca das fantasias. Entre as cartas reunidas aqui, há também as que descrevem fantasias sexuais com um homem ou uma mulher trans, com pessoas andróginas ou femininas.

Numa nota mais sombria, embora estivéssemos ansiosas para não incluir cartas que pudessem funcionar como gatilho de traumas, estaríamos mentindo se não reconhecêssemos que algumas mulheres têm a fantasia de serem "usadas", de serem sequestradas e estupradas. Mas é importante enfatizar que se trata de *fantasias*. E que talvez o objetivo da fantasia seja proporcionar um espaço – nossa mente e nosso quarto – no qual possamos imaginar e representar com segurança situações potencialmente perigosas e degradantes.

Eu tinha pavor de colocar minha fantasia no papel e alguém conseguir descobrir qual era ela (sem falar na ideia de que meus editores viessem a saber mais sobre mim do que eu desejava!). Para ser sincera, acho que há dois lados em mim, como talvez aconteça com muitas mulheres: o lado que é bom em pedir o que eu desejo e o lado que cede aos desejos do meu parceiro, que fica feliz em compartilhar minhas vontades mais íntimas, mas apenas se meu parceiro iniciar a conversa (e nem todas). Será vergonha? Ou uma indicação de que eu não confiaria em ninguém nesse nível? Ou será que acho melhor ser parcialmente desconhecida? Será que todas nós, de alguma maneira, temos dificuldade em nos mostrar totalmente?

Como terapeuta sexual e de relacionamentos, a dra. Jean Milburn, minha personagem em *Sex Education*, sem dúvida argumentaria que é muito saudável compartilhar as fantasias mais íntimas com o parceiro ou a parceira. Jean poderia dizer que isso cria proximidade, estimula o tesão e demonstra um nível de confiança que só pode ser benéfico para uma parceria sexual. Mas Jean tem alguns problemas com limites, e eu não confiaria *totalmente* nela no que diz respeito a relacionamentos íntimos – tenha ela doutorado ou não. Mas esse é o mundo da televisão, e a bússola moral duvidosa da doutora é um ótimo entretenimento!

No entanto, mesmo no mundo real, desde o momento em que a primeira temporada foi lançada na Netflix, ficou evidente que havia um vasto público pronto para a franqueza do programa sobre o sexo. Não é incomum que qualquer um dos personagens, mesmo os adolescentes, fale abertamente sobre suas fantasias mais secretas e sombrias, e eu apostaria que um bom número delas seria mais sombrio do que a maioria das que são reveladas nas páginas deste livro. O volume de cartas que recebemos, entretanto, e o grau de detalhes íntimos revelados indicam claramente que muitas mulheres desejam compartilhar, desejam ser ouvidas, vistas e validadas – bem, de maneira bem simples, elas DESEJAM. Daí vem o nosso título.

Também fiquei encantada pelo fato de muitas mulheres, ao terminarem a carta, mencionarem o prazer e a excitação sexual que haviam experimentado no ato de escrever suas fantasias. Vocês não fazem ideia da alegria que sinto ao imaginar todas vocês, mulheres lindas do mundo inteiro, digitando, expressando suas fantasias sexuais e colocando no papel suas vontades, seus desejos e segredos mais íntimos. Fico entusiasmada de ver que abraçaram seu erotismo e que, nesse processo, se divertiram bastante.

Por fim, uma palavra sobre o processo de seleção e edição. Gostaria de agradecer a todas as que dedicaram seu tempo para me escrever uma carta. Li e considerei cuidadosamente cada uma delas. Infelizmente, por mais que quisesse incluir todas as cartas, um livro de mil páginas não era uma opção viável. Peço desculpas se a sua carta não foi incluída – não tem nada a ver com a fantasia que você escreveu ou a qualidade de sua escrita. Meu objetivo era reunir o maior número possível de vozes, de diferentes nações, identidades sexuais, religiões e origens. Quando solicitamos detalhes demográficos de nossas colaboradoras, perguntamos sobre a identidade sexual, mas não sobre a identidade de gênero. Embora seja um termo imperfeito, a palavra "mulheres" é usada em todo o livro, e ela reflete o ponto de vista feminino pelo qual entendemos estas fantasias; as colaboradoras deste livro, tanto mulheres quanto pessoas *queer*, sabem o que significa ter voz e desejos minimizados numa sociedade patriarcal, na qual as fantasias dos homens ocupam o centro do palco. Quanto maior for a abrangência das vozes, mais seremos capazes de entender como as mulheres e as pessoas *queer* se sentem em relação à sua vida sexual. Nosso primeiro capítulo se chama, apropriadamente, "Sobre fantasias", e faz uma introdução a essa brilhante e variada seleção de vozes femininas.

Este projeto proporcionou muito mais do que eu e todos os envolvidos, esperávamos: uma torrente de paixão desenfreada vinda de todo o mundo. Fiquei impressionada com a franqueza e a eloquência natural com que vocês se expressaram, com a confiança que depositaram em mim para reuni-las. O que espero deste livro é que ele inicie uma nova conversa sobre o poder do sexo, em especial para as mulheres. A liberdade sexual deve significar liberdade de desfrutar o sexo em nossos próprios termos, de expressar aquilo que desejamos, e não o que somos pressionadas a desejar, nem aquilo que acreditamos desejar. Uma coisa é certa: as fantasias sexuais continuam a desempenhar um papel vital e saudável na vida das mulheres e das pessoas *queer*. E todas nós temos o poder de expressar – e de alcançar – o nosso DESEJO.

Gillian Anderson, abril de 2024

legenda

[Grupo étnico, nacionalidade • Religião • Renda anual • Orientação sexual • Status de relacionamento • Filhos]

sobre fantasias

"Guardarei seu segredo se você guardar o meu."

Eu queria me entender. Não como pessoa, mas como ser humano. Muitas vezes me pego questionando a vergonha que sinto dos meus desejos. Será que todo mundo tem vergonha e finge que não? Como seres humanos – como animais –, somos indivíduos que desejam, mas nos consideramos parte de algo maior, mais importante que os mamíferos; seres inteligentes que fundaram cidades e descobriram como usar o fogo para cozinhar grãos, verduras e legumes, celebrando o resultado do cultivo organizado de sementes.

Ando em busca de respostas para a minha sexualidade. Fui uma adolescente lésbica, mas será que agora me identifico como mulher lésbica? Como vou saber se não fizer experimentos? Tenho pavor de mudanças: acho mais fácil estabelecer um rótulo para mim e me ater a ele, mas tenho certeza de que seria bem infeliz. Desejo tocar e ser tocada, amar e ser amada. Não consigo pensar no sexo como um ato desprovido de afeto. Desejo alguém que acaricie meu cabelo e minha pele, alguém que diga que me deseja. Desejo ser adorada e desejo adorar e me importo com o ato mútuo de fazer amor. Mas, ao mesmo tempo, uma parte de mim deseja saber como seria se alguém me fodesse. Dá para a gente se sentir simultaneamente atraída pelo suave *e* pelo bruto? Um desejo primitivo e profundo de ser dominada. É o desconhecido que me excita, eu acho.

Nós, mulheres, fazemos tudo o que podemos para nos tornarmos indivíduos independentes. Imersa num sistema que faz qualquer coisa para que a gente se sinta o gênero fraco, meu desejo se contrapõe à minha racionalidade. Será essa a razão de eu sentir vergonha toda vez que penso em ser dominada? Por mais que nós, mulheres, nos imaginemos poderosas, somos treinadas a sentir vergonha desde o dia em que nascemos. Como muitas outras, tenho vergonha do meu corpo. E aí estão as raízes da minha insegurança: sou desejável? Não quero ser objetificada, mas quero ser desejada. Talvez eu apenas me sinta seduzida pela contradição.

Desejo um relacionamento, mas tenho medo. E de certa maneira meu medo tem a ver com sexo. Desejo que alguém me acaricie, que me satisfaça, que me faça querer ser tocada. Desejo alguém que me diga o que fazer e o que dizer, como lhe agradar e quando parar. Desejo ser provocada, brincar com os limites. Desejo confiar em alguém a ponto de me sentir segura enquanto sou dominada. Desejo gemer de prazer e também de dor. Desejo alguém que me revire e me foda. Ainda que essa seja uma fantasia vaga e comum, não é fácil para mim encarar a verdade: tenho desejos. Minhas fantasias são limitadas por minha mente racional, a qual é constrangida por *mim*. Sei muito bem disso. Queria que minha mente corresse solta, mas para mim é muito, muito difícil.

    Vou tentar por você, mas especialmente por mim. Descobri que gosto de dançar, então estou numa festa, me divertindo. Vejo alguém de quem gosto, mas não tenho certeza de que a pessoa me notou, então continuo dançando. Um tempo depois, sinto uma mão tocar suavemente as minhas costas; eu me viro. Quando vejo seu rosto, sorrio e volto a dançar, sentindo uma tensão crescente na pele. Devagar, como se tivéssemos combinado, sua mão enlaça a minha cintura e as minhas envolvem o seu pescoço e deslizam por seu cabelo macio. Não sei como, mas já estamos nos beijando. É um beijo lento, nossos corpos vão se aproximando. Quando as mãos que apalpam meu corpo me fazem desejar mais, sugiro que a gente procure um lugar mais reservado. Achamos um banheiro e ali continuamos a nos descobrir, a nos tocar. Quando as mãos descem, a adrenalina sobe, e a excitação cresce pelo fato de que podem nos flagrar. A pessoa me vira de costas e me empurra contra a parede fria e dura. Enfia a mão por baixo da minha saia comprida e começa a me tocar por cima da calcinha. O movimento do tecido contra meu clitóris me incendeia, e bem quando estou a ponto de gozar a pessoa para. Peço que não pare, mas recebo como resposta um *psiu* e uma ordem para me virar de frente. Obedeço. Sua mão sobe até a minha boca, um dedo encontra meus lábios e entra. Gosto do meu gosto, me lembra que estou viva. Em seguida, enquanto uma das mãos adentra minha boca e brinca com minha língua, a outra desce e começa a esfregar a parte interna das minhas coxas, fazendo-me desejar mais – e então eu peço. A pessoa não me atende. Ao contrário, passa a acariciar todos os lugares menos o clitóris; sinto-me muito vulnerável, esperando ser fodida e consciente de que alguém poderia passar por aquela porta a qualquer momento. Quando a mão chega ao meu clitóris, a calcinha já está nos joelhos, por isso dessa vez é pele contra pele. A mão inteira me esfrega, e não apenas os dedos. Sou muito sensível e sinto uma queimação, mas só um pouco, o suficiente para pensar que vou sucumbir. Estamos nos beijando, mas preciso de ar, por isso paro para respirar. Desejo que a pessoa me preencha, e ela assim o faz. É como se pudesse ler meus pensamentos, o desejo de tê-la dentro de mim. Dois dedos entram e saem, devagar mas com força. Sinto a música vibrar no peito e o baixo acariciar meu cérebro, e sinto que o sexo é algo que acontece para mim. Música e dança, o ritual do sexo.

Parte da fantasia está em não saber se eu gozo, em não me importar com isso. Sinto o prazer na mente. Vou sentir no meu corpo algum dia? Ser tocada, ser amada. Ser uma mulher apaixonada pelo mundo que ela criou.

[Argentina • <R$ 90.000 • Lésbica • Solteira • Não]

Desejo ter um pênis. Essa é a minha fantasia. Adoro meus peitos e minha feminilidade, mas queria ter um pênis para trepar com uma mulher, ou muitas mulheres, com carinho e cuidado mas também com aquele desejo arrebatador. Queria sentir o prazer que os homens sentem quando transam com uma mulher. E, principalmente, compartilhar o desejo ao mesmo tempo. Deve ser o máximo. Não faz muito tempo, desejava ser homem, ou assim eu pensava, porque o que eu desejava *de verdade* era ter os mesmos privilégios dos homens. Não apenas os direitos e a segurança, mas, acima de tudo, um pênis.

Sonho com uma tecnologia que me faça sentir como se eu tivesse um pênis para despertar nas mulheres o máximo de tesão e desejo. Uma mulher gostosa, sexy, adorável. "Por favor, me dê uma", peço ao universo que me rodeia, às minhas ideias, a você, imagino. Não é engraçado? Sou um pouco desesperada também, mas vou tentar não pensar muito nisso. Imagino que, por enquanto, terei de me contentar com um pênis de borracha e encontrar uma mulher que queira me beijar e transar comigo. Tarefa difícil. Não sei a quem pedir ajuda. Não sei a quem pedir que me apresente mulheres femininas, gostosas, divertidas. É uma droga. Mas também não acho que sou feia, então não entendo por que não consigo achar uma mulher que queira ficar comigo. Penso que jamais fui amada por uma mulher, ou por qualquer pessoa, verdade seja dita. Isso dói. Essa rejeição silenciosa às vezes me machuca. De certo modo, sinto-me só quando penso que não consigo uma companhia no Tinder ou no Bumble, mas principalmente na vida real. Antes, nos aplicativos, era fácil. Mas agora a coisa não funciona. Às vezes sinto que estou no lugar errado, e talvez também no tempo errado.

Aí quero fugir para outro país e fantasio sobre a possibilidade de encontrar alguém que me trate com carinho e me deseje. E que me ame. Gostaria de ter essa experiência. Algo sadio, algo legal, algo alentador. Não desejo apenas sexo. Desejo uma relação terna, verdadeira, honesta, mesmo que dure pouco. Uma fração de segundo. Um bálsamo suave. Ainda desejo ter um pênis, mas acho que a minha maior fantasia é encontrar alguém que eu possa amar. Amar e ser amada. Obrigada por este espaço. Escrever este relato fez com que me sentisse melhor.

[Mestiça • Equatoriana • <R$ 90.000 • Bissexual ou pansexual • Solteira • Não]

No que diz respeito a sexo, tudo o que fiz foi fantasiar. Há muito tempo, andei de mãos dadas com alguém, mas ficou nisso. Sempre tive uma vida agitada em matéria de fantasias, mas a recente descoberta de que não sou hétero intensificou as coisas. Se as pessoas soubessem o que eu penso quando estou sentada na cozinha comendo um sanduíche de queijo! Digamos apenas que eu poderia estar imaginando algo totalmente diferente na minha boca.

O tanto que as minhas fantasias mudaram nos últimos dois anos é desconcertante. Antes eu fantasiava apenas com duas pessoas na posição papai e mamãe, o que é legal. Dá para se divertir bastante desse jeito. No entanto, agora digo "sim, por favor" para coisas com as quais antes nem sonharia em sonhar: BDSM (*bondage**, disciplina, sadismo, masoquismo), perversões, trisais e mais, acompanhantes, clubes e festas de sexo, voyeurismo, sexo casual com estranhos. Sexo anal e coisas que até um ano atrás eu nem sabia que existiam, como *fisting***. Atualmente, uma das minhas fantasias prediletas é a que estou numa festa, cercada de pessoas em variados graus de nudez, todas ocupadas em alguma atividade. Minha boca está nos mamilos de alguém; minha mão, enfiada na pessoa, que a cavalga, cavalga até...

Descobrir que sou *queer* mudou completamente o que eu penso e sinto em relação a *tudo*, e não apenas ao sexo e às fantasias sexuais. É como se eu tivesse passado por um transplante de personalidade. Veja bem, filme pornô era uma área proibida para mim, mas agora... mulher com mulher, homem com homem, homem com mulher, sexo em grupo, masturbação solo, adoro! Costumo não fantasiar com pessoas conhecidas (exceto pela criatura tatuada, de cabelo *undercut*, que faz entregas aqui!). Mas tenho pensamentos impróprios com elas. Sabe quando estamos falando com alguém e um pensamento atravessa nossa mente? Que gosto será que você tem? O que será que gosta de fazer na cama? Como seria tocar o seu pênis neste exato momento? Basicamente, contudo, fantasio com pessoas inventadas. A mesma pessoa pode fazer

---

* Prática que consiste em prender, amarrar ou restringir consensualmente um parceiro para fins eróticos ou sensoriais.

** Prática sexual na qual a penetração é feita com a mão inteira, até o punho.

parte de um relacionamento longo, pode ser o objeto da minha louca paixão, pode estar numa trepada de dez minutos no banheiro de uma balada. Há pessoas especiais, que permanecem nas minhas fantasias por um tempo, mas na maior parte das vezes são *muitos* indivíduos diferentes. E antigamente eu fantasiava com gente bonita, em forma e fisicamente apta, mas agora fantasio com topo tipo de gente, todo tipo de corpo. Aparência, gênero, raça e orientação sexual não fazem diferença. Idade também não. Meus amigos e amigas imaginários podem ter 25 ou 85 anos, ou qualquer idade intermediária. Porém, seja qual for a situação imaginada, sempre é não oficial. Pelo visto, tenho medo até de fantasiar relacionamentos assumidos de tempo integral. O que não impede minha obsessão com trisais e polículas.* Algum tempo atrás, quando soube de um possível trisal com uma celebridade, comecei a suar frio, e assim as fantasias do dia foram escolhidas.

    Adoro a ausência de regras das minhas fantasias. Um relacionamento casto e amoroso com uma pessoa assexual convive alegremente com uma situação em que pessoas que não conheço muito bem me prensam contra a parede. Num minuto estou andando pelas ruas de mãos dadas com alguém, bem romântica; no minuto seguinte estou com várias pessoas numa masmorra, todas vestidas para a ocasião, algumas amarradas a um suporte qualquer porque estão sendo castigadas, outras empunhando chicotes com satisfação. Há períodos em que fantasio estar viajando pelo mundo, como uma espécie de nômade sexual. Não me interessam as atrações turísticas dos países estrangeiros, mas os locais, os esconderijos, as comunidades, os clubes nos quais possa conhecer pessoas como eu e fazer sexo de todas as maneiras possíveis.

    Mas também detesto o fato de as fantasias poderem ser fáceis e desenfreadas. Veja bem, o que importa nas fantasias é que elas façam a gente se sentir bem; às vezes isso acontece, mas outras vezes elas me paralisam. Acabei de ler uma matéria de revista sobre alguém que se apaixonava por uma mulher pela primeira vez. Em vez de fazer as coisas que precisava fazer, fiquei olhando para aquela página durante um tempão, imaginando

---

* O trisal é um relacionamento a três. A polícula, junção das palavras "poliamor" e "molécula", é uma teia de relacionamentos românticos interligados, como a estrutura de uma molécula.

que aquilo acontecia comigo. É inútil tentar ver TV ou ler um livro, pois não consigo me concentrar em nada. Acho que preciso de terapia.

Pensei que tirar algumas fantasias da cabeça e colocá-las no papel poderia ajudar, mas o processo de escrita me fez sentir pior. Me fez ver que tenho sido egoísta e indulgente. Assisto ao noticiário na TV e a última tragédia se desenrola diante de mim, minha própria vida é uma bagunça, e as pessoas em volta precisam de ajuda, mas só consigo pensar em corpos, sexo e relacionamentos. Sinto-me envergonhada. Sei que o que se espera das fantasias é que sejam uma distração do mundo real, mas elas podem se tornar um peso. Às vezes tenho medo de acordar, pois sei que tudo vai começar antes mesmo de eu abrir os olhos. Parece até que minha vida é feita de fantasias sexuais intercaladas com um ou outro evento real. Fico imaginando como seriam minhas fantasias se eu saísse para namorar. Relendo o que escrevi, penso que elas podem parecer um pouco ingênuas e básicas quando comparadas às fantasias das outras, mas... *Minhas* fantasias, minhas regras, certo?

[Mestiça • Britânica • <R$ 90.000 • Bissexual ou pansexual • Solteira • Não]

Tenho um casamento feliz. Acho. Meu marido é um grande sujeito. É bondoso. Fácil de lidar. Temos interesses em comum. É um ótimo pai. Me respeita. Trabalha duro. Me sustenta financeiramente. É meu melhor amigo. E estar casada com o melhor amigo é a melhor coisa do mundo. Mas às vezes me pergunto como seria a vida se ele morresse. Me pergunto se eu seria corajosa. Se meus gostos mudariam. Se eu seria diferente da moça de 20 anos que se interessou por um cara que se tornou seu melhor amigo e marido. Se eu seria corajosa o bastante para admitir a mim mesma, minha família, meus amigos e meus filhos o que eu realmente desejava.

Eu trabalhava com uma garota. Digo garota, mas era uma mulher. Era diferente de todo mundo que eu conhecia; tinha cabelo comprido, castanho e lustroso, sorriso largo, dentes grandes demais para aquela boca, braços cobertos de tatuagens, seios pequenos. Seus olhos brilharam quando encontraram os meus e enxergaram além do aspecto cansado, do cardigã sem forma que escondia minha barriga grande. Quando falei, seu rosto se animou e ela se inclinou na minha direção. Estava de saída e viajaria para o exterior no dia seguinte. Um grupinho decidiu sair para tomar um drinque. Me lembro exatamente onde estava quando ela chegou por trás, como quem não quer nada, passou o braço em torno da minha cintura e entrelaçou os dedos aos meus. Não baixei os olhos; ao contrário, fiquei olhando para a frente. Me senti bêbada. Senti meu rosto ficar vermelho. Senti o corpo inteiro em brasas enquanto fingia acompanhar a conversa, sorrindo e assentindo com a cabeça quanto podia. Me inclinei para trás e rocei o corpo dela, enquanto ela sorria em resposta ao comentário de alguém. Sorri também, embora não tivesse escutado nada da conversa. Fechei os olhos por um segundo apenas; e então ela soltou a mão. A ausência doeu. Tropecei para o lado. Dei uma desculpa e voltei para casa, para meus filhos e meu melhor amigo. Agora eu a vejo apenas no Instagram. Ou quando me olho no espelho do banheiro. Eu a vejo em pé atrás de mim. Eu a vejo segurando meu vibrador e imagino que meu marido morreu. E me pergunto se seria corajosa o bastante para deixá-la acariciar meu corpo. Se deixaria seu cabelo comprido roçar meus seios, se seu peito pequeno se encaixaria no meu, voluptuoso. Teria coragem de beijá-la? Teria coragem de deixá-la desfrutar meu corpo enquanto eu desfrutava o dela? Teria coragem de apresentá-la a meus filhos? Não tenho coragem agora. Não tenho coragem suficiente para deixar meu marido. Nunca o deixarei. Ele é meu melhor amigo. Andamos de mãos dadas pela rua, mas na cama nos afastamos. Não por raiva, mas por cansaço. Por contentamento. Resignação. Estou resignada a uma vida de contentamento. Uma vida feliz. Sem desejos. Apenas conformidade. Talvez estar casada com seu melhor amigo não seja assim tão ruim.

[Branca, britânica • Judia • <R$ 180.000 • Heterossexual • Casada ou em um relacionamento civil • Sim]

Tenho um segredo que nunca contei a ninguém: se você passar por mim na rua, se me encontrar sentada no metrô ou fazendo compras no supermercado, é muito provável que esteja criando uma fantasia sexual detalhada e excitante na minha cabeça. Você vai pensar que estou passando meu bilhete pela catraca, que estou esperando o sinal verde na faixa de pedestres ou escolhendo frutas e verduras, mas, na minha cabeça, estou sendo agarrada por trás, no chuveiro, por um homem cujo nome desconheço. Ou talvez esteja flertando com um estranho num bar, com a luz das velas e tudo o que a noite promete se refletindo nos meus olhos.

Minha vida é perfeitamente satisfatória – tenho um emprego do qual gosto, boas amigas, uma vida social ativa e um parceiro que amo. Mas, quando estou sozinha, envolvida nas mil e uma atividades do dia, minha minuciosa vida alternativa começa. Às vezes, esses homens (e, de vez em quando, mulheres) são figuras famosas: durante uma ida ao supermercado, tenho um devaneio prolongado com um roqueiro britânico. Depois de nos encontrarmos num bar, acabamos em seu apartamento aconchegante, com belas estantes embutidas repletas de discos e livros (não é apenas o sexo que é minucioso), e começamos a nos beijar. Sinto o gosto do vinho tinto que estávamos bebendo, e vamos para o sofá. A coisa esquenta, eu deslizo até seu pênis e ele agarra meus quadris, me balançando para a frente e para trás enquanto sussurra. Quando gozamos, pago meus itens no caixa de autoatendimento e saio. Vejo um político bonito e sério dando uma entrevista coletiva e imediatamente o imagino em meu apartamento. Ele me trouxe um presente... lingerie, uma calcinha preta, rendada, no estilo shortinho. Eu a visto, ele se ajoelha na minha frente, empurra a calcinha para o lado delicadamente e começa a me acariciar com a língua. Eu gozo muito, agarrada a seu cabelo castanho e grosso com mechas grisalhas. Mas, na maioria das vezes, esses homens são totalmente imaginários. Pensar em alguma reforma na casa me leva à fantasia clássica e antiga da dona de casa entediada e do empreiteiro sexy. Nesse dia havia uma greve, então tive que ir a pé para o trabalho, e assim nosso encontro durou uma hora, que é o tempo do trajeto.

Eu me lembro do momento em que descobri a excitação de imaginar um encontro sexual enquanto mantinha a expressão séria na frente dos outros. Meu namorado da época me emprestou um CD do Prince e um

Discman (sim, sou velha assim), e eu, sentada num ônibus, comecei a ouvir a canção "Orgasm", a qual, segundo diziam, continha a gravação de uma transa real. Quem sabe? Hoje gosto de caminhar pela minha cidade, que é excepcionalmente bonita, ouvindo música (às vezes) e tecendo minhas fantasias (com frequência). No restante do dia, interajo com o mundo de maneira perfeitamente normal. Portanto, da próxima vez que você vir uma mulher bem normal andando pela rua, com um sorrisinho estampado no rosto, saiba que ela pode ser eu.

[Branca, britânica • <R$ 300.000 • Heterossexual • Em um relacionamento • Não]

Acho muito difícil entender quais são, de fato, minhas fantasias. O conteúdo da pornografia é tão voltado para os homens, e esperam tanto de nós, mulheres, que é muito difícil para mim distinguir entre o que realmente me excita e como acho que *devo* agir. Penso que minha fantasia número um é que alguém me faça sentir muito desejada. Desejo ser completamente arrebatada, desejo que a pessoa que estiver comigo desfrute meu corpo como se fosse uma droga, que me faça sentir como se meu corpo nu bastasse para incendiá-la. Não porque é mais um corpo nu, mas porque sou *eu* e o *meu* corpo. Sentir-me assim desejável e única e ouvir isso de outra pessoa faz com que eu me sinta desejável exatamente por ser quem sou e deixe todas as inseguranças de lado. Quanto mais desejável me sinto para a pessoa que está na cama comigo, mais excitada eu fico.

[Branca, americana • Judia • <R$ 600.000 • Bissexual ou pansexual • Convivente • Não]

Minhas fantasias sexuais podem incluir de tudo. A única coisa que nunca está lá sou eu. Tenho sorte de vir de um país onde a positividade corporal existe em todas as suas formas. A educação sexual abrangente, a ausência da cultura da pureza e os diálogos francos sobre o corpo fizeram com que garotas como eu aprendessem o valor do próprio corpo. Ao falar de sexo, não era preciso usar códigos nem metáforas, e com frequência eu conversava sobre sexo com minhas amigas. No entanto, com o passar do tempo, elas migraram da fantasia para a vida real, enquanto eu permaneci na fantasia. Comecei a mentir para elas.

Sempre que fantasio com sexo, não estou presente. Podem ser mulheres, podem ser homens. Algumas das mulheres não se parecem nem um pouco comigo. E, embora algumas estejam próximas de se parecerem exatamente comigo, não me importo, desde que não sejam eu. Lembro que, por um tempo, inventei uma mulher de cabelos castanhos chamada Harriet que me substituía em todas as fantasias: eu a deixava ser levada em meu lugar por minhas paixões, meus ídolos e minhas fantasias. Sempre que eu entrava em cena, o clima desandava e um incômodo se instalava. Me sentia enojada.

O que se pode concluir disso? Que talvez eu apenas odeie meu corpo? Mas não odeio. Sou o que a mídia considera "ideal" e me sinto bem comigo mesma. Que talvez eu seja assexual? Mas eu desejo fazer sexo. Desejo sentir o que as pessoas das minhas fantasias sentem. Sou sexual, desde que não esteja lá. Será que tenho medo? De quê? Fui educada, conversaram comigo, sei como me proteger. Do que tenho medo? Nas raras ocasiões em que me permito imaginar meu primeiro encontro sexual, o rosto da pessoa aparece embaçado. É alguém maior que eu, que me deita e transa comigo gentilmente mas com paixão. Alguém que não precisa perguntar, que simplesmente conhece as minhas necessidades e me satisfaz. Alguém que faz com que me sinta segura. Alguém que faz com que eu não me sinta mais eu mesma. Alguém que não se importa que eu deseje não estar ali. Será que imagino que jamais confiarei em um ser humano a ponto de deixá-lo transar comigo desse jeito? Nem mesmo nas minhas mais loucas fantasias? Provavelmente.

[Branca, sueca • Wicca • <R$ 90.000 • Bissexual ou pansexual • Solteira • Não]

Eu pratico o sonho lúcido. Todas as noites, sonho que faço sexo com Pedro Pascal, o ator.

[Suíça • Heterossexual • Em um relacionamento • Sim]

Antes de ler *Meu jardim secreto*, da Nancy Friday, eu não fantasiava. Hoje costumo fantasiar, pois adoro sexo, mas nem sempre estou disposta, e a fantasia é uma ferramenta para alcançar o prazer. Minhas fantasias variam e mudam o tempo todo; às vezes, são absurdas e bastante exageradas. Adoro fantasiar com pênis; quanto mais, melhor. Então, uma das minhas fantasias prediletas é um homem transando com outro homem (às vezes um deles é o meu parceiro), ou muitos homens se masturbando ao meu redor. Gosto de fantasiar que estou numa mesa, num salão de banquetes, me masturbando (quase como se eu fosse o próprio banquete), e que ao meu redor há homens ricos, gordos e velhos, que me olham embasbacados e de esguelha, com o pau apontando para o céu. Cada pau tem um tamanho e um formato diferente; alguns são minúsculos e rechonchudos, outros são grandes e exagerados. Todos querem me foder.

[Branca, britânica • <R$ 180.000 • Bissexual ou pansexual • Convivente • Sim]

Nas minhas fantasias, sempre sou abordada por uma mulher mais velha, aparentemente heterossexual, que faz com que eu (de boa vontade) me submeta a ela. Ela me domina e me usa como quer. Entretanto, tenho medo de contar isso para os outros, inclusive para meu marido ou meu terapeuta. Acredito que muito pode ser dito sobre o fato de uma jovem sonhar com uma mulher mais velha, da idade da minha mãe, fazendo essas coisas. Mas, desde que descobri a masturbação, na época do ensino médio, essa é a única coisa que me faz chegar à explosão final, e não tenho dúvida de que essa fantasia me acompanhará durante a maternidade e até a velhice. A primeira vez comigo mesma foi bem difícil (não porque eu não soubesse como fazer, pois aprendia muito rápido com o que era bom), não conseguia chegar ao clímax, não importava o que fizesse. Parecia que estava subindo uma colina e parava no pico. Isso durou um tempo, até que um dia, assistindo a um filme com uma protagonista mais velha, percebi que meus órgãos genitais tinham a capacidade de se comunicar comigo. "Para o quarto. Agora. Já." E depois, fogos de artifício.

Já tentei fantasiar com meu marido, porque é assim que deveria ser, mas, quando faço isso, não consigo atingir o orgasmo. A fantasia na minha cabeça – a mulher e as cenas mudam o tempo todo, dependendo completamente do programa de TV ou do filme a que estou assistindo – é a única situação em que consigo me imaginar fisicamente confiante, e acredito que por essa razão esse é o único pensamento que me faz chegar ao clímax. É claro que depois sinto uma culpa fenomenal. Fico me olhando no espelho e me perguntando o que há de errado comigo, por que não consigo me satisfazer pensando no meu marido. Eu o amo muito, demais... mas há uma pequena parte de mim que sente que estou perdendo a única experiência capaz de me tornar sexualmente completa.

Quando era solteira, já pensei em tentar realizar minha fantasia. Mas acho que uma série de razões me impedia de procurar alguém. O que iriam pensar se descobrissem? Já namorei mulheres, então o problema não era esse. Mas descobrir que eu estava dormindo com uma mulher da idade da minha mãe seria muito diferente.

Muitas vezes me pergunto se outras mulheres têm pensamentos como esses, mas falar sobre sexo não é assim tão comum. Pergunto-me se meus professores do ensino médio alguma vez pensaram em mim como eu pensava neles. Pergunto-me se a mãe de minha amiga na faculdade alguma vez pensou em me seduzir como eu queria desesperadamente que ela fizesse. Pergunto-me muitas coisas e daria tudo para saber se mais alguém tem esses pensamentos, apenas para saber que não estou só.

Sinto nojo de mim mesma até mesmo enquanto escrevo este relato. Não deveria ter esses pensamentos, e eles me dão vontade de me lavar e ir para a cama com meu marido. Mantive essa fantasia escondida do mundo e nunca a contei a ninguém, vivo ou morto. Temo que, se alguém descobrir, eu me torne uma pária social ou seja jogada numa instituição psiquiátrica para ser estudada por pessoas como Sigmund Freud. Acredito que deveríamos falar sobre sexo livremente. Se isso acontecesse, penso que haveria uma grande chance de experimentar a única coisa que secretamente desejo tanto. Por enquanto, e até o fim da minha existência, esse desejo ficará entre nós duas, cara leitora. Guardarei seu segredo se você guardar o meu.

[Branca, americana • Ateia • <R$ 90.000 • Bissexual ou pansexual • Casada ou em um relacionamento civil • Não

Se ao menos todos tivessem três vidas! A primeira, eu viveria como esta, casada com meu melhor amigo da escola, criando nossos filhos no pequeno apartamento com uma árvore grande. Vivemos juntos a juventude. Ainda fazemos amor, mas, depois de três gestações e dois filhos, nosso ritmo mudou, e tudo bem, porque, você sabe, a intimidade tem muitas facetas. Somos como aqueles gansos que vivem juntos a vida toda, e sou muito grata pelo sentimento de pertencimento que meu marido me proporciona.

A segunda vida, porém, viveria com os homens maus, os homens errados. Aqueles que nos tocam com certa aspereza, que misturam dor com prazer, que não se importam de verdade com a gente. Eles vêm e vão e deixam marcas no nosso corpo, mas nunca na nossa vida. O rosto deles muda, mas sempre são duros e grandes e fodem a gente por trás ou contra a parede. Eles nos amarram e nos derrubam, sempre tirando mais do que dão, mas ser arrebatada assim provoca um tesão diferente. Às vezes, minha segunda vida é solitária, mas dizem que a solidão é uma escolha. Não preciso de envolvimentos românticos para me sentir completa; prefiro observar os gansos de longe.

E a terceira vida... a terceira vida eu viveria para amá-la. Ela é tempestuosa e livre, seu cabelo é uma bagunça de vento, cachos e água do mar. Quando ela me beija, seus lábios também são salgados. Ela abriu um espaço profundo dentro de mim, um espaço que eu não sabia que existia. Sou diferente com ela. Sou ciumenta, feroz, protetora. Desejo tocá-la o tempo todo, desejo colocar minha boca nela, minhas mãos. O sexo com ela é suave, intenso, voluptuoso – e ela é absolutamente linda. Ela me devora como as ondas do oceano devoram a todos, batendo à nossa volta com força total. E isso é tudo. Se ao menos fosse. E, mesmo enquanto vivo minha bela primeira vida, as outras duas existem em algum lugar lá no fundo, nos momentos sinceros entre a vigília e o sonho.

[Branca, alemã • Católica • <R$ 300.000 • Heterossexual • Casada ou em um relacionamento civil • Sim]

Meu marido me considera uma amante pouco inspirada. Se ao menos ele imaginasse o que eu gostaria de ser... Somos transexuais e temos dificuldade em manter uma vida sexual satisfatória porque, digamos, nossas partes não se encaixam bem. Com frequência, acabo desistindo e me masturbando enquanto assisto a um filme pornô. Assisto a outras mulheres trans, porque me identifico com a experiência sexual delas.

Eu costumava idolatrar símbolos sexuais femininos, sonhava em ser uma modelo da *Playboy* e, por muito tempo, quis ser uma estrela pornô famosa. Sempre me considerei muito feia antes da transição. Em vários aspectos, a transição realmente trouxe à tona o que há de melhor em mim. No entanto, no fundo, eu adoraria fazer *todos* os procedimentos cosméticos disponíveis para me transformar num símbolo sexual. Sempre fui valorizada por meu cérebro, mas quero ser valorizada por meu corpo. Fútil? Talvez. Mas, se você odiasse seu corpo tanto quanto eu odeio o meu, você desejaria que *alguém* a visse como desejável. E talvez apenas uma pessoa nem mesmo seja suficiente. Desejo que *todo mundo* pense em mim como a própria imagem da sexualidade feminina. Tenho a fantasia de estrelar filmes adultos, posar nua para pintores, ser um ícone sexual de tirar o fôlego. Quando transo, gosto de me imaginar em todos os tipos de situações ousadas: num *set* de filmagem com vários homens ou de joelhos com apenas um.

Na vida real, continuo tentando apimentar minha vida sexual, mas acho que é um pouco demais para meu marido, já que ele ainda me vê como uma pessoa muito contida. O máximo que já fiz foi comprar uma *lingerie* bonita e velas perfumadas para o quarto. Sei que não posso ser uma estrela pornô, seria impraticável, já que também sou esposa e mãe. Terei de me contentar em filmar a mim e a meu marido transando. Isso é excitante e, pelo menos, um combustível para minhas fantasias.

[Mestiça, americana • Ateia • <R$ 300.000 • Heterossexual • Casada ou em um relacionamento civil • Sim]

Cheguei à idade adulta no final dos anos 1960 e início dos anos 1970 e conheci meu futuro marido quando entrei no serviço público, onde nós dois éramos *nerds* da informática no mesmo departamento. Acho que, no início, não houve atração sexual, mas intelectual. Contudo, a conexão sexual aumentou antes e depois do nosso casamento.

Ficamos juntos por 34 anos, e meu marido faleceu há cinco meses. Sinto muita falta dele. Durante treze semanas, participei de um grupo de pessoas que perderam o cônjuge e compartilhei meu sentimento de perda com meia dúzia de mulheres, a maioria bem mais jovem que eu. Mas nenhuma delas mencionou a perda secundária que é ficar sem relações sexuais, algo de que tenho consciência aguda. Como o sexo era ótimo, acho que o associo muito fortemente ao fato de meu marido estar vivo.

Tento relembrar e reviver a realidade e trazer um pouco de fantasia para as sessões de masturbação – algo que a educação católica não me facilitou –, mas, como a maioria das viúvas provavelmente admitiria, nada pode assumir o lugar do cônjuge que acabamos de perder. É claro que a fantasia não ajuda muito a aliviar a dor. Anseio pelo toque, mas estou tentando me contentar com os abraços e a gentileza da família e dos amigos, embora me lembre de que um dos primeiros que recebi após a morte do meu marido foi quase como um golpe, pois me fez perceber que por um bom tempo eu não desfrutaria dos abraços *apaixonados* que recebia, se é que um dia voltaria a recebê-los.

Meu marido queria que eu conhecesse outra pessoa – na verdade, ele me disse isso pouco antes de morrer. Mas essa é a última coisa que imaginamos quando perdemos alguém que combinava tanto com a gente. Eu costumava assistir a programas de televisão e filmes e pensar que adoraria me relacionar com este ou aquele ator, mas sempre tive um amor na vida real para desfrutar na cama. Agora que não tenho mais, percebo que me apaixono facilmente, mais uma vez no cinema e na televisão. Essa é uma das coisas que ainda alivia a tristeza e me traz um pouco de felicidade, em especial quando as noites solitárias parecem longas. Gostaria que se falasse mais sobre luto, perda do cônjuge e sexualidade.

[Branca, americana • Espiritualizada, mas não religiosa • <R$ 600.000 • Heterossexual • Viúva • Não]

Estou com meu marido há treze anos, doze deles casada. Desde que nos casamos, nossa vida sexual tem sido praticamente inexistente – não por falta de atração, mas por causa de sua depressão profunda, da aversão que sente por si mesmo e do impacto de uma mãe autoritária. Providenciei tudo que era humanamente possível para incentivá-lo a se envolver sexualmente comigo: gentileza, compaixão, roupas íntimas atrevidas, conversas, fantasias. Mas nada funcionou. Nos primeiros cinco anos de casamento, transávamos talvez duas vezes por ano, por cinco minutos no máximo. Eu me sentia vazia e solitária.

Para lidar com a situação e sentir afeto e amor, e também para atingir o orgasmo por conta própria, comecei a construir um mundo de fantasias. No início, fantasiava com um ex e imaginava como teria sido nosso relacionamento se tivéssemos feito escolhas diferentes – mas isso não me deixava em paz. Concentrar-me no que poderia ter sido, no que eu havia perdido, não era suficiente para me tirar da realidade. Então comecei a lançar mão dos livros e da TV, de personagens de filmes, o que descortinou um mundo totalmente novo. Depois de cinco anos usando meus dedos para me masturbar, comprei dois vibradores e nunca mais olhei para trás, mesmo contrariando a opinião de meu marido.

Construo os cenários das minhas fantasias com muita precisão, nos mínimos detalhes: o que eu e todos os outros vestimos, onde moramos, o que comemos. O diálogo é importante, a história é importante, e meu poder no contexto é importante para mim. Às vezes, sou uma sobrevivente de um apocalipse zumbi: conheço alguém e salvo sua vida, lutamos contra inimigos e buscamos comida juntos. Às vezes, imagino que tenho filhos e cuido deles; meu parceiro me apoia nesse papel, e a fantasia sexual é nós dois lutando um pelo outro e pela sobrevivência de nossa família.

Em outra fantasia, sou uma bruxa num mundo fantástico. Sou bonita, poderosa e capaz de fazer mágica. Uso roupas ousadas, que revelam meu corpo, faço sexo com outros bruxos e bruxas e estou no comando – não tenho medo de ser estuprada nem ferida porque sempre posso dar uma surra em qualquer agressor. Às vezes desenvolvo uma fantasia por meses e depois começo outra. Em minhas fantasias, sou livre para fazer sexo com homens e mulheres, às vezes com ambos. O que me excita é a liberdade sexual de que desfruto com ambos os sexos.

Atualmente, meu marido e eu transamos talvez uma vez por mês. Temos um relacionamento respeitoso, gentil e divertido. Ele se tornou mais confiante e passa mais tempo certificando-se de que estou satisfeita quando transamos. Mas acho essa interação bastante difícil. Gostaria de me refugiar no mundo de fantasias, mas, por ele, tento me manter presente quando transamos. Contudo, a rejeição e a solidão que senti ao longo de todos esses anos tiveram sobre mim um impacto muito destrutivo, e sei que, sem minhas fantasias e minha facilidade de construir mundos imaginários, provavelmente teria dado cabo da vida.

As mulheres são levadas a acreditar que os homens querem transar o tempo todo; se você tiver sorte, isso acontece. Mas nunca se fala sobre os homens que não querem transar porque estão deprimidos, porque têm transtornos mentais ou porque são inseguros. Portanto, quando estamos num relacionamento sem sexo, nos sentimos repugnantes e sem valor porque não temos ninguém com quem conversar. O parceiro diz que nos ama, nos acaricia, conversa com a gente, mas não permite intimidade ou, quando permite, não faz nenhum esforço para satisfazer nossas necessidades sexuais... e os dois acabam sentindo uma vergonha devastadora. Acho que é por isso que muitas das minhas fantasias sexuais e as de outras pessoas têm uma mulher como personagem principal, um nível elevado de detalhes físicos e a intimidade prolongada que imagino ser mais impactante para mim, porque, nas fantasias que enceno, posso ser mais meticulosa. Muitos dos homens com quem transo em minhas fantasias têm o cuidado de me fazer gozar, ou apenas enfiam rapidamente seu pênis enquanto faço amor com uma mulher. Ou são dois homens e eu, comigo no comando, o que é mágico e intenso. Os gêmeos Weasley, dos filmes de Harry Potter, por exemplo. Não me pergunte por que, mas é isso mesmo!

[Branca, escocesa • Cristã • <R$ 180.000 • Bissexual ou pansexual • Casada ou em um relacionamento civil • Não]

Ter um marido que me diga que contratou uma faxineira. Ter um marido que me diga que fez as compras no supermercado. Ter um marido que me diga que vamos ao cinema. Ter um marido que me diga que trocou os lençóis da cama, lavou e dobrou a roupa. Ter um marido que me diga que sou linda e não mencione minha papada em formação aos 38 anos de idade. Ter um marido que me diga que os cachorros não estão destruindo nada. Ter um marido que me coma. E, que, em seguida, acaricie lentamente, com a ponta dos dedos, meus ombros, meus braços e minha cabeça. Ter a cabeça raspada para poder sentir esse toque na pele, e não no cabelo. Ficar por cima e encontrar a posição perfeita para chegar ao orgasmo (um acontecimento esquivo e místico, mas incrível quando acontece). Depois, ser fodida por trás, porque esses golpes são sempre uma afirmação de vida. Tomar um banho e ter uma porta-balcão que se abra para um jardim arejado. Uma fantasia. Metade dela é real. Trabalho para fazer a outra metade acontecer.

[Branca, canadense • Anglicana • <R$ 90.000 • Bissexual ou pansexual • Casada ou em um relacionamento civil • Não]

A maior parte das minhas fantasias envolve homens que conheci pessoalmente e que admiro. Tento não fazer isso, pois me disseram que é pecado, e a luxúria – conforme Dante[*] explicou – tende a deixar a pessoa suspensa em um estado de excitação, desligada da realidade. Será que é por isso que fantasio? Quero dizer, minhas fantasias envolvem muito mais do que a simples excitação sexual, mais do que recriar a emoção e a sensação de desfalecimento do início de uma paixão. Sinto que fantasiar me dá vontade de viver. Provavelmente, estou sozinha nessa, mas, honestamente, se eu não tivesse sonhos inadequados de cavalgar um cara como se ele fosse um cavalo, de morder sua virilha e lhe fazer um boquete, de ter um cara sexy me abraçando pela primeira vez... ou uma garota... não sei se continuaria viva. Preciso de esperança. Em alguma coisa, na verdade. Mesmo que seja apenas a boa e velha luxúria. A esperança de um dia ter uma relação sexual alucinante é, de fato, o que segura minha rotina diária. Triste, pecaminoso – e verdadeiro.

[Americana de origem irlandesa • Católica • >R$ 600.000 • Heterossexual • Casada ou em um relacionamento civil • Sim]

---

[*] Dante Alighieri (1265-1321) foi um escritor e poeta nascido na atual Itália. É o autor de *A divina comédia*.

Para mim, sexo sempre foi um assunto complicado. Por ter sido molestada na infância por alguém em quem eu supostamente deveria confiar, desde que me tornei adulta o sexo tem que envolver confiança. Para que eu deseje me relacionar sexualmente com alguém, preciso sentir uma conexão emocional. Não consigo simplesmente sair e transar com uma pessoa que acabei de conhecer na balada. Nada de encontros fortuitos para mim. Isso não quer dizer que não me sinta atraída por mulheres e pessoas não binárias desconhecidas; também conto com "amizades coloridas". E sou poliamorosa (embora atualmente esteja solteira), e não monogâmica.

O sexo é ainda mais complicado pelo fato de eu ter uma deficiência física. Como usuária de cadeira de rodas, acho que as mulheres tendem a pensar que não consigo transar – um mito que precisamos desfazer. Em geral, os usuários de cadeira de rodas são tão capazes de transar quanto qualquer um, embora a gente faça as coisas de maneira um pouco diferente. Mas, ao saber do meu diagnóstico de Síndrome de Ehlers Danlos (na qual um problema com o colágeno faz com que minhas articulações se desloquem com frequência), possíveis ficantes acham que o ato sexual vai literalmente me quebrar. Mas não vai. Na verdade, junto com a natação, o sexo é uma das maneiras mais seguras de exercício para mim, porque posso comunicar o que funciona e o que não funciona. Sou o tipo de pessoa que discute as próprias necessidades com segurança. Talvez isso se deva ao fato de ser neurodivergente, ou talvez ao fato de saber que preciso informar às minhas parceiras a melhor maneira de evitar os deslocamentos ou o que fazer caso eles ocorram. Quando ocorrem, em geral eu mesma consigo colocar a articulação de volta no lugar. Não é provável que essas ocorrências interrompam a ação por mais que alguns minutos, a menos que haja um deslocamento grave, mas isso é raro. Penso que essa é uma das razões pelas quais me sinto atraída por mulheres mais velhas. Elas já cuidaram de entender quem são e por isso comunicam melhor aquilo que desejam. Respeitam o fato de eu conhecer meu corpo, conhecer a mim mesma e saber o que posso e o que não posso fazer. Também é menos provável que considerem o fato de eu ser usuária de cadeira de rodas um item numa lista de desejos. É surpreendente a quantidade de mulheres em *sites* de namoro que dão *match* em pessoas como eu só para poder dizer que dormiram com alguém assim. Foi isso que me afastou do Tinder e do Bumble. Considero repugnante a ideia de que para algumas mulheres não passo de um troféu. Sou um ser humano com o direito de ter os mesmos relacionamentos que as outras pessoas. No entanto, muitas perguntas inadequadas são feitas a lésbicas com deficiência e a pessoas com deficiência em geral. Não estou falando apenas de perguntas como "Você consegue transar?" (normalmente dirigida a pessoas com deficiência) ou "Como você transa?" (normalmente dirigida a lésbicas). Pessoas totalmente desconhecidas às vezes questionam usuários de cadeiras de rodas sobre o nível de sensibilidade nos órgãos sexuais; se nossas "partes" são iguais e funcionam da mesma maneira (quando sabemos que não há dois corpos exatamente iguais no mundo). E se surpreendem pelo fato de sermos seres sexuais. É um campo minado. Sou uma mulher com deficiência e histórico de abuso sexual na infância e que hoje gosta de sexo. Muita gente parece não saber lidar com o fato de eu ser uma sobrevivente de abuso sexual infantil ou de ter uma deficiência física. Parecem negar a realidade de que sou um ser humano com pensamentos, sentimentos e desejos. Desejos que incluem uma mulher mais velha que veja minhas deficiências como uma parte de mim, e não como a totalidade. Uma mulher que me desafie intelectualmente, espiritualmente e até fisicamente. Uma mulher que não tenha medo de se mostrar vulnerável, mas que assuma o comando na cama sem deixar de considerar minhas necessidades físicas e neurológicas. Adoro mulheres mais altas. Tenho 1,80 metro de altura em pé (o que ainda consigo fazer, embora esteja perdendo minha mobilidade aos poucos), e a maioria das mulheres pelas quais me sinto atraída é pelo menos cinco centímetros mais alta. Adoro mulheres com voz grave e rouca, mulheres femininas por fora com uma masculinidade subjacente. Sonho em conseguir ser voluntariamente submissa na cama e permitir que quem estiver comigo assuma o controle e explore meu corpo a fundo, levando-me a uma agradável sobrecarga sensorial. Sonho em ter alguém disposto a explorar as diferentes facetas de nossa sexualidade num ambiente seguro e carinhoso. Alguém que não tenha medo de puxar minha cadeira de rodas para perto, de pisar no freio, me pegar e me beijar com paixão. Sonho em ser tratada como uma pessoa completa e totalmente desejável, com ou sem cadeira de rodas. Também sonho com um mundo em que o sexo com pessoas com deficiência física não seja um tabu. Onde a televisão e o cinema mostrem esse tipo de situação com mais regularidade. Precisamos de mais disso e precisamos que nos mostrem personagens *queer* dessa maneira. Romances eróticos com protagonistas com deficiência nos quais eles não sejam fetichizados. Com muita frequência, o sexo é encarado como um privilégio das pessoas sem deficiência. No entanto, todos nós passamos pela puberdade, e, a menos que a pessoa seja assexual, sexo é algo que *todo mundo* deseja.

[Cigana, britânica • Unitarista • <R$ 180.000 • Lésbica • Solteira • Não]

Tenho uma relação complicada com o sexo. Sou assexual. Mas, sim, faço sexo, me masturbo e tenho fantasias. A princípio isso pode parecer confuso, mas muitas pessoas assexuais têm parceiros e parceiras, e muitas fazem sexo. Eu sou uma delas. Além disso, sou assexual, mas não "arromântica", o que significa que não sinto atração sexual, mas sinto atração romântica. Sinto-me romanticamente atraída por meu marido e, como sei que o sexo é importante para ele, me esforço para me relacionar sexualmente com ele quando posso. Isso significa que, quando transo, raramente o faço tendo como objetivo principal o meu próprio prazer. Talvez pareça estranho, mas transo por vontade própria somente quando desejo, e quando desejo eu gosto. O problema é que, como não sinto atração sexual, tenho dificuldade de entrar no estado físico necessário para transar, então muitas vezes, para ser franca, não estou excitada ou molhada o suficiente. É aí que entram as fantasias.

Sei que a maioria das pessoas têm fantasias sexuais, gostam de imaginar coisas que desejam fazer na vida real, ou até mesmo coisas que não desejam fazer mas com as quais se excitam, o que as ajuda a entrar no clima. Também tenho essas fantasias, mas não faço parte delas: nunca nenhuma pessoa das minhas fantasias sou eu mesma. Não fantasio com meu marido, nunca senti atração por nenhuma celebridade que pudesse usar como inspiração e nenhuma outra pessoa conhecida me ajudaria a entrar no clima se eu a incluísse em meus devaneios. Simplesmente não sinto atração sexual por ninguém; portanto, imaginar essas pessoas (ou coisas que eu poderia fazer com elas, ou coisas que elas poderiam fazer comigo) não funciona. O que imagino são personagens fictícios. Normalmente, a essência deles, e não uma representação literal. Se pegar personagens de um filme de ação ou de um programa de TV, nunca imagino o rosto dos atores, apenas a essência dos personagens. É o relacionamento entre eles que me atrai; eles precisam ter uma dinâmica que me faça sentir que se entendem completamente, ou que se encaixariam perfeitamente num encontro sexual (geralmente envolvendo álcool), ou que poderiam confiar um no outro o suficiente para se envolverem numa situação de tanta intimidade e vulnerabilidade. Há várias etapas para se chegar aí. Conto a mim mesma uma história completa, só para entrar no clima. É uma maneira bastante específica e demorada de ficar excitada, de conseguir começar a fazer qualquer coisa.

Faço o mesmo para me masturbar. Você deve estar se perguntando também: se não transo para meu próprio prazer, por que me masturbo? Simplificando, atração sexual e libido são coisas diferentes; podemos sentir tesão sem que ele esteja direcionado a alguém em particular. Portanto, não me masturbo com muita frequência. Mas, para me masturbar, de tempos em tempos imagino dois personagens inventados que se embebedam juntos, que se tornam próximos e íntimos a ponto de não poderem negar que há algo mais que um sentimento platônico entre eles, personagens que fazem uma pausa, mais próximos do que nunca, que hesitam diante do impossível e finalmente, finalmente confessam seus sentimentos e vão em frente, beijando-se, tocando-se e transando. Assim consigo adormecer. Isso é mesmo tudo para mim. Quando minha mente está muito agitada e não consigo pegar no sono, uso a química do meu corpo, tocando-me até conseguir liberar endorfinas e dormir.

Por essa razão, as representações de sexo que vemos no cinema, na TV e nos livros são muito estranhas para mim. Não entendo os encontros fortuitos. Como alguém decide dormir com uma pessoa que não conhece e como cai na cama com essa pessoa e começa a transar? Não faz sentido. Para mim, o sexo é complicado, toma tempo e só acontece porque eu e meu marido reservamos espaço para isso, porque somos companheiros e honestos um com o outro, porque não vamos rápido demais quando meu corpo ainda não está totalmente preparado. Meu marido é infinitamente paciente e gentil, e só posso esperar que todas tenham essa sorte em seus relacionamentos sexuais.

[Branca, britânica • Ateia • <R$ 180.000 • Assexual • Casada ou em um relacionamento civil • Não]

Minha fantasia mais secreta é meu namorado me pedir em casamento. Mas, para mim, não se trata apenas de um devaneio, um *capricho*: não apenas fantasio sobre isso, eu medito. Chamo o processo de "masturtação": algo entre a masturbação e a meditação.

Começo deitada na cama, relaxada, com os olhos fechados. Em seguida, tento me concentrar na escuridão e me imagino descendo alguns degraus feitos de gradientes de preto; no final da escada, há uma porta, e, do outro lado, me encontro num cenário de fábula que nunca vi na vida real, mas que desejava ver. O lugar e o momento têm uma aura de mistério e beleza. E então meu namorado sorri para mim, ajoelha-se e, com palavras trêmulas, faz a pergunta mais desejada. Quero que seja exuberante, barbaramente tocante, talvez até um pouco cafona; com muito vinho, risos e lágrimas. Nesse momento, como o sexo é a mais poderosa personificação de um sentimento, me masturbo loucamente.

[Branca, italiana • Ateia • <R$ 90.000 • Heterossexual • Convivente • Não]

Tenho duas fantasias sexuais principais. Na primeira, eu não sou eu, sou mais jovem, mais magra, conheci o cantor Harry Styles, e ele realmente gosta de mim e quer passar um tempo comigo. Sou escritora e advogada, muito bem-sucedida; depois de alguns encontros, ele começa a dizer o quanto gosta de mim, que quer ficar comigo e só comigo. Em seguida, passamos para um sexo muito bom, sensual e apaixonado.

A segunda fantasia sempre envolve meu parceiro e uma mulher que quer transar com ele. Quando penso nisso fora do contexto da fantasia, acho um pouco pervertido e me sinto incomodada com o desespero dela para ser comida por ele. Mas em geral as coisas transcorrem mais ou menos assim: ele está trabalhando, consertando algo na casa de alguém, e essa pessoa está com muito tesão. Ela lhe prepara uma xícara de chá e conversa com ele. Ele sabe que ela o deseja e gosta disso, e ela é magra e usa roupas muito sedutoras, exatamente o que ele gostaria que eu usasse. Eles começam a se beijar e ele diz: "Não, não, não posso, sou casado", mas então ela faz sexo oral nele. Ele está com muito tesão e desesperado para comê-la. A essa altura, em geral estou perto do orgasmo com a masturbação. Muitas vezes choro depois dessa fantasia.

Até bem recentemente, não fantasiava durante o sexo com meu parceiro. Mas ele se envolveu com outra mulher, e durante algumas de nossas transas fantasiei que ele trepava com ela. Também chorava depois nessas ocasiões, por isso não recorro mais a essa fantasia. Fora isso, nunca fantasio durante o sexo. Por fim, li muito sobre feminismo ao longo dos anos e no momento estou tentando ser eu mesma e me masturbar. Me dou permissão para ser eu mesma e desfrutar as sensações, e nunca choro depois.

[Branca, neozelandesa australiana • <R$ 300.000 • Bissexual ou pansexual • Casada ou em um relacionamento civil • Sim]

Cresci num ambiente religioso rígido, o que me levou a sentir muita culpa e vergonha em relação ao sexo. Tudo era proibido ou pecaminoso. Passei a ter fantasias sexuais assim que comecei a menstruar, por volta dos 15 anos. Lembro-me perfeitamente, pois tudo começou quando eu estava no exterior, visitando parentes no Canadá. Fazíamos longas viagens de carro, e, durante o trajeto, eu fantasiava com os garotos mais velhos que tinha visto no musical da escola, *Jesus Cristo Superstar*, no início daquele ano. Nas fantasias, eu estava com eles, beijando, acariciando, transando e me masturbando.

Casei-me com um homem com quem nunca tinha transado (conforme mandava a religião). Infelizmente, logo descobri que éramos completamente diferentes. Eu faria sexo duas vezes por dia, se pudesse, e ele vivia feliz sem sexo. Muitas vezes, me fazia sentir vergonha por desejar sexo, por desejar demais e por expressar meus desejos. Daí em diante, as fantasias se tornaram minhas companheiras. Em muitas delas a temática era ser totalmente livre, espontânea e impetuosa. Talvez até mesmo safada, capaz de quebrar regras e normas sociais.

Eu devaneava em qualquer lugar sobre como seria se simplesmente sucumbisse ao desejo e me deixasse levar. Muitas vezes, fantasio que estou transando na natureza. Caminho pela praia e alguém me leva para as dunas, rindo, gargalhando e me acariciando até cairmos na areia. Suas mãos empurram minha saia para cima e puxam minha calcinha para o lado, e ele começa a me lamber, segurando meus quadris enquanto agarro sua cabeça. Imagino que tiramos a roupa e corremos para o mar, agarrando um ao outro debaixo d'água e nos sentindo muito vivos. Exaustos, nos deitamos na praia. A água bate em nossas pernas enquanto fazemos amor na areia dura e úmida, e enfio as mãos nela enquanto ele vem por cima de mim. Meus mamilos estão duros por causa do frio, ele passa as mãos por meu cabelo molhado e salgado. Arqueio as costas de prazer quando gozo.

Numa caminhada na floresta, me imaginava agarrada ao tronco de uma árvore enquanto ele me pegava por trás, ou me imaginava de joelhos sobre o musgo e as folhas caídas, aplicando-lhe sexo oral. Não acho que o barato fosse a excitação de ser flagrada em público, mas sim a total liberdade em qualquer lugar, a qualquer hora. Muito embora, ao trabalhar numa companhia de teatro, eu tenha fantasiado transar com alguém entre as cenas, na sala dos figurinos, em trajes completos. Num drama de época, vestida com mil anáguas, suas mãos se esforçam para encontrar minha fenda molhada debaixo da roupa. O sexo é rápido e apaixonado, pois tínhamos apenas alguns minutos antes de sermos chamados de volta ao palco ou antes de sermos descobertos. Nessa época, também fantasiava que ele cantava alto em meu clitóris para ver se a vibração das ondas sonoras me levaria ao orgasmo.

Acho minha história irônica. Desejei sexo por muito tempo e imaginava que o homem com quem me casasse ficaria encantado por ter uma esposa sexualmente disponível. Seria ótimo pensar que, um dia, minhas fantasias pudessem se tornar realidade. Mas, se elas se tornassem realidade, com o que eu fantasiaria? Talvez uma pessoa sexualmente feliz possa ser ainda *mais* criativa e imaginativa. Obrigada por esta oportunidade de falar sobre um assunto que ainda é tabu. *Meu jardim secreto*, de Nancy Friday, fez com que me sentisse menos sozinha e envergonhada. Espero que este livro faça o mesmo por muitas outras mulheres.

[Escocesa • Cristã • <R$ 300.000 • Heterossexual • Casada ou em um relacionamento civil • Sim]

bruto, suado, rápido, desesperado

"Não desejo o doce e suave, mas o bruto e rápido."

Todas as fantasias nos dão a oportunidade de escapar e, dependendo da fantasia, escapar de diferentes maneiras. Às vezes ansiamos por um pouco de cuidado e ternura, às vezes queremos encenar e às vezes só queremos ser fodidas.

Aquelas que contribuem para este capítulo querem ser devoradas, dominadas ou controladas. Elas querem abandono total e incondicional. As cartas aqui versam sobre submeter-se, esquecer-nos de nós mesmas, ou talvez nos dar, através da fantasia, uma rara chance de estarmos inteiramente em nosso corpo e fora da nossa mente. Um lugar onde não precisamos nos importar com nada e sistematicamente nos livrar de nossos medos e inibições. Existe até uma fantasia de amamentação em que a mulher é literalmente consumida.

Dado o peso das múltiplas exigências simultâneas para tantas mulheres – gerenciar a casa e as finanças, administrar um relacionamento e uma vida familiar atarefada –, não é de surpreender que exista um desejo, como descreve uma colaboradora, de simplesmente "se render". Elas dizem: "Todo o meu corpo, tudo o que sou – me entregar e ficar completamente à mercê de alguém". O desejo de ser levada, devorada, consumida é um alívio compreensivelmente bem-vindo. Ser capaz de abandonar todos os aspectos do cotidiano e apenas sentir. Ser apenas um corpo, uma coisa para ser usada para o prazer, para ser preenchida, para ser vencida pela luxúria. Como disse outra mulher: "Desejo ser um objeto, e não uma mulher. Anseio por existir nesse estado primitivo. Para escapar da carga mental interminável".

No meu trabalho, não posso ser eu mesma, carregando meus próprios medos, desejos e histórias, se tiver que habitar totalmente o mundo de outra pessoa. É a própria definição de fantasia. No meu caso, isso muitas vezes envolve uma liberdade sexual (e até mesmo uma troca de gênero) que pode ser demasiadamente assustadora, arriscada ou mesmo impensável na vida real. Mas o mundo seguro de fantasia da minha profissão me dá um nível de desinibição sem consequências que é, às vezes, catártico e bem-vindo. Esta é a dádiva definitiva da fantasia: a oportunidade de viver momentaneamente fora da realidade, onde não existem regras nem expectativas, onde podemos satisfazer os nossos desejos mais profundos e submeter-nos de forma absoluta e sem reservas.

Para ser honesta, este é um capítulo para o qual eu poderia contribuir muito. Minha carta não está nesta seção, mas me identifico completamente com a mentalidade e o desejo por trás dessas fantasias, porque, sem dúvida, têm relação direta com o tanto de coisas que eu faço durante as horas em que estou acordada. Mãe, atriz, produtora, escritora, ativista, empreendedora – o suficiente para muitas vidas. Não é de admirar que, no final das contas, o desejo de me livrar de tudo o que está em meu prato (coisas que eu mesma crio, devo acrescentar) e ser consumida por algo totalmente diferente pareça uma libertação bem-vinda. Mas também parece uma necessidade emocional. É um grito? Um grito primordial que diz: "Socorro! Minha vida está lotada! Levem tudo daqui por um tempo". Ou essas fantasias representam uma intensidade igual e oposta às experiências de vida de alguém? São uma forma segura e indiscutível de aliviar o peso da responsabilidade? Eu li que alguém que está passando pela menopausa, por exemplo – quando a mente e o corpo às vezes passam por convulsões terríveis – tem mais probabilidade de fantasiar sobre BDSM do que sobre qualquer outra coisa. Esta não é a minha experiência pessoal, mas anseio por uma vida íntima cada vez mais rica e variada à medida que as estações mudam.

Começa com um sonho... Estou numa sala iluminada, diante de um homem que me parece estranho. Ele pede para me aproximar e me sentar num banquinho de frente para o seu. Tem olhos cinza-prateados e um sorriso lindo e frio; atendo ao seu pedido de bom grado. Observando-me, ele puxa o banquinho para bem perto dele e, suave e inesperadamente, coloca um joelho entre minhas pernas – estamos de frente um para o outro de tal forma que quase nos encaixamos, como as peças de um quebra-cabeça. Sinto-me exposta por esse grau de intimidade com um estranho, mas, por alguma razão, sinto-me também muito segura em sua presença... se não um pouco confusa. Ele me olha fixamente por um longo tempo, como se procurasse ou visse algo muito atraente. É enervante... será que está me julgando? Ou será que quer algo de mim?

Então, com um sotaque que não consigo entender, ele diz: "Tire". Peço que repita, e novamente ele diz: "Tire". Continuo não entendendo suas palavras. Será que ele quer que eu solte o cabelo? Ou que tire a jaqueta? Ou que tire a blusa? Sinto-me desnorteada... Não, ele sorri de forma enigmática, balança a cabeça e diz algo em sua língua, e então entendo o que quer: devo retirar o véu que, sem querer, coloquei sobre mim. Posso senti-lo; ele está lá, envolvendo-me como um invólucro etéreo criado por mim mesma. Devo me mostrar. Ele se aproxima ainda mais de mim enquanto fala numa língua da qual tenho alguma lembrança, mas não compreendo, e começa a se mover de tal modo que seu joelho pressiona minha parte mais sensível, não ruidosamente, mas num estímulo delicado. Quando olha em meus olhos, percebo que *conheço* esse homem: ele me é muito familiar. Surpresa, percebo que ele sabe *tudo* sobre mim: todas as coisas que fiz e não fiz até então, todos os pensamentos, os medos e os desejos, todas as esperanças e as repulsas secretas. Descubro que não consigo fugir de seu olhar. Ele me penetra como um holofote, deixando visível ao seu escrutínio tudo o que antes eu tentava esconder totalmente. É um sentimento muito erótico, revelador e íntimo que desperta um desejo sexual adormecido diferente de tudo que já experimentei.

Ele enfia as mãos debaixo da minha camisa, repousa-as de leve em minha cintura e começa a me mover ritmadamente enquanto sussurra uma espécie de invocação, olhando para mim com atenção, sorrindo; eu me aproximo, quase o atravesso, pois estamos entrelaçados um diante do outro. E sinto como se estivesse sendo removida de algo; ou como se algo estivesse sendo tirado de mim e substituído por outra coisa. Essa troca poderosamente sensual me desperta do sonho, e descubro que um homem está fazendo amor comigo… a princípio, só consigo sentir um prazer intenso enquanto ele me penetra, mas depois sinto todo o meu corpo chegar ao clímax e atingir um estado de êxtase sublime sob o peso dele. Sua força masculina se move incessantemente dentro de mim, apaixonada e insistente em sua urgência de me dar prazer. Tento ver seu rosto, mas não consigo, pois há um véu cobrindo meu próprio rosto. Sinto seus beijos em minhas faces, em meus lábios, e sinto sua língua procurando a minha enquanto ele se move mais profundamente dentro de mim e diz meu nome repetidas vezes em meu ouvido. De repente, sou atingida por sua energia, mais uma vez tão familiar; sua essência parece me envolver. Em troca, sussurro: "Te conheço… te conheço…".

A atmosfera ao nosso redor está carregada de eletricidade. Ele sabe exatamente como me tocar, os pontos sem retorno para onde me levar, de modo que fico virtualmente sem forças para recuperar a compostura. Ele acaricia meus mamilos com dedos delicados. Guia minha mão por entre minhas coxas, que se abrem ao nosso toque. Agora nos movemos juntos numa dança de êxtase há muito esquecida, seu corpo, seu rosto, suas mãos – tudo dolorosamente familiar – me conduzem a um estado de êxtase sexual que me leva às lágrimas. Conheço esse homem com todo o amor e o desejo que já senti por um homem. Quando chego à beira do orgasmo, o véu cai do meu rosto e me pego olhando nos olhos do homem dos sonhos, só que agora ele é real e emana uma luz sobrenatural de amor e compaixão incondicionais. Seus belos olhos não têm mais o azul esmaecido dos diamantes, são como meus próprios olhos, e olham para mim com desejo. Percebo que minha Alma está fazendo amor comigo. O orgasmo mais assombroso que já tive vem de dentro de mim, irradiando como um choque de força vital pelo turbilhão dos meus nervos, através do meu corpo e diretamente até meu coração. A fusão do masculino e do feminino que há em mim me leva a outro patamar, onde sou mais do que a soma de minhas partes. Sou virada do avesso, completamente desdobrada e desnudada diante deste meu Amante, minha Alma…

[Sul-africana mediterrânea • Espiritualizada • Heterossexual • Casada ou em um relacionamento civil • Não]

Desejo ser usada. Desejo ser um buraco. Desejo existir apenas para o prazer. Desejo que todos os meus buracos sejam preenchidos. Minha boca, cheia. Minha boceta, cheia. Meu cu, cheio. Tudo de uma vez, enquanto minhas mãos tentam avidamente agarrar mais pênis. Desejo ser fodida por estranhos. Desejo uma fila de homens esperando para ser o próximo. Não quero saber a quem pertencem esses pênis. Desde que todos sejam para mim. Desejo ser observada. Desejo um público para me entreter. Uma multidão para me aplaudir quando eu gozar, de novo e de novo. Desejo ser um objeto, e não uma mulher. Anseio por existir nesse estado primitivo. Para escapar da carga mental interminável. É a ela que recorro quando preciso de inspiração. Ela é a minha libertação.

[Irlandesa • Ateia • <R$ 300.000 • Heterossexual • Casada ou num relacionamento civil • Não]

Uma feminista fervorosa. Sincera, no controle. Alguém que exige igualdade num relacionamento, mas cuja vontade de diminuir o sofrimento leva a uma tendência de assumir a carga emocional para facilitar a vida dos outros. Fazer escolhas, ser a força motriz. Meu Deus, às vezes eu só desejo sucumbir. Todo o meu corpo, tudo o que sou – me entregar e ficar completamente à mercê de alguém. Sem escolhas a fazer. Apenas mãos em minha nuca e um corpo forte contra o meu. Provavelmente, isso está ligado à baixa autoestima. Uma leve descrença de que eu possa ser desejada – de modo que tomar a iniciativa gera medo –, medo de que a outra pessoa esteja fazendo o que na verdade nem queria. Ser agarrada, empurrada, ter alguém para sussurrar palavras indecentes em meus ouvidos, junto com ruídos que me informam que sou desejada. Não é bem BDSM. Os acessórios não me interessam de fato. É o olhar de alguém que vem em minha direção com o desejo de eliminar a distância entre nós. Seu prazer está enraizado no meu. Essa pessoa não está ticando os itens de uma lista, mas seguindo a maré do desejo. Desejo você. Vou provar você. Você quer, não quer? Implore.

[Branca, inglesa • Ateia • <R$ 600.000 • Bissexual ou pansexual • Casada ou em um relacionamento civil • Não]

Tenho fantasias com meu supervisor no trabalho. Cuidamos de um parque, o que faz a minha mente correr solta. Executando trabalhos manuais, suando na trilha ao calor do verão, como poderia ser diferente? Eu o vejo carregar pranchas de madeira com facilidade e imagino como seria fácil para ele me colocar na posição que quisesse. Ele poderia me puxar para perto ou me virar com um movimento suave. O suor brilha em seus braços, e eu o imagino em cima de mim. Desejo segurar aqueles braços com toda a força, enquanto ele me faz esquecer quem sou. Suas mãos são fortes, firmes, afáveis e calejadas. Observo com atenção enquanto conserta um pequeno cano. Ele coloca um dedo dentro para sentir se há alguma sujeira, passa a mão por fora para limpar a rosca. É como se o universo estivesse fazendo uma brincadeira de mau gosto comigo. Por dentro, estou gritando: "Em mim! Por favor, POR FAVOR, em mim!!". Seus dedos trabalham com facilidade, como se já tivessem feito aquilo um milhão de vezes. Desejo que esses mesmos dedos explorem cuidadosamente cada centímetro do meu corpo. Sei que não precisaria dizer a ele o que fazer para me deixar feliz. Sinto seu cheiro inebriante quando ele passa por mim ou quando o vento muda de direção. Uma combinação de feromônios naturais, suor e um pouco de colônia. Desejo enterrar meu rosto em seu peito, absorver o máximo que puder. Só o cheiro dele já me excita. O que eu não faria para ter sua camiseta depois de um longo dia de verão!

Não consigo parar de olhar para a boca dele... e fantasio que me beija, desce pelo meu corpo, chupa meus mamilos, aumentando a expectativa de que vai me devorar. Imagino seu rosto entre minhas pernas, imagino meus dedos passando por seu cabelo tão perfeito. Ele é sempre muito gentil. Seus lábios mal roçam nos meus enquanto sinto sua respiração em minhas coxas. Ele vai me provocando até sua língua encontrar todos os pontos perfeitos. Desejo sentir meu gosto em seus lábios. Sua voz é baixa, suave e reconfortante. Desejo ouvir tudo: os sussurros em meu ouvido, os gemidos de prazer, os ruídos que ele faz quando goza. Desejo ouvi-lo dizer que sou gostosa. Desejo ouvi-lo dizer o que quer e depois me chamar de boa menina. Suas pernas são fortes, e me pego olhando para suas panturrilhas na trilha. Todo o seu corpo é perfeitamente proporcional, não há nada fora do lugar. Desejo conhecer cada pedaço dele intimamente. Um dia, ele puxa meu rabo de cavalo de brincadeira, enquanto caminha atrás de mim. Meu rosto fica vermelho, meu corpo formiga e minha mente explode com novas fantasias. Desejo que ele me domine completamente. Que me ponha de joelhos, agarre meu cabelo e faça comigo o que quiser. Fantasio que ele se aproveita do fato de ser meu chefe. Que me diz para ficar um pouco depois do expediente porque quer me mostrar alguma coisa. Depois que todos vão embora, ele tranca a porta do escritório. Ele beija meu pescoço e começa a desabotoar minha camisa. Desejo que me pegue e me ponha em cima da mesa. Tentamos freneticamente tirar o resto das roupas enquanto, afinal, nos beijamos e tocamos o corpo um do outro por inteiro. Enquanto ele me fode, eu o enlaço com as pernas, beijo seu pescoço e digo quanto o desejo. Ele me diz o mesmo. Quando terminamos, vestimos o uniforme e ele volta ao papel de supervisor, mandando-me limpar a bagunça que fiz em sua mesa.

Nossos encontros se tornam regulares e são sempre tão excitantes quanto o primeiro. Desejo que ele me foda assim que eu chego ao trabalho, que goze dentro de mim. Desejo que me lance olhares de cumplicidade ao longo do dia, quando sai de dentro de mim. Desejo o sexo bruto, suado, rápido, desesperado, e também o amor lento, gentil e suave. Desejo dizer a ele que o amo enquanto ele ainda está dentro de mim e sentir uma conexão como nunca experimentei antes. Desejo me sentir bonita e desejada. Desejo que ele me amarre, me incite incansavelmente, me faça implorar por ele e depois acaricie meu cabelo e me abrace até que eu adormeça com a cabeça em seu peito. Desejo fazer experimentos com ele. Sonho em experimentar coisas novas que nem sequer imaginei. Também desejo realizar as fantasias dele. Desejo que me guie, que mostre áreas do meu corpo que jamais imaginei que pudessem me proporcionar tanto prazer.

Quando fantasio sobre sexo, desejo esquecer o mundo real naquele momento e pensar apenas nele. Desejo ser egoísta pelo menos uma vez e aproveitar o prazer físico que ele me proporciona, sem me preocupar com mais nada. Desejo que no mundo haja apenas eu e ele, juntos num momento íntimo e apaixonado.

[Americana • Satanista • <R$ 90.000 • Bissexual ou pansexual • Casada ou em um relacionamento civil • Não]

Desejo que me masturbem a ponto de eu desmaiar. Desejo chupar alguém a ponto de a pessoa desmaiar. Desejo me sentir quase morta e voltar à vida; mas quase morta mesmo, e não apenas desfalecida. Desejo não conseguir trabalhar durante uma semana porque a minha cabeça está ocupada com essa lembrança, porque foi *muito* bom. Desejo me sentir como se nunca mais fosse voltar a me sentir assim. Desejo que seja tão intenso que eu possa passar muitos anos me masturbando com esse pensamento. Também desejo pintar meu corpo e o corpo de quem estiver comigo, comprar uma tela enorme, rolar, trepar e misturar fluidos corporais em cima dela; cuspir, gozar, mijar, tudo. E depois pendurar essa tela lindamente na sala de estar, como uma obra de arte contemporânea abstrata que vale milhões, de modo que todo mundo se sinta na obrigação de elogiá-la (mesmo que não goste); então eu e a pessoa que está comigo compartilhamos um sorriso atrevido, pois só nós sabemos como/com quem/de que jeito ela foi pintada. A melhor obra de arte do mundo.

[Rom, britânica • Ateia • <R$ 90.000 • Bissexual ou pansexual • Em um relacionamento • Não]

A nal profundo sem proteção.

[Branca, uruguaia • >R$ 600.000 • Bissexual ou pansexual • Em um relacionamento • Sim]

Sou uma máquina. Movimento-me ritmadamente. Sou uma máquina de bombear nutrientes. Estou sendo consumida. Uma pessoa suga meu peito. Outra pessoa chupa minha vulva e bebe o suco. Uma terceira está com a língua em meu traseiro. Estou alimentando. Meus olhos estão revirados, a razão nos abandonou. Estou sendo devorada. Sou carne. Sou leite. Sou fruta. Mantenho a todos vivos. Não sou nada, exceto para esse propósito. Como uma porca com vinte leitões pendurados em suas tetas. Em seguida me penetram. A fome se torna seu prazer. Agora estão fortes. Depois de doar meus fluidos, recebo uma retribuição. Meu amante continua a mamar enquanto injeta. Estamos alimentando um ao outro agora. Uma vulva está em minha boca. Sugo enquanto sou jogada para a frente e para trás, cada vez mais forte. Estou sendo consumida e alimentada à força. É assim que é. Estamos trabalhando. Não sabemos por que temos de fazer assim, mas fazemos, como um relógio, porque tem de ser. O bate-bate do nosso movimento é o nosso ritmo, e esse ritmo é crucial para nossa sobrevivência. Então nossos sucos transbordam. Estamos cheios. Comemos demais. Paramos de bombear. Estamos lubrificados. Nos separamos. Todos se levantam e vão embora. Uma pessoa chega. Ela se prende ao meu peito e começa a sugar. Outra pessoa chega e abocanha minha vulva. Uma terceira, meu traseiro. Eles começam a comer. Eu começo a alimentá-los. Eu os mantenho vivos. Estou sendo devorada. Sou uma máquina.

[Branca, australiana • >R$ 300.000 • Bissexual ou pansexual • Em um relacionamento • Não]

Sexo bom começa muito antes de qualquer peça de roupa cair no chão. Sexo é expectativa, sexo é saudade, sexo é dor e a exposição de anos e anos de inseguranças e desejos, tudo reunido num ato de paixão e suor.

Quando era mais jovem, costumava fantasiar sobre fazer amor. Às vezes, ainda o faço, mas, com mais frequência, minha fantasia é ser fodida. Minha fantasia é perder o controle de que não abro mão em outras áreas da vida. É ser virada de um lado para outro no colchão de uma maneira que me faça sentir que sou irresistível para meu parceiro. Sou uma heterossexual envergonhada – sinto que perdi a chance de explorar minha sexualidade aos 20 anos e terei de esperar a próxima rodada, aos 50, que é quando os casamentos começam a se desfazer. Mas me lembro de ter assistido a *Borgen*[*] quando era mais nova e de ter ficado fascinada por Birgitte. Costumava pensar nela voltando para casa depois de um longo dia de trabalho no governo, quando então me seduzia e transava comigo na mesa da cozinha, ao som da máquina de lavar e à luz da geladeira, que estava com a porta aberta. Ainda não trabalhei essa história na terapia, nem quero. É uma fantasia antiga para a qual retorno em momentos enfadonhos do dia ou logo antes de dormir.

[Sino-britânica • Judia • <R$ 90.000 • Heterossexual • Em um relacionamento • Não]

---

[*] Série de TV dinamarquesa transmitida originalmente entre 2010 e 2013. Conta a história de Birgitte Nyborg, a fictícia primeira-ministra do país.

O que você vê quando olha para seu corpo nu? Faço essa pergunta a mim mesma o tempo todo. Curvas e flacidez, talvez, mas também uma certa crueza. Todos os homens com quem me relacionei adoravam essa crueza. Mas a questão não é apenas os homens nos darem prazer, mas também explorarmos e darmos prazer a nós mesmas.

Em pé, nua em frente ao espelho, me acaricio, meus seios perfeitamente redondos e meu corpo voluptuoso embelezados pela crueza. Isso aumenta minha confiança. Me jogo na cama e fecho os olhos; deixo de lado todas as inibições e me solto. Imagino o rosto e curvo os dedos dos pés. Sua voz rouca me dá arrepios. Acaricio meu corpo pensando nele. Pensando em meus seios sendo chupados por ele. Chupões por todo o meu corpo. Ele me prensa contra a parede, e passo uma perna em volta dele enquanto ele me fode com dois dedos, ou três, e me beija loucamente. Então ele me beija a nuca enquanto segura meus seios. Sento-me na beirada da mesa e estico as pernas sobre seus ombros; ele fode com a língua minha xota faminta. Quero me sentar em seu rosto e fazer com que me coma. Deus, não consigo mais me segurar! Preciso tocar minha xota enquanto ele despeja mel em minha barriga e o lambe. O mel pinga em minha xota e ele o suga. Só de imaginar tenho mais de dois orgasmos e jorro. Só Deus sabe o que acontecerá se alguém realmente fizer tudo isso comigo!

[Bengali, indiana • Hindu • Heterossexual • Solteira • Não]

Durante a maior parte da minha vida adulta, tive dificuldade em atingir o orgasmo durante o sexo. Não me entenda mal, eu gostava muito de sexo e tive uma vida sexual intensa dos 20 aos 30 e tantos anos; mas, lá no fundo, sempre hesitava em me soltar completamente, em me permitir ser totalmente vulnerável, mesmo com meus maridos (tanto o anterior quanto o atual). Sempre pensei que esse fosse apenas meu jeito, em especial porque consigo atingir o orgasmo por meio da masturbação, embora nunca mais do que uma única vez por sessão. Quando tive câncer de mama e meu tratamento me levou à menopausa precoce, foi quase um alívio. E então me peguei pensando nele, Jason, um ator de TV e cinema, e senti o despertar de um desejo quase esquecido.

Comecei a ir para a cama à noite pensando nele – com seu rosto sorridente mostrando algumas rugas ao redor dos olhos, a barba começando a ficar grisalha, os braços musculosos ainda tonificados parecendo melhores com a idade. Imagino ter aqueles braços ao meu redor, sentir o calor de sua pele contra a minha, meus mamilos duros e doloridos pelo toque de seus lábios. Ele me puxa para mais perto e eu o sinto crescer; fico tão molhada só de imaginar a cena que tenho de me tocar. Enfio a mão dentro da calcinha e sinto a umidade provocada por suas carícias. Estou deitada de lado, com ele atrás; levo meus dedos molhados até seus lábios, depois coloco minha mão sobre a dele e a levo de volta para baixo para que sinta como me deixou molhada. Mantenho minha mão sobre a dele e a uso para sentir todo o prazer que ele despertou; ele enfia dois dedos dentro de mim, e chego ao orgasmo quase imediatamente. Agora sinto toda a sua dureza atrás de mim, tentando se libertar. Empurro as cobertas da cama, rolo e o jogo de costas; tiro sua cueca e fico na ponta da cama. Tiro a calcinha e pulo em cima dele, parando para observar seu belo pênis. Com delicadeza, acaricio seus testículos enquanto pego o pênis com a outra mão e me inclino para levá-lo à boca. Ele solta um leve gemido, e eu o engulo. Aperto a base com a mão enquanto continuo a chupar seu pau magnífico. Posso sentir meu clitóris latejar na expectativa de senti-lo dentro de mim; avanço novamente, com a mão guiando seu membro, e me deixo cair em cima dele. Oh, Deus, é tão bom tê-lo dentro de mim! Quase desmaio com essa combinação inconfundível de prazer e dor intensos. Sei que o orgasmo não vai demorar e tento avisá-lo, mas a voz não sai.

Ele percebe o que vai acontecer, arranca minha camiseta e me puxa. Sinto o orgasmo me atingir como uma onda no exato momento em que ele me segura com força, me pressiona contra seu membro e rola na cama, ficando por cima. Ele sente a intensidade do meu êxtase e permanece imóvel. Então pega minhas mãos e me prende, tentando não se mexer muito porque sabe que vai gozar logo. Espera pacientemente, beijando meus lábios, meu rosto, meu pescoço; sussurra em meu ouvido que está tudo bem, que não há pressa. Olha em meus olhos e sorri para mim, por mim, através de mim. Olho para esse homem lindo e tenho vontade de chorar de alegria. Não houve riso nem vergonha quando lhe contei há quanto tempo não transava, há quantos anos não tinha intimidade com ninguém; ele me abraçou, deixando-me desfrutar de seu abraço caloroso pelo tempo que eu quis. Quando expliquei que tive de fazer uma mastectomia para remover o câncer e mostrei a ele o resultado, não houve nenhum olhar de desdém ou repulsa; ele acariciou e beijou suavemente meu seio, percorrendo a cicatriz com os dedos. Sorri e disse que estava tudo bem, que estaria pronta quando ele estivesse, e entramos na reta final da nossa transa apaixonada. Ele começa a se movimentar dentro de mim, num ritmo dolorosamente lento, mas ainda assim maravilhoso. Quando a velocidade começa a aumentar, fico excitada mais uma vez. Não consigo conter o prazer que estou sentindo e beijo sua orelha, começo a falar obscenidades: chamo-o de tesão, digo-lhe que adoro sentir seu pau dentro da minha boceta, que adoro o jeito como ele me fode. Isso faz com que nós dois nos empolguemos; ele acelera o ritmo e fico cada vez mais excitada e molhada. Pergunto se minha boceta é boa, se ele gosta de estar dentro de mim, e ele me diz que sim, que adora e que é muito bom estar comigo. Nossos corpos se movem em sincronia agora, e seu pau parece ainda maior. Eu o excito, sussurrando em seu ouvido como gosto daquele pau dentro de mim, pedindo que gozemos juntos. Corro minhas unhas por suas costas ritmadamente e me sinto prestes a explodir, tremendo com suas investidas poderosas. Não consigo mais me segurar e sou invadida pela intensidade de outro orgasmo, mais forte que o anterior. Ele sente o que está acontecendo comigo, dentro de mim, e se deleita com o prazer de se soltar, penetrando-me o máximo possível e gritando com a doçura de seu gozo. Sei que são apenas alguns segundos de êxtase, mas para nós a sensação é infinita. Afinal desabamos um no outro, completamente satisfeitos, completamente saciados.

Todo os orgasmos múltiplos que consegui vieram dos sonhos e das fantasias sexuais que criei com Jason. Espero poder sentir essa paixão por outra pessoa algum dia, mas, até lá, tenho histórias maravilhosas para me fazer companhia à noite, e não poderia haver um parceiro melhor.

[Branca, americana • <R$ 600.000 • Heterossexual • Casada ou em um relacionamento civil]

Há dez anos sou uma feminista convicta, mas, quando me masturbo, sonho em ser dominada, tratada com grosseria, chamada de nomes tão indecentes que fariam as sufragistas desmaiarem: puta, vadia, vagabunda. Sonho em ser sujeitada, em ser elogiada por servir meu mestre adequadamente chupando seu pênis, como deve fazer uma vadia que nem eu. Sonho em ser dominada a qualquer hora do dia ou da noite, sem levar em conta meu desejo. Apenas para satisfazê-lo.

Mas vou além. Minha maior fantasia é ser fecundada repetidas vezes, ser mantida grávida e ser usada para o simples prazer de um homem e para reprodução. Tenho a fantasia de ser ordenhada em estábulos, enquanto homens sem rosto vêm por trás de mim e me fodem, fecundando-me e recomeçando o ciclo. Não desejo nada disso na vida real, pois vai contra tudo que defendo e em que acredito. Mas a fantasia é tão excitante que gozo todas as vezes.

[Branca, galesa • Cristã • <R$ 180.000 • Bissexual ou pansexual • Casada ou em um relacionamento civil • Não]

Sou uma mulher bissexual de 26 anos, americana. A versão curta de minha fantasia mais íntima é: ninguém nunca ejaculou dentro de mim, e eu gostaria de experimentar isso. A versão longa é: sempre me senti incomodada porque tenho medo de engravidar.

Desde a adolescência, sei que não quero ter filhos; engravidar me parece um pesadelo no estilo *Alien*. Na adolescência e no início da idade adulta, quando comecei a ter relações sexuais, sempre fui muito insistente e franca, me certificando de que todos usassem métodos contraceptivos adequados. Mesmo com homens de quem eu realmente gostava e em quem confiava na época, a ejaculação interna nunca foi uma opção. Todos os meus amigos e parceiros sexuais estão cientes da minha aversão à gravidez, mas de fato nunca contei a ninguém, exceto talvez a um ou dois amigos muito próximos, quando bêbada, quanto gosto da ideia de ter alguém dentro de mim. As fantasias sexuais estão sempre, de alguma maneira, envoltas em tabu, então talvez isso seja parte do problema. Mesmo sendo uma pessoa muito favorável ao sexo, sinto que sempre tive dificuldade em deixar a ansiedade de lado, me divertir e confiar na pessoa com quem estou transando. Mas o completo abandono, a proximidade física e a confiança envolvidas na ejaculação interna, a sensação de ser realmente preenchida, tudo isso é muito erótico e conceitualmente assustador para mim.

Em minhas fantasias, consigo deixar a ansiedade de lado e não ser controladora; nelas, sou uma mulher infinitamente charmosa e sexy, capaz de incitar os outros a me arrebatar e a arrancar minhas roupas, desesperados que estão para me foder até me preencherem. Em minha fantasia, sou capaz de extrair o máximo prazer de um homem, de observá-lo corar, de agarrar seu cabelo enquanto ele geme e movimenta os quadris e ejacula bem lá no fundo de mim. Imersão completa sem o sentimento de posse que os homens costumam demonstrar no mundo real. A verdadeira bagunça de fluidos, suor e desejo intenso, em vez da performance estéril do sexo que vemos na pornografia e em outros lugares.

Considerando como me sinto em relação à gravidez e à autonomia corporal na vida real, acho que as pessoas que me conhecem ficariam chocadas se soubessem dessa fantasia. De certo modo, também sinto vergonha dela, porque parece uma negação da minha identidade *queer*; afinal, o que poderia ser mais heterossexual do que transar com um homem que pudesse me engravidar? (Claro, isso não é verdade, e sou tão *queer* quanto possível, independentemente de minhas fantasias sexuais com homens... mas estou divagando.) Mas acho que essa fantasia transcende tudo isso. Em última análise, trata-se de desejar uma situação em que eu esteja no controle e seja capaz de me soltar e me entregar ao prazer bruto do momento. No grande esquema das coisas, meu segredo provavelmente não é tão desvairado, mas bastante viável no que diz respeito à logística. Ele representa uma postura sexual que, segundo penso, caminha na corda bamba entre o tesão e o medo, exatamente o delicioso espaço habitado por tantas fantasias.

[Branca, americana • Agnóstica • <R$ 300.000 • Bissexual ou pansexual • Solteira • Não]

Minhas fantasias acabaram por se transformar em preliminares. E são essenciais para criar o clima para o sexo. Sou uma mulher bissexual casada e feliz, e faço amor com meu marido regularmente. O sexo com ele é sempre bom e satisfatório. Mas às vezes o satisfatório não é suficiente. Não é o ato sexual cordial e carinhoso que domina minhas fantasias, mas algo totalmente diferente. Não consigo evitar fantasiar com alguém que não seja meu marido me acariciando, me levando ao orgasmo repetidas vezes. Alguém que olha para mim com luxúria pura e nada mais. Alguém que não me ama. Esse se tornou meu desejo mais profundo.

Esta é a fantasia que ocupa minha mente com mais frequência. É como um filme em minha cabeça, que posso pôr para rodar, pausar e voltar quando uma necessidade muito específica precisa ser atendida. Estou no meu sofá, na minha sala de estar, com os olhos fechados, nua. Abro as pernas e me toco. Estou sozinha, mas qualquer pessoa poderia facilmente me flagrar. Essa ideia me excita. Às vezes uma mulher sexy, de cabelos castanhos, passa por mim, me observa e me deseja; às vezes o carteiro entrega um pacote e olha por entre minhas pernas bem abertas enquanto acaricia a protuberância em suas calças. Podem ser os dois. Com a ponta dos dedos, toco meu clitóris e gemo tão alto que não ouço a porta da frente se abrir. Assim que começo a me sentir desamparada por estar sendo tocada apenas por minhas próprias mãos, outras deslizam pela parte interna de minhas coxas para substituí-las. Ofego, mas meus olhos permanecem fechados. Meu coração dispara por não saber de quem são os dedos enormes e ásperos – às vezes delicados e de ossos finos – que mergulham tão profundamente em mim que mal consigo respirar. Minha boca se abre quando aquela pessoa desconhecida diz coisas obscenas e suga meus mamilos endurecidos. A princípio, penso em abrir os olhos e ver quem está me fazendo sentir tão desejada, mas percebo que não importa. Não importa se é um homem pronto para me foder com seu pau grosso ou uma mulher com sua boceta quente e macia, à espera de que eu passe a língua nela – não me importo. Essa pessoa me deseja. Essa pessoa me deseja tanto que agarra meus quadris e procura a minha boca com a sua. Preciso dela. Na verdade, desejo que me jogue no chão e me diga exatamente o que fará comigo.

A pessoa não pergunta o que eu desejo quando pressiona o corpo forte contra o meu. À medida que cravo as unhas em suas costas, ela simplesmente agarra meus pulsos e os prende acima da minha cabeça. Encharcada, paro de gemer ao notar que a criatura desconhecida que paira acima de mim está completamente vestida e eu, completamente nua. Estou prestes a pedir que se dispa quando dois dedos longos passam por meus dentes e pressionam minha língua. Ato contínuo, começo a chupá-los, mostrando a intensidade do meu desejo. Como não engasgo, a pessoa me elogia e me excita impiedosamente com palavras chulas. Deus! Que tesão! Ainda não abro os olhos para ver a pessoa que está olhando para mim com a mesma paixão desenfreada que sinto enquanto sou acariciada. Talvez seja sacanagem demais olhar para cima e descobrir quem está me encarando. Então não olho, porque o som inconfundível do zíper das calças *jeans* se abrindo e da masturbação é exatamente o estímulo que eu estava procurando. Não vejo a pessoa tocar o próprio sexo e movimentar os quadris junto com o meu. Mas sinto. Sinto cada estocada pecaminosa.

Agora há barulho lá fora. O tráfego e as vozes dos vizinhos atravessam as paredes da casa. "Deixe que a escutem", a pessoa me diz. Então gemo alto e peço algo que considerava sórdido pedir a alguém desconhecido. Afinal, ainda está de sapatos, pelo amor de Deus! Mesmo assim, passo a língua pelos lábios e peço que monte em cima do meu rosto. A pessoa não diz nada enquanto se apressa em soltar o cinto e deixá-lo cair no chão. O barulho me dá água na boca. Sem aviso prévio, tira a roupa e se ajoelha em cima da minha cabeça, uma perna de cada lado; uma boceta gotejante desliza pela minha cara. Quando meu nariz toca seu clitóris, este se transforma num pênis duro, que se expande e preenche perfeitamente minha garganta. A consciência de que alguém poderia estar testemunhando nossa atividade erótica torna-a ainda mais sedutora. Um *voyeur* que, pela janela, observe a mim e uma pessoa desconhecida se dando prazer é uma ideia tão tentadora e perfeita que parece proibida. Agora me entrego de vez à minha fantasia e abro bem as pernas. Quero que a pessoa me use para seus próprios desejos. Ela se levanta de pronto, enquanto minhas mãos permanecem obedientemente acima da minha cabeça. Agora assume o controle e não me deixa alternativa a não ser ceder aos desejos do meu corpo. E adoro isso. Adoro que suas mãos agarrem meu cabelo, que seu tesão se derrame em minha pele e que sua língua invada minha boca. Não há amor nem ternura. Apenas luxúria e uma vontade feroz de trepar – o completo oposto da minha vida sexual habitual.

De repente, a pessoa puxa meu cabelo até que eu me vire e fique de quatro. Meu rosto roça o carpete enquanto sou comida por trás. É bruto e rápido, e a sensação é incrível.

Às vezes é o pênis grosso que me fode, fazendo meus dentes rangerem. Outras vezes são os dedos finos que me fazem gemer mais alto que os sons que saem do meu sexo úmido. Estou meio delirante quando seu fluido afinal esguicha quente em meu traseiro. Então, depois de deixar sua marca em mim, a pessoa me empurra para longe e exige que eu abra os olhos para ver a bagunça que fiz. Mas, antes mesmo que possa me virar, escuto: "Boa menina". Então gozo e gozo e gozo. E a pessoa vai embora. Abro os olhos e me vejo só outra vez, de volta ao meu sofá, com meu clitóris pulsando mais que meu coração.

[Branca, americana • Cristã • <R$ 180.000 • Bissexual ou pansexual • Casada ou em um relacionamento civil • Sim]

Na maioria das vezes, fantasio com sexo apaixonado, que não deixa espaço para mais nada. Não o sexo gentil, de ritmo lento, no qual o parceiro ou a parceira conseguem acariciar nosso rosto. Desejo o sexo animalesco, dominador, em que não há pensamento mas ação, sexo que é *apenas* sexo, nada mais. Sexo que agarra com tanta força que deixa marcas vermelhas que machucam e mordidas que doem, mas doem do jeito certo para o momento. Desejo ser esmagada pelo peso de alguém também. Existe uma forma de desamparo que tenho dificuldade em explicar: a pessoa é realmente forte e *poderia* usar a força, poderia fazer o que quisesse, mas opta por não fazer. Desejo sentir alguém respirar contra a minha pele, sentir meus pelos se eriçarem, ouvir palavras que poderiam parecer uma violação se fossem ditas em outra hora, pois aqui elas são proferidas em determinado tom, abafadas e ocultas no momento. Palavras que me deixam quase sem fôlego pela mistura de surpresa e excitação. Desejo ser envolvida por sensações a ponto de não me dar conta do ranger da cama nem de meus próprios sons. Desejo apenas *sentir*. Desejo acordar no dia seguinte e estar deliciosamente dolorida, como um lembrete do que aconteceu. Esse tipo de sexo é o que mais desejo: sexo apaixonado, intenso. Do tipo memorável.

[Branca, australiana • Ateia • <R$ 180.000 • *Queer* • Em um relacionamento • Não]

No que diz respeito a sexo e sexualidade, sou um livro aberto; fluida, suponho. Ensinei aos meus filhos que amamos uma *pessoa*, e não o fato de ela ter um pênis ou uma vagina. Sexo não é apenas penetração, embora a penetração também seja uma coisa ótima. Sou uma mulher decidida e assertiva, que, na maioria das vezes, assume o controle na cama. Portanto, quando digo isto, não é de maneira leviana: desejo ser devastada por um alemão alto. Desejo ficar tão exausta de prazer que não consiga ficar em pé durante dias. Desejo que ele me transforme em sua zona central de prazer. Já fiz muito sexo bom. Já transei para procriar. Mas nunca dei uma trepada dessas de gritar até ficar rouca, de acabar no chão, pingando por todos os poros, com um sorriso besta na cara, esperando que ele esteja apenas recuperando o fôlego. Alguém conhece algum alemão para me apresentar?

[Branca, americana • Ateia • <R$ 600.000 • Bissexual ou pansexual • Solteira • Sim]

Não me vejo como um ser sexual, como alguém que pode sair e conseguir o que deseja, e isso é muito frustrante. Gostaria de ser, mas, no momento, não sou e não sei o que fazer. Talvez minha autoestima esteja baixa ou talvez não me considere desejável. Talvez haja uma infinidade de motivos. Já transei, mas nem de longe com a frequência de que gostaria – e nunca foi um sexo tão bom quanto na minha fantasia. Em vez do superficial entra e sai que experimentei com homens, ou do sexo com mulheres, um tanto estranho, mais complicado, mas também mais demorado e menos decepcionante, desejo uma paixão explosiva, louca, alucinante, de fazer tremer a terra. Desejo a sensação de me libertar da inibição, desejo o sexo hedonista, primordial, que faz suar. Uma luta pelo poder, pelo domínio.

Essencialmente, desejo alguém que me sujeite e se sujeite. Não desejo o doce e suave, mas o bruto e rápido; desejo provocar e ser provocada; desejo que o prazer seja o único pensamento coerente que reste. Estou cansada do sexo que me dá tempo de pensar na aparência do meu corpo deste ou daquele ângulo, que me permite matutar se desliguei ou não o alisador de cabelo antes de sair de casa. Para deixar claro, faz um tempo que não me dou ao trabalho de transar porque é sempre a mesma coisa – estou entediada e incomodada, não consigo gozar. Desejo ficar excitada a ponto de não conseguir lembrar quem sou. Para mim, ou pelo menos na minha experiência, a preparação para o sexo sempre foi a melhor parte; a tensão e os olhares; o desejo e a intimidade de um sentimento compartilhado que nenhuma das duas pessoas parece ser capaz de controlar. Não me refiro nem mesmo às preliminares, estou falando do princípio de tudo.

Talvez isto seja relativamente simples em comparação a outras fantasias, ou talvez seja um clichê, mas quero me sentir envolta numa névoa de puro desejo sexual, na qual a tensão é muito grande e a luxúria é tudo que existe. Talvez eu o tenha conhecido, ou a conhecido, em um bar ou uma balada, não sei. Não importa. Mas agora estamos num táxi, com dificuldade em ficar longe um do outro. E perdendo a briga. A mão da pessoa abre caminho entre minhas pernas e é difícil não sair tirando as calças no banco de trás. Empurro a mão para longe, mas não é esse o meu desejo, e, como a pessoa sabe disso, volta a me tocar, agora com mais intensidade. Estou com tanto tesão que não me importo se o motorista vai ver alguma coisa. Na verdade, talvez queira ser vista. A pessoa me incita, e estou disposta, tão disposta que provavelmente a deixaria fazer qualquer coisa. Não sei como, mas chegamos a uma residência próxima – ou a um hotel, tanto faz. Descemos do carro aos tropeços. Arrancamos a roupa e nos jogamos contra a parede ainda no corredor. Estou presa, e embora esteja empurrando a pessoa para trás, não há força real em meus movimentos – estou exatamente onde quero estar. Aquelas mãos estão por toda parte, meu corpo ferve, está elétrico, vivo. Me sinto viva. Estou praticamente me contorcendo, em algum lugar entre desejar que aquilo dure para sempre e querer cair fora. Estou tão distraída que mal percebo que sou carregada para a cama, ou sofá. Seja lá o que for, sinto sua maciez quando sou jogada ali. O restante da minha roupa é arrancado do meu corpo; com a pouca força que me resta, tiro a roupa da pessoa também. Pele contra pele, quente e úmida. Unhas cravadas nas costas, mãos agarrando os lençóis, costas arqueadas, olhos revirados. Grito obscenidades para um Deus no qual não acredito. Palavras desconexas e súplicas saem de meus lábios. Gemidos presos em minha garganta são empurrados para fora por arquejos de que não sabia ser capaz. Nessa hora, nada mais existe, apenas o prazer. Estou totalmente presente no momento. É caótico, é explosivo. E assim que terminamos (e começamos de novo, e terminamos de novo), vou embora. Pego as peças de roupa que consigo encontrar, arrumo o que sobrou do meu delineador e saio direto pela porta. Esquecerei minhas inseguranças, esquecerei o nome dessa pessoa, mas não esquecerei o sentimento.

[Branca, maltesa • Nenhuma • <R$ 180.000 • Bissexual ou pansexual • Solteira • Não]

ser venerada

"Ter alguém que me deseje obscenamente."

Quem não quer ser venerada? Ser idolatrada por nossa beleza e potência sexual? Ter alguém para satisfazer todos os nossos caprichos instantaneamente, apenas por sermos nós mesmas? Venerar é mostrar reverência e adoração, e no cerne de muitas dessas fantasias está o desejo de ser colocada em primeiro lugar, inequivocamente.

Tive uma experiência surreal em 1996, quando fui eleita a "Mulher Mais Sexy do Mundo" pelos leitores da revista masculina britânica FHM. Era, em parte, um tipo de adoração não muito diferente de algumas das descrições nessas fantasias, mas que me deixou perplexa na época. Dei uma entrevista a FHM vestindo um pijama de flanela com estampa de cowboy, com uma filha de 18 meses por perto, depois de trabalhar noventa horas naquela semana. Foi uma época da minha vida em que minha sexualidade e minha identidade pareciam desconectadas, porque eu estava experimentando, como muitas novas mães, a sensação de ter entregado meu corpo temporariamente a outra pessoa, que precisava ter prioridade. Ser idolatrada nas fantasias sexuais dos leitores da FHM parecia muito distante da minha realidade.

Para as mulheres cujos dias giram em torno de outras pessoas, é raro se sentir como a estrela do seu próprio show – notada, admirada, amada, desejada. Para elas – para nós – a fantasia de sermos colocadas de volta no centro da nossa própria história é visceralmente potente. As cartas desta seção são talvez uma resposta à vida moderna das mulheres no século XXI? Mulheres que se sentem divididas entre tantas demandas diferentes e de quem se espera que façam tudo sem reclamar. Como disse uma das colaboradoras: "Eu achava que desejaria algo muito mais espetacular ou incomum a esta altura da vida, mas, como estou num casamento que desmorona aos poucos, me sinto amarga e negligenciada. Mas essa situação também contribuiu para reacender um desejo profundo de me sentir vista novamente, amada; de ser devorada por alguém que possa ver além de mim. Só quero ser adorada". É uma necessidade simples, mas urgente. É interessante, também, que "culpa de mãe" seja uma expressão comumente utilizada, refletindo a luta generalizada das mulheres que acham que não correspondem às expectativas da sociedade ou dos seus pares, o que é perpetuado e exacerbado pelas redes sociais. O monólogo da atriz America Ferrera no filme Barbie começa apropriadamente com a frase "É literalmente impossível ser mulher" e continua expressando as inúmeras maneiras pelas quais tantas mulheres sentem que não são boas o suficiente, enquanto lutam contra as normas e padrões sociais que as definem e as condena ao fracasso.

Para a grande maioria de nós, "adoração" é algo que vive apenas na nossa imaginação, algo fora do nosso alcance. A fantasia de ser adorada pode sugerir, para alguns, narcisismo ou insegurança. No entanto, talvez seja sustentada por um profundo conhecimento de que, dada a oportunidade, todas nós escolheríamos ter o poder de demandar atenção sexual e lealdade indivisas. Ou será que sugere um medo internalizado de não ser bonita o suficiente, inteligente o suficiente, charmosa o suficiente, indigna de ser a heroína do conto de fadas? As mulheres deste capítulo anseiam por mais do que apenas gratificação sexual. Há um desejo de viver um romance para escapar da rotina diária e um desejo de, como nos finais felizes de cinema, ser o objeto único de um amor devotado, que nos coloca antes e acima de todos os outros.

Talvez seja uma fuga do que é descrito naquele monólogo de *Barbie*, o fato de que, embora tenhamos de ser sempre "extraordinárias", também estejamos, de alguma forma, fazendo as coisas sempre de forma errada. Talvez ser verdadeiramente adorada signifique abandonar qualquer coisa além dos nossos limites, ser livre de culpa e livre, portanto, de sermos nós mesmas, apesar de falharmos às vezes?

Minha maior fantasia sexual é ser venerada. Eu me imagino como uma deusa, apenas uma espécie de criatura divina, poderosa, forte e bonita, mas algo maior do que sou agora – ou pelo menos quero ser vista dessa maneira. Sou o Oráculo de Delfos; sou uma bruxa; sou um personagem de conto de fadas, alguém e algo além de seus sonhos mais loucos. Às vezes me imagino nua, às vezes num vestido fantástico, longo, esvoaçante e transparente na medida, embora simples, sutil e sexy. Há luar, sempre há luar em minhas fantasias. Desejo que a pessoa que está comigo, seja ela quem for, também esteja trajando algo simples; afinal de contas, a fantasia é minha. Desejo que essa pessoa esteja tão obcecada por mim que não consiga pensar em mais nada, que sinta que *precisa* me ter para não morrer. Como se estivesse me procurando para me servir. Desejo que implore por minha atenção. Desejo que tente me convencer de que vale meu o tempo. Desejo ouvir elogios e palavras de admiração, como se a pessoa mal pudesse acreditar na minha existência. Na minha fantasia, a anatomia dessa pessoa não importa, o que me excita é a veneração, o elogio, o controle.

Tanto controle que sou capaz de fazer com que a pessoa assuma a liderança comigo ainda no comando da situação e de *todas* as suas ações. Ela vai me foder do jeitinho que *eu* quero, com força, com delicadeza, com adoração. Começamos comigo por cima, mas depois fico de quatro. Desejo me sentar em seu rosto e ser exaltada com sua língua. Desejo que fique por cima, com minhas pernas enlaçando seu corpo, e desejo ouvir gemidos e suspiros de prazer e meu nome repetido diversas vezes. Desejo que se concentre em meu prazer e que tenha seu próprio prazer ao me fazer gozar; desejo que seja um ato de devoção e serviço, mas desejo que se divirta. Na verdade, acho que desejo que se divirta *muito*. Não tenho pressa, desejo que seja lento e prolongado, que o tempo se estenda o máximo possível, pois desejo que essa pessoa deseje isso. E desejo que se concentre em me tocar, que se concentre nas minhas sensações, em tirar o máximo de mim. Desejo paixão, mas não quero nada apressado. Um ato de amor, eu acho. Desejo máxima atenção e a disposição de me elogiar por todo o tempo de nosso envolvimento. Quando essa pessoa gozar, desejo que saiba que foi porque *eu* deixei; que só aconteceu por *minha* causa. E desejo que vá embora ainda totalmente obcecada por mim, que se sinta como nunca se sentiu. Quero que saiba que sou o melhor que lhe acontecerá na vida, o auge entre as mulheres, e quero ocupar cada uma de suas fantasias.

[Apache, americana • Pagã • <R$ 300.000 • Bissexual ou pansexual • Casada ou em um relacionamento civil • Sim]

À s vezes acho que minha pele é diferente da pele de todo mundo. Deve ser. Uma pele turbinada, desperta, senciente. Uma pele com um zilhão de terminações nervosas em cada centímetro, capaz de ganhar vida e chegar ao êxtase apenas com o toque de outra pessoa. Devo ter uma pele diferente da de todo mundo, porque, para começar, se todos sentissem como eu o toque de outra mão humana, ninguém faria nem produziria nada, e, para terminar, certamente falaríamos mais sobre o assunto. Quando estava na universidade, numa reunião do grupo de teatro, um rapaz veio por trás e, de brincadeira, apertou de leve a minha nuca; todo mundo congelou quando um ruído involuntário, entre um gemido e um grito, alto o suficiente para estremecer as paredes, escapou de mim. A partir de então, todos ficaram conhecendo meu ponto fraco; bastava tocar meu pescoço para me transformar numa massa moldável. Eu os deixei acreditar nisso porque assim escondia a verdade: não se tratava apenas da minha nuca. Mas do corpo todo. Agora que estou mais velha, sei que o toque é uma linguagem de amor e uma maneira de demonstrar e comunicar afeto, mas para mim é mais do que isso. Adoro sexo, adoro tudo que se relaciona a sexo, mas não entendo quem o limita a determinadas partes, quando é o corpo todo que se envolve nesse lindo ato. Sim, é preciso estimular algumas partes, mas nós precisamos acordar por inteiro. Ser tocada é um conforto, uma validação, uma emoção – além de ser muito erótico. Enquanto escrevo esta carta, passo um dedo por minha nuca, e meu corpo desperta, ardendo com a sensação impressa em minha pele na semana passada, quando meu marido me curvou sobre esta mesma mesa. Atrás de mim, sua pele quente nas minhas costas; à frente, a mesa fria. Sensação é tudo. É um despertar. Para despertar, preciso de carícias em toda parte. Quando fantasio com a sensação de puro êxtase, nem sequer estou transando. Estou flutuando no ar, sendo tocada e acariciada por muitas mãos, sentindo todas as terminações nervosas da minha pele serem ativadas ao mesmo tempo, sentindo meu corpo e sua aptidão para o toque sensual como um todo. Sendo algo precioso, que merece ser segurado, acariciado, embalado e venerado.

[Branca, britânica • Ateia • <R$ 180.000 • Bissexual ou pansexual • Casada ou em um relacionamento civil • Não]

Eu achava que desejaria algo muito mais espetacular ou incomum a esta altura da vida, mas, como estou num casamento que desmorona aos poucos, me sinto amarga e negligenciada. Mas essa situação também contribuiu para reacender um desejo profundo de me sentir vista novamente, amada; de ser devorada por alguém que possa ver além de mim. Só quero ser adorada. Sonho com frequência com este cenário que me faz voltar a entrar em contato comigo mesma e meus desejos.

Eu me imagino com um homem alto, não muito bonito mas imensamente atraente: alguém muito masculino mas suave por dentro, com uma personalidade hipnotizante. Alguém que me faça sentir segura, aceita e adorada.

Imagino que estou no meu quarto, com as luzes apagadas, me despindo, enquanto ele me observa secretamente a distância. Ele é curioso, gosta da magia das pequenas coisas. Aproxima-se de mim muito discretamente e me pega de surpresa. Coloca as mãos em minha cintura; quando sinto seu hálito quente na minha nuca, começo a me sujeitar. Na maioria das vezes, prefiro estar no controle, mas adoro a dinâmica do jogo de poder. Ele não apressa nada. Eu o imagino me despindo lentamente, fazendo-me sentir como se eu fosse a coisa mais maravilhosa em que já colocou as mãos. Levanta-me sem esforço, me coloca na cama e fica um longo tempo admirando meu corpo; beija meu pescoço e desce até meus seios, lambendo-os devagar, chupando meus mamilos endurecidos, mordendo-os com delicadeza. (Adoro quando meus seios recebem atenção extra, isso me deixa muito molhada.) Em seguida, ele se move lentamente por minha barriga, beija minhas estrias e minhas sardas; ao chegar no meio das minhas pernas, certifica-se de aos poucos aumentar a velocidade. Ele me satisfaz com a boca até eu me derramar, depois enfia os dedos dentro de mim e, a princípio lentamente mas com mais vigor no final, me chupa enquanto me fode com os dedos, até eu atingir um orgasmo intenso. Um pouco mais satisfeita, me aproximo ansiosamente de seu pau e começo a chupá-lo. Adoro a sensação de estar de joelhos mas no controle. Ele fica muito duro, mas não o deixo gozar, pois primeiro preciso dele dentro de mim. Quero que seja apaixonado e bruto. Subo em cima dele e o cavalgo até os músculos das minhas coxas começarem a tremer, então estou pronta para inverter as posições, para me sujeitar completamente e deixar que ele faça o trabalho. Imagino que me segura com firmeza e me penetra com força, esmagando-me sob seu peso de modo que quase não consigo respirar. Ele me movimenta como se eu fosse feita de penas e olha fixamente em meus olhos, enquanto me fode até a última gota. Posso gemer tão alto quanto quiser e, quando começo a ouvir aquele som familiar de coisa molhada, não consigo mais me conter. Me solto e jorro por toda a cama, deixando-a encharcada, e a ele, alucinado. Ele me vira para o *grand finale*, me penetra por trás, sussurra em meu ouvido: "Você é bonita pra caralho, sabia?". Bate na minha bunda e me fode o mais rápido que pode, até eu gozar tão forte que arranco os lençóis da cama. Ele finalmente goza, e então ficamos deitados ali por um momento, enganchados um no outro, recuperando o fôlego, enquanto ainda tenho de aterrissar de volta no planeta Terra.

[Branca, eslovena • Espiritualizada • <R$ 90.000 • Bissexual ou pansexual • Casada ou em um relacionamento civil • Sim]

Minha fantasia é ser desejada. Parece estúpido, mas, como fui uma criança e uma adolescente cheinha e não muito bonita, a ideia de ser desejável é pura fantasia. Ter alguém que me deseje obscenamente. Ter alguém que vá às lágrimas ao me ver nua, que enlouqueça ao espiar meu peito ou a curva da minha panturrilha quando uso salto. A ideia de ter alguém que me deseje desesperadamente me excita; talvez seja uma fantasia de poder. De qualquer maneira, gostaria que fosse verdade.

[Branca, canadense • Ateia • <R$ 90.000 • Bissexual ou pansexual • Em um relacionamento • Não]

Meus desejos sexuais mais profundos são o controle e a veneração. Desejo ser reverenciada, temida e adorada como uma deusa todo-poderosa. Não há nada que me excite mais do que um homem patético e chorão que se curve a todos os meus caprichos. Que implore, suplique, se desespere, sofra por um fiapo da minha atenção. A ideia de que um homem me agradeça por permitir que ele goze, por permitir que transe com meu corpo divino – da mesma forma que alguns agradecem a Deus por suas bênçãos –, é um sonho para mim.

E mais, desejo comandar o ambiente. Antes ainda de qualquer preliminar, desejo que minha presença irradie sexualidade, poder, desejo, controle e confiança. Ao chegar, desejo causar medo e admiração num homem; meia hora depois, desejo estar por cima enquanto ele transpira e chora de gratidão pela oportunidade, obedecendo a todas as ordens que dou. Sou uma mulher pequena e jovem numa sociedade dominada por homens. Fui educada na doutrina cristã fundamentalista, segundo a qual qualquer fantasia sexual era pecado. Imagine então uma mulher que não fosse submissa a um homem! Sinto que jamais serei capaz de expressar esse desejo.

[Branca • Espiritualizada • Bissexual ou pansexual • Em um relacionamento • Não]

Embora eu saiba que o coração tem razões que a própria razão desconhece, como dizia o filósofo, há um elemento de minha sexualidade ao qual jamais consegui me resignar. Para contextualizar, sou lésbica – adoro mulheres (cis e trans) –, e embora não sinta repulsa por homens eles nunca me interessaram; a probabilidade de me sentir atraída por um homem é a mesma de me sentir atraída por uma pedra ou uma árvore, por exemplo. Do mesmo modo, sou sexualmente indiferente a pênis, mesmo que seja um pênis conectado a uma mulher. Apesar disso, considero excitante a ideia de alguém ejacular dentro de mim. A ideia de que meu corpo possa agradar a alguém a ponto de fazer com que perca o controle, de sentir o pênis pulsar dentro de mim, é inebriante. Também não acho que tenha nada a ver com relógio biológico, pois nunca tive muito interesse em filhos e estar grávida não faz parte da fantasia; o lance é apenas o fato de que estar dentro de mim é tão bom que a pessoa tem um orgasmo. Tenho quase certeza de que não sou a única mulher sáfica com essa fantasia (já vi até mesmo cintaralhos específicos para esse exato cenário), mesmo assim continua sendo um enigma para mim. Se me sentisse atraída por homens, isso não teria nada de extraordinário, mas essa fantasia parece ir contra o restante da minha sexualidade, o que acaba causando uma estranha tensão no âmbito do meu desejo. E isso, penso eu, mostra que o cérebro é uma coisa estranha.

[Branca, americana • Vagamente pagã • <R$ 180.000 • Lésbica • Casada ou em um relacionamento civil • Não]

Nas minhas fantasias, os homens se enquadram em duas categorias, ambas comuns o suficiente para eu ter certeza de que centenas de mulheres escreverão cartas semelhantes. Ainda assim, me sinto envergonhada e com medo de compartilhá-las. Aqui estão elas: amores e paixonites do passado de quem eu realmente gostava, mas não deram certo; e atores e atletas lindos, com idade próxima à minha, que sei que nunca vou conhecer. O protagonista da fantasia muda, mas o enredo é quase sempre o mesmo. Um homem por quem me sinto muito atraída, com quem me sinto segura e que realmente gosta das mulheres e as escuta, aparece por acaso num bar onde estou dançando. Ou estamos sóbrios ou tomamos chá de cogumelo, mas nada de álcool. Ele diz que adora meu cabelo. Seu cheiro é ótimo. Está vestindo roupas macias que são agradáveis ao toque. Uma corrente elétrica passa entre nós... aquela que diz que vamos transar. Ele me faz algumas perguntas, sempre esperando que eu termine as frases, prestando atenção e respondendo às perguntas que lhe faço. Depois de cerca de meia hora, me pede para ir embora com ele. Na rua, em frente ao bar, pede para me beijar, me puxa para um beco e continua me beijando com as mãos no meu cabelo e na minha saia, agarrando-me com força mas com ternura. Eu o detenho antes da penetração, e então caminhamos até minha casa – que por acaso fica a apenas dois minutos dali e está milagrosamente limpa e arrumada, já iluminada com velas e mergulhada na trilha sonora do filme *Dirty dancing: ritmo quente*. Ele me despe lentamente e me diz que meus seios, minhas costas, minhas pernas, minha bunda e minhas coxas são incríveis. Ele se despe e fica de pé na minha frente por um momento, de modo que eu o vejo sorrir. Então vem para cima de mim para continuar me beijando, e acaricio seu pênis ereto. Ele diz meu nome em meu ouvido. Enfia os dedos em mim enquanto beija meus mamilos e morde meu lábio – e então eu arquejo. Respondo com uma mordida. Ele pergunta se pode colocar o pênis dentro de mim; quando digo que sim, ele me segura com um braço e apoia o outro contra a cabeceira da cama, para empurrar mais fundo, devagar mas com firmeza. Ele diz que sou gostosa, que sou bonita, e continua me beijando até quase me tirar o fôlego. Completamente estirada na cama, me deixo levar até não conseguir pensar – minha mente está vazia, só sinto prazer. Gozamos ao mesmo tempo, e ele grita meu nome. Ele não me machuca, nem zomba de mim, nem faz nenhuma crítica ao meu corpo, nem aos ruídos que faço, nem à maneira como me movo; ou seja, não faz nada daquilo que torna o sexo assustador e incômodo. Depois, continua a me beijar, e ficamos ali deitados sem dizer nada, apenas sorrindo um para o outro. Adormecemos, e realmente durmo a noite toda. De manhã, ele acorda antes de mim, mas me deixa continuar dormindo. Quando acordo, me abraça e afasta o cabelo do meu rosto. Depois que me levanto, tomo banho e escovo os dentes, ele quer transar de novo.

Escrever tudo isso me fez pensar numa citação que salvei no meu celular: "Só desejo uma coisa, uma coisa muito simples: que alguém se alegre quando chego", que Marina Tsvetaeva escreveu no poema "Sobre o amor". Acho que esse é o fio condutor de todas as minhas fantasias sexuais: um homem que considero especial, que me considera especial e fica emocionado por ser eu a dividir a cama com ele. Alguém que é gentil com todos, mas que deseja especificamente ser gentil comigo. A experiência de existir alguém que gosta tanto da gente que o sexo é a única maneira de expressar esse amor. Devastadoramente simples.

[Mestiça, americana • Católica • <R$ 600.000 • Heterossexual • Solteira • Não]

tabu

"Não consigo expressar meus desejos secretos para o meu marido. É... constrangedor e amedrontador."

O que está fora dos limites ou proibido para uma pessoa pode parecer perfeitamente permissível para outra. Limites, tabus e vergonha são questões pessoais e particulares, influenciadas pela sociedade, cultura e religião. Não nascemos com vergonha, é algo que herdamos ou aprendemos, e o seu alcance insidioso pode ser sentido em todos os aspectos da nossa vida. Como você verá nestas cartas, muitas delas descrevem fantasias que podem parecer bastante simples, mas, como sempre, o contexto é tudo. Se você cresceu em um país onde a homossexualidade é ilegal, por exemplo, as fantasias sobre experiências eróticas entre pessoas do mesmo sexo parecerão extremamente ilícitas. Se a sua religião proíbe certos comportamentos ou desejos, isso também parecerá um tabu. No entanto, se a vergonha prospera no silêncio, então as letras nesta seção estão rugindo no topo das colinas.

Apenas um número muito pequeno de cartas que recebemos detalhava pensamentos proibidos que poderiam ser considerados criminosos (e aquelas que os continham, por razões óbvias, não foram incluídas na minha versão final). Embora alguns dos atos ou comportamentos descritos nas fantasias deste capítulo não sejam — estritamente falando — ilegais, ainda assim levantam questões sobre o decoro moral e social. Alguns também parecem representar um desafio às convenções sobre o que as mulheres "deveriam" desejar. É surpreendente que muitas das mulheres nesta seção fantasiem sobre uma pessoa que está fora de alcance – um amigo, um familiar, um vizinho. A noção de "fora dos limites" é ainda mais ilícita quando você pode ter uma relação "dentro dos padrões" com essa pessoa. No entanto, na sua mente, você redesenha substancialmente os parâmetros desse relacionamento – e com muito menos roupa!

Na verdade, para algumas mulheres, a natureza proibida ou o tabu de sua fantasia secreta é o elemento mais erótico do cenário: a mulher que fantasia com a amiga enquanto conversam no sofá com um copo de vinho, ou outra cuja mente vagueia para o cunhado durante o sexo, em vez de para o marido. Ela diz: "Amo meu marido, de coração e alma. É o amor de minha vida? Provavelmente. É a melhor pessoa para acender a faísca da minha vagina? Não se sabe. Estou com 40 anos, minha vida sexual nunca foi grande coisa e, infelizmente, não é meu marido quem pode dar um jeito nisso. Tecnicamente, sim, seria ele, mas, quando transamos, minha mente se ocupa do irmão dele [imaginando] como seria tê-lo dentro de mim".

Conforme observado anteriormente neste livro, as fantasias não têm limites. Elas não precisam se conformar às normas sociais. Muitas vezes não são prejudicadas pela culpa, nojo ou vergonha que podemos sentir nos nossos momentos mais racionais. O que está fora dos limites está subitamente disponível. Portanto, poderíamos considerar essas fantasias como uma trégua temporária da vergonha, uma fuga para um mundo onde nossos desejos não são julgados, por mais tabus que sejam. E, talvez, se pudéssemos afrouxar as algemas da vergonha no mundo real, que novos patamares de prazer poderíamos todas alcançar?

Estou apaixonada pela minha melhor amiga, quero tocá-la. Trepo com ela na minha imaginação, no dia a dia.

[Branca, britânica das Ilhas Virgens • <R$ 180.000 • Bissexual ou pansexual • Em um relacionamento • Sim]

Tenho muitas fantasias de diferentes tipos, gosto delas e isso me parece completamente saudável. No entanto, há uma que pode parecer "controversa" para algumas pessoas próximas a mim, uma mulher heterossexual nascida e criada na América Latina: a fantasia que envolve outras mulheres. Trata-se de algo que não poderia contar a minhas amigas, pois acho que não entenderiam. Sei que não há nada de errado nisso, mas a sexualidade ainda é um tabu para muitas mulheres latino-americanas (e não falo apenas de fantasias com pessoas do mesmo sexo, mas de qualquer fantasia). Meu marido sabe, mas ele não se incomoda.

Minha fantasia tem a ver com a experiência de compartilhar momentos íntimos com uma mulher. Como seria beijá-la? Como seria o cheiro dela? E tudo o que poderia acontecer nesse contexto. Essa fantasia se apresenta em cenas bastante intensas, bonitas e oníricas que inundam minha mente. Jamais fantasio com mulheres próximas a mim, mas sempre com atrizes, personagens de filmes ou séries que despertam minha imaginação, pessoas que considero inatingíveis. Nunca tive uma experiência sexual com outra mulher e, para ser sincera, ainda não tenho certeza de como reagiria à possibilidade de realmente realizar essa fantasia. Tentei testar minhas amigas com relação à "paixão por celebridades femininas", para ver se dava para ser franca com elas, já que conversamos sobre muitas coisas. No entanto, percebi atitudes e comentários que não me fazem sentir segura para tocar no assunto, e por essa razão ele foi completamente descartado.

[Venezuelana • Católica não praticante • Heterossexual • Casada ou em um relacionamento civil • Não]

Minha fantasia começa comigo e uma amiga sentadas, conversando e tomando uma taça de vinho. Meus filhos saíram com os amigos e meu marido só voltará na manhã seguinte. Ela tinha terminado com a namorada havia alguns meses, então temos a casa dela só para nós. Estamos lado a lado no sofá, conversando, dando risadas, contando histórias sobre as crianças. Ela se inclina sobre mim para pegar seu copo e faz uma pausa, me encarando um pouco perto demais. Ficamos nos olhando por um tempo que parece uma eternidade. Ela se aproxima e me beija com delicadeza. Fico atônita, mas retribuo o beijo. Minha língua toca seus lábios, a língua dela passa pelos meus; é um beijo suave, mas apaixonado. O beijo termina e temos um momento de hesitação, mas logo nos olhamos de novo e tombamos de volta no sofá, nos beijando, nos acariciando e rasgando as roupas uma da outra. Em seguida, estamos deitadas no chão, seminuas. Deslizo minha mão por seu corpo, toco e acaricio todas as suas curvas. Passo os dedos sobre seus seios e paro para brincar com os mamilos, que ficam duros – ela geme baixinho. Levo a boca aos mamilos e os toco com a língua; sorrio quando ela fica ligeiramente ofegante. Continuo a descer a boca em direção ao seu umbigo e minhas mãos em direção aos seus quadris. Ela agarra minha cabeça e diz: "Você não precisa fazer nada que não queira". Olho-a nos olhos e respondo: "Mal posso esperar para explorar cada canto do seu corpo". Desço a mão devagar até a parte interna de sua coxa. Acaricio lentamente sua perna em direção ao clitóris. Ela respira fundo toda vez que me aproximo de sua área íntima. Isso me excita, e respiro fundo. Levo os dedos até seu sexo e beijo a área recém-revelada; ela geme. Toco seus lábios e começo a separá-los, movendo delicadamente os dedos para dentro. Esbarro sem querer em seu clitóris, e ela geme. Quando levo a mão para baixo, em direção à sua vagina, e enfio um dedo lá dentro, os gemidos se tornam mais demorados e um pouco mais altos. Sorrio, aproximo minha boca e a beijo até chegar ao clitóris. Ela contrai a pelve e arqueia o corpo. Com a outra mão, separo seus lábios e continuo a lamber e a enfiar um dedo dentro dela; ela está molhada, quente, gostosa. Continuo até que ela arqueia o corpo novamente e solta um grito de paixão. Diminuo a velocidade dos movimentos e aprecio a sensação familiar mas estranha, pois saber como fazer me deixa à vontade. Ela se senta e se inclina em minha direção, beija minha testa e diz: "Agora é a minha vez". Me empurra com delicadeza em direção ao chão, beijando e chupando meus mamilos.

Normalmente, me retraio quando alguém toca meus seios, mas começo a perceber que, com um toque gentil e carinhoso, consigo relaxar e desfrutar.

    Ela continua descendo pelo meu corpo, o que me deixa com um pouco de vergonha; três filhos e um trabalho muito sedentário não me deixaram na melhor forma. Ela me diz para relaxar, pois meu corpo é perfeito. Me beija até a linha da calcinha, e suas mãos se movem para a parte interna das minhas coxas. Cada toque parece cheio de eletricidade, e um dedo posicionado acidentalmente pode me fazer explodir. Ela puxa minha calcinha para baixo com gentileza. Esqueço todo o constrangimento em relação ao meu corpo. Ela me empurra de volta para o chão e beija a parte interna do meu joelho – a excitação é grande demais para suportar. Ela se aproxima da minha área íntima, sinto seu cabelo roçar minha pele, sua respiração em minha vulva. Se ao menos aproximasse um pouco mais a boca! Quando ela o faz, quero gritar. Meu coração bate forte, estou latejando como nunca. Ela passa os dedos pelos meus lábios, e solto um grito. Então, sinto seu dedo me explorando, para dentro e para fora, ao mesmo tempo que sua língua pressiona meu clitóris. Sinto que estou prestes a gozar; ela recua, mas eu peço: "Não para". Ela volta a me penetrar, solto uns gritos, mas não estou acostumada a me deixar levar, então me contenho. Ela me olha e diz: "Relaxa, não tem ninguém aqui, pode fazer o barulho que quiser". Sorrio. Ela abaixa a cabeça e volta para mim. Passa a língua pelos meus lábios e a enfia lá dentro; ofego. Os dedos vêm em seguida, entram devagar, com movimentos suaves, e me deixam louca. Tudo é incrível. Ela chupa meu clitóris. Oh, meu Deus! Nunca senti nada tão bom. Sua língua desliza pelo meu clitóris, o qual seus dedos acariciam suavemente, e tudo começa explodir. Perco o controle, fogos de artifício estouram, grito de prazer. Ela parece saber tudo sobre meu corpo, como fazê-lo funcionar; depois que gozo pela segunda vez sem aviso, me dá uma lambida demorada – e eu estremeço. Agora ela sorri, arrasta-se para cima de modo que sua boca toque a minha; recuo, mas gosto do meu gosto nela. Nos recostamos em duas almofadas, ambas um pouco úmidas, e puxamos um cobertor. Com os braços em volta dos meus ombros, ela pergunta se me diverti. Respondo: "Como nunca". Sorrio; jamais gozei tanto ou me senti tão relaxada.

[Branca, britânica • <R$ 180.000 • Heterossexual • Casada ou em um relacionamento civil • Sim]

Minha fantasia é dedicada ao pedreiro que durante dois anos construiu a casa ao lado com um colega, durante o confinamento da covid-19. Como eu estava trabalhando em casa, tivemos tempo de desenvolver um relacionamento através do muro que separava minha casa do canteiro de obras. Conversávamos e ríamos. Eu lhes preparava chá quente durante o inverno, quando fazia muito frio; no calor do verão, eu os via com o peito nu e a pele dourada, e lhes trazia toalhas molhadas para colocar na cabeça. Tinha pensamentos loucos com meu pedreiro. Não podia tocá-lo – era um homem casado. Mas, quando conversava com ele pela janela da cozinha, enquanto tomava o café da manhã, trocávamos alguns olhares. Sabe quando o tempo para? Ele usava um moletom com capuz fosforescente chamativo que eu também cobiçava. Disse a ele que tinha gostado, e ele prometeu que me daria um no final da obra. Ficava comovida com a maneira amorosa como falava da mãe e com a felicidade que parecia partilhar com a esposa e a família. Me apaixonei um pouco por seu sorriso e sua gentileza, por sua postura alegre e despreocupada. Ele também gostava de futebol. Não tenho interesse nenhum em futebol, mas o modo como ele falava das cãibras depois do jogo era muito excitante. O homem era simplesmente sexy. Lembro-me de olhar para sua bunda algumas vezes. A única vez em que nos aproximamos o suficiente para sentir seu corpo contra o meu foi num dia quente de verão, quando ele veio se despedir. Essa foi a única ocasião em que ele veio à minha casa. Eu não estava esperando, mas, como presente de despedida, ele me deu o próprio moletom com capuz, que ainda tinha seu cheiro, e um abraço apertado. Levei vários dias para lavá-lo. Eu estava usando meus shorts. Senti seu coração bater loucamente quando nos abraçamos e me deu vontade de apertar sua bunda. Desejava sentir sua ereção contra meu corpo. Desejava saber se eu gostaria do seu cheiro, pois esse era um fator decisivo para mim. Mas um amigo estava aqui quando ele chegou, então nada poderia acontecer, nem mesmo um beijo no rosto. Desejava que ele me beijasse apaixonadamente contra a parede branca da minha cozinha.

Em minha fantasia, era seguro voltar para a zona de imaginação na qual pensar sobre ele ainda me excita. Restaram apenas uma série de perguntas: um *flashback* do que poderia ter sido. Nunca mais o verei.

Será que pensa em mim? Será que se acaricia pensando em mim? Será que se lembra de mim fazendo ioga no jardim, de shorts, durante o outono, a primavera e o verão? Ainda tenho aquele moletom e me pergunto se ele pode sentir todas as vezes que o uso.

No ano passado, descobri o conceito de limerência, que é ficar obcecada por pessoas inatingíveis: a garota que me elogiou na estação de metrô; o professor muito mais velho, heterossexual e casado; a melhor amiga do ensino médio que estava num relacionamento longo com o namorado; as pessoas que só conheço virtualmente, pois vivem do outro lado do mundo. Nunca tive uma relação romântica nem sexual, nem sequer beijei alguém. Me pergunto se o fato de me apaixonar pelo inatingível é a minha maneira de contornar a ironia de ser tão liberal sem nunca ter tido relacionamentos românticos. Em certa medida, isso tem a ver com o fato de, apesar de ter descoberto minha sexualidade no início da adolescência, ter imigrado de um lugar que não aceita muito bem as identidades não heteronormativas nunca me permitiu ser verdadeiramente aberta. Uma parte de mim está presa num armário, incapaz de se relacionar com pessoas *queer* ou buscar consolo na comunidade assexual/arromântica.

Navegar pelo amor e pelo sexo *queer* é uma sensação inimaginável de isolamento, pois toda vez que acho uma mulher atraente temo parecer predatória, e toda vez que acho um homem atraente questiono meus próprios sentimentos, perguntando-me se são verdadeiros ou se se trata do condicionamento patriarcal oferecido pela sociedade. Gostaria de dizer que não acredito que o sexo seja importante e que acho que deveria ser desvinculado do amor. Entretanto, toda vez que penso em sexo, imagino carícias prolongadas, a suavidade da pele, risos e alegria, beijos intensamente apaixonados... todos os aspectos do sexo que não têm nada a ver com o sexual.

Minha mente vagueia, pensando em como seria estar aninhada nos braços dela, ser abraçada de um jeito que por um breve momento dê significado à existência. Penso em como seria ter os lábios dela nos meus, não apenas como um ato passivo, mas como se tivéssemos sido divididas em duas e finalmente nos reunido.

De repente, decidimos passar férias num lugar que nem sequer poderia sonhar em pagar e passamos todos os momentos sozinhas, incapazes de manter as mãos longe uma da outra. Escapando de um relacionamento sem futuro, ela me liberta da monotonia da minha vida. Não julga minha falta de experiência, mas me mostra o que gosta e abre meus olhos para coisas novas, das quais eu nem sabia que gostava. Como sempre fui de seguir as regras, há algo muito estimulante na ideia de quebrá-las. Ela já está avançada na carreira e ainda sou relativamente nova na minha, mas conversamos até altas horas da noite sobre amor, vida e existência, até que o sol se filtra pelas cortinas e pinta o quarto de um laranja brilhante – seu rosto flamejante e sempre muito bonito. Meus olhos se demoram em cada detalhe dele, até que somos obrigadas a voltar à realidade do mundo exterior e nos separar. Ela volta para sua vida, seu marido, e eu volto para a minha, até que a gente encontre um momento para escapar novamente para os braços uma da outra. Penso nesse romance turbulento que só poderia terminar em desgosto, mas que oferece um mínimo de esperança. Futuros inteiros de felicidade, êxtase e união nos olhares furtivos dessa mulher. Toda uma história de amor shakespeariana contada em olhares demorados.

Mais uma vez trazida de volta à realidade, reconheço a distância entre nós, reconheço que esses futuros nunca existirão. E me pergunto se tenho essas fantasias de paixão apenas com mulheres inalcançáveis pelo que há nelas de irresponsável, de proibido, de excitante. Ou se o faço porque temo me relacionar de verdade. Talvez não consiga nem imaginar a intimidade sem a eventualidade de ela implodir, porque não consigo imaginar ser amada incondicionalmente por mim. Talvez aí resida o medo.

[Chinesa • Ateia ou agnóstica • <R$ 90.000 • Bissexual ou pansexual • Solteira • Não]

Em minha fantasia, meu marido convida um amigo para passar a noite, pois eles sairão juntos numa viagem na manhã seguinte. Depois do jantar, meu marido sobe, mas me sirvo de uma taça de vinho e fico para limpar tudo. O amigo chega e me agradece pelo jantar antes de subir para o quarto de hóspedes. Quando subo e me troco para ir para a cama, meu marido já está dormindo e roncando.

Pego um moletom com capuz, desço as escadas e entro no escritório, ao lado da cozinha. Empurro a porta, deixando um espaço grande o bastante para ver qualquer um que entre na cozinha. Sento-me à mesa, de frente para a porta, ligo o *laptop* e acesso meu site pornô preferido. Deslizo a mão por baixo do meu pijama, passo os dedos pelos meus lábios, desço em direção à vagina e depois volto na direção do clitóris. Olhando a tela, massageio o clitóris. Feliz com a sensação, coloco os pés contra a mesa e relaxo na cadeira. Começo a fazer movimentos mais rápidos e sinto que estou chegando ao clímax.

Um movimento perto da porta me distrai; paro por um momento, mas não ouço nenhum ruído, provavelmente foi um dos gatos. Retomo minhas carícias. Meus olhos estão fechados, minha cabeça está encostada na cadeira. Respirando pesadamente, tento reduzir meus ruídos ao mínimo. De repente, ouço a porta do escritório se fechar, e meu coração vai parar na boca; como não consigo ver além por causa do brilho do *laptop*, não tenho ideia de quem se juntou a mim. Ouço passos se aproximando e uma respiração pesada. Sinto uma mão em meu tornozelo. Paralisada, olho para cima e vejo o contorno do amigo do meu marido vestido apenas com sua cueca. Percebo que está duro, e isso me excita ainda mais. Ele se posiciona entre mim e a mesa, com uma perna minha de cada lado. Continuo a mover minha mão lentamente. Ele se ajoelha na minha frente; sua cabeça agora está alinhada com a minha mão. Ele pode ver exatamente o que estou fazendo. Alcança meus shorts, e me sento na extremidade da cadeira para ajudar; ele puxa os shorts e, num movimento rápido, também minha calcinha. Sua cabeça se aproxima da minha mão. Posso sentir sua respiração. Ele coloca uma mão sobre a minha para que eu pare. Com a outra mão, passa um dedo pelos meus lábios e o enfia em mim, para dentro e para fora. Respiro fundo. Ele começa a chupar meu clitóris. Ofego e solto um grito, e ele empurra o dedo dentro de mim. Ele continua a chupar e a lamber com força, mais rápido, mais rápido, até eu gozar. Meus quadris se erguem contra o rosto dele e ondas de prazer me invadem, enquanto ele continua a tocar meu clitóris apenas o suficiente para provocar tremores secundários em meu corpo já trêmulo. Volto a me recostar na cadeira, e ele fica em pé na minha frente. Tinha tirado a cueca, para que eu tivesse uma visão completa de seu pênis duro e pulsante. Sorrio, inclino-me e o beijo na lateral. Ele me interrompe, me põe em cima da mesa e me puxa, e com facilidade deslizo sobre seu pênis. Ele passa a empurrá-lo devagar para dentro de mim. É muito bom sentir um pênis dentro de mim, às vezes é preciso ter a coisa de verdade. Começamos a nos mover para a frente e para trás, para cima e para baixo. Sinto-o pulsar dentro de mim; sua respiração está pesada e começa a ficar mais rápida. Percebo que não vai demorar e não quero perder um segundo orgasmo. Preciso de ajuda, então me afasto um pouco, deslizo a mão para baixo e começo a esfregar o clitóris em círculos, no ritmo de suas investidas. Ele acelera, eu também. Ele empurra com força, sinto cada golpe. Acelero os movimentos da mão para chegar ao clímax. Sinto as ondas do orgasmo chegando novamente. Empurro o corpo um pouco para trás, sinto todos os meus nervos. Agora deslizo para baixo e o engulo com a vagina, apertando-o dentro de mim. Ficamos assim até nossa respiração voltar ao normal e nos sentirmos relaxados. Ele se afasta, beija minha testa, pega a cueca e volta para o andar de cima. Fecho o *laptop*, visto meus shorts, volto para o quarto e durmo.

Ao acordar, na manhã seguinte, ouço meu marido e seu amigo conversando no andar de baixo. Rolo para o lado e percebo que estou só de shorts. Devo ter deixado a calcinha no escritório. Na cozinha, pego um café e fico do outro lado do balcão, ao lado do amigo. Ele põe a mão nas minhas costas, desliza-a para baixo e a enfia nos meus shorts. Percebendo que não estou usando calcinha, me encara e levanta uma sobrancelha, depois avança a mão em direção à parte interna da minha coxa, roçando levemente minha pele. Meu marido não percebe, está ocupado demais preparando o café da manhã. Entro no escritório, vejo minha calcinha no chão, ao lado da mesa, pego-a e rapidamente a visto.

De volta à cozinha, meu marido diz que vai carregar o carro para a viagem. Fico novamente sozinha com o amigo dele, que larga o café e se aproxima. Ele me empurra de volta para a porta do escritório e me beija com força. Enfia rapidamente a mão nos shorts, passa pela calcinha e, sorrindo, começa a acariciar meu clitóris; me inclino para trás, contra a porta, levanto uma perna e a apoio na estante. Ele acelera o movimento da mão, não temos tempo. Sinto a tensão crescer e respiro fundo. Vou gozar; ele percebe e esfrega meu clitóris com vontade. O orgasmo chega, todos os meus músculos se contraem. Ele me segura com firmeza e acaricia meu clitóris até meu corpo relaxar. Então aproxima o rosto do meu e sussurra: "Até a próxima". Depois me deixa ali, sem fôlego e afogueada, bem na hora em que meu marido volta para a cozinha. Ele não faz ideia do prazer que acabei de experimentar.

[Branca, britânica • <R$ 180.000 • Bissexual ou pansexual • Casada ou em um relacionamento civil • Sim]

Uma de minhas fantasias sexuais mais significativas nasceu de uma frustração criada por um dogma religioso que aprendi há muitos anos: na religião ortodoxa, as mulheres não podem entrar no altar. Há outras proibições: não podem entrar na igreja menstruadas ou se estiverem usando maquiagem. Meu desligamento da religião ocorreu simultaneamente à minha iniciação sexual, e a fantasia surgiu por volta dessa época. Antes de morrer, preciso encontrar uma igreja vazia – abandonada ou não –, pois desejo que um homem faça sexo oral em mim enquanto estou deitada no altar. Desejo que meus gemidos de prazer ecoem pelo ambiente. Fantasio até que encontro um padre jovem disposto a desempenhar esse papel sem medo de que seu Deus o castigue, pois acredito que o sexo pode ser uma das experiências mais religiosas da nossa vida.

[Romena • Cristã ortodoxa • <R$ 90.000 • Bissexual ou pansexual • Em um relacionamento • Não]

Minha fantasia é trepar numa igreja. Nos bancos, debaixo dos vitrais, olhando para Jesus na cruz.

[Branca, americana • Ateia • <R$ 300.000 • Bissexual ou pansexual • Solteira • Não]

Cresci no sul dos Estados Unidos, numa família muito evangélica, portanto durante muito tempo não tive consciência da minha homossexualidade (o simples fato de contemplar desejos homossexuais pode causar a perdição eterna, melhor nem pensar nisso). A lembrança mais antiga que tenho de sentir desejo por uma pessoa mais velha (no caso, uma pastora trinta anos mais velha, com voz grave) é de quando eu tinha cerca de 12 anos. Eu me sentia muito atraída por ela e não fazia ideia do motivo. A maneira de ela comandar o púlpito numa época em que era bastante incomum e até mesmo criticado que uma mulher pregasse… Eu a idolatrava de um jeito que até pouco tempo não entendia. Sempre fantasiava com ela me "aconselhando" em seu escritório.

Agora que estou mais velha e sou bissexual assumida (e casada), fantasio com um caso ilícito com a esposa de um pastor, e até mesmo com um pastor! Depois de saber o que aconteceu com Jerry Falwell Jr. e sua mulher (uma história que acompanhei de perto porque foi muito chocante para a comunidade)*, comecei a suspeitar que passar o tempo todo dizendo às pessoas para não pensarem em sexo certamente torna mais provável que todos pensem em sexo o tempo todo! Desejo ser "aconselhada" por um casal mais velho, que se transforma num trisal (só para sexo, não quero nenhum contato fora desse contexto). Adoro a história de Jerry F. (um ser humano horrível, eu sei), adoro saber que ele ficava excitado ao ver a esposa trepar com outros homens. Até entendo, porque eu também ficaria excitada na mesma situação. Desejo de me revezar com o pastor e a esposa, e esse seria o segredinho sujo deles. Sem vergonha, apenas pessoas desfrutando da companhia e do corpo umas das outras. Como não acredito mais na maioria das doutrinas evangélicas, talvez mostre meu lado um pouco sádico, expondo-os publicamente se tentassem ser hipócritas com a congregação, mas acho que aí é apenas meu trauma religioso falando.

[Branca, americana • Ex-cristã (evangélica) • <R$ 300.000 • Bissexual ou pansexual • Casada em um relacionamento civil • Não]

---

* Em 2020, Jerry Falwell Jr. teve de renunciar ao cargo de presidente de uma das maiores universidades evangélicas dos Estados Unidos por causa de um escândalo sexual.

Desde muito cedo, quem nasce numa família conservadora e tradicional do sul da Ásia tem de engolir um roteiro de como viver. A moça conhece o rapaz, o rapaz e a moça se apaixonam, o rapaz e a moça se casam e vivem felizes para sempre. De acordo com o manual de criação de filhos do sul da Ásia, me saí muito bem. A única coisa que falta são os bebês, porque Deus nos livre de um homem e uma mulher se divertirem um com o outro antes de trazer filhos para este mundo muito doido! O problema da minha cultura é que não temos tempo de curtir a vida. Vivemos ocupados demais, acelerados, como num jogo, correndo para vencer e ganhar o prêmio antes que o tempo acabe.

Amo meu marido, de coração e alma. É o amor de minha vida? Provavelmente. É a melhor pessoa para acender a faísca da minha vagina? Não se sabe. Estou com 40 anos, minha vida sexual nunca foi grande coisa e, infelizmente, não é meu marido quem pode dar um jeito nisso. Tecnicamente, sim, seria ele, mas, quando transamos, minha mente se ocupa do irmão. Já contei que o irmão mais velho dele gostou de mim durante anos e nunca lhe dei uma chance porque estava irremediavelmente apaixonada pelo mais novo? Ou que, mesmo quando eu e meu marido ficamos juntos, ninguém jamais olhou para mim do jeito que esse irmão olhava? Seus olhos me consumiam, como se soubessem alguma coisa que eu não sabia. Nada mudou quando me tornei sua cunhada. Ele jamais se casou, me olhava como se eu fosse seu combustível, mas manteve uma distância respeitosa. O que não me impede de pensar nele enquanto meu marido está dentro de mim. De imaginar como seria se meu cunhado estivesse no quarto, vendo o irmão trepar com a garota que amou por anos, o tempo todo encarando a tal garota. De imaginar como seria tê-lo dentro de mim.

[Indiana • Sikh • >R$ 600.000 • Heterossexual • Casada ou em um relacionamento • Não]

Eu faria qualquer coisa para trepar com o irmão da minha melhor amiga. Não acho que seja saudável desejar uma pessoa tanto assim, mas é aquela coisa de querer aquilo que não se pode ter. E não posso tê-lo. Está fora de cogitação. Alto, moreno, lindo. Com um pau enorme, imagino. Imagino todos os dias. Fantasio que o encontro por acaso num bar. Ligeiramente mais confiantes por causa do álcool, começamos a flertar. Sinto cheiro de uísque em seu hálito. Quero sentir com a boca. Ele se inclina na minha direção e sussurra em meu ouvido. "Confessa. Me deseja há anos." Imagino que me ajoelho diante dele e o ponho na boca. Imagino seus olhos se revirando. Seus arquejos me incentivam. Nada melhor que o som de um homem gemendo enquanto está totalmente enfiado em sua boca. Imagino sua barba curta roçando a minha pele. Entre as minhas coxas. Imagino que passo as mãos em seu cabelo enquanto ele me devora inteira. Me contorço. Ele é muito bom nisso! Deveria me sentir culpada, mas não é minha culpa se o irmão dela é um tesão. Além do mais, fica difícil me sentir mal quando as coisas que ele faz comigo são tão boas! Imagino sua língua subindo por meu corpo. Lambendo minha barriga, meu peito. Chupando meu pescoço – meu lugar preferido. Quando enfia os dentes em mim, minha cabeça roda. Por falar em lugares preferidos, aposto que ele sabe como encontrar o mais importante de todos. Várias e várias vezes. Imagino que é gentil no início. Quase comovente de tão gentil e delicado. Mas então peço que vá mais rápido e ele impõe um novo ritmo. Logo estou ofegando entre as investidas, quase desfalecendo. Deus! Eu o quero inteiro dentro de mim! Gosto de imaginar a gente tentando não fazer barulho porque a irmã dele está no quarto ao lado. Por que o risco de ser flagrada é sempre tão excitante? A ideia de ele tapar minha boca enquanto me fode me deixa tonta. Mas jamais somos flagrados. Nosso segredo estará sempre seguro. Ele se afasta e me manda ficar de quatro. Mandão. Gosto disso. Obedeço. Em seguida ele agarra meus quadris e empurra meu tronco contra a cama. Lambe os dedos e passa-os na minha fenda, até que enfia dois deles dentro de mim. Ele começa a movimentá-los para dentro e para fora num ritmo torturante. Sabe que estou quase lá. Pode sentir. Por fim, agarra o pau e me penetra. Normalmente, não sou de fazer muito barulho na cama. Na verdade, o máximo que um cara conseguiu arrancar de mim foram algumas arfadas. Mas ele me faz berrar. Cada estocada é um êxtase. Definitivamente, a irmã vai nos escutar. Sem aviso, ele me vira e volta a me penetrar com tanta força que quase desmaio. Estou gozando, gozando, gozando. Grito a plenos pulmões. Ele me faz ver estrelas. Me faz esquecer quem é. Tem esse talento todo, imagino.

[Filipino-australiana • Católica • <R$ 300.000 • Heterossexual • Solteira • Não]

Nos últimos cinco anos não tive uma única relação sexual com outro ser humano. Nem passiva nem ativa. Me lembro do toque suave dos dedos dela; em volta, dentro, provocando. Seduzindo-me com sua segurança. Não expressa, mas oferecida. Meu corpo responde apenas aos seus comandos.

Quando me masturbo, lembro da época em que desfiz as tranças e deixei os cachos soltos. Estou nua e tenho na boca seus lindos seios. Pressiono-a contra a parede do quarto. Seria fútil desperdiçar o tempo indo para a cama. Ela sabia que eu gostava de sexo anal, eu tinha confessado isso de passagem. Antes dela, em raras ocasiões transei com homens, mas gostava da sensação de ser preenchida. Só consigo descrever assim: todo o meu ser consumido por você. Você segura minhas mãos acima da cabeça, abre minhas pernas, meus lábios, minhas nádegas. Sei o que está por vir e fico molhada de prazer. Pelo jeito como esta mulher segura meus pulsos com uma das mãos e com a outra – suas unhas perfeitamente bem-cuidadas – entra em mim, nunca tive dúvidas. Estou encharcada de tesão. Molho todo o tapete, tenho as pernas trêmulas. Nos beijamos com ferocidade. Seu cabelo loiro se entrelaça aos meus cachos castanhos como se formassem uma sobremesa.

Minha fantasia é o que um dia tive e nunca mais terei. Só nossa, totalmente comum. Sei que não deveria pensar nela, e é por isso que penso. Porque é proibido. Ela me faz chegar lá todas as vezes.

[Mestiça/negra, britânica da Jamaica • Cristã • <R$ 90.000 • Bissexual ou pansexual • Solteira • Não]

Tenho 33 anos e há cinco me masturbo com esta fantasia. Nos últimos três anos, mantive um relacionamento com um homem. A fantasia evoluiu com o tempo, e não sei muito bem como começou ou como juntei todos os pedaços da história na minha cabeça. Entretanto, adoro séries de suspense que envolvem riqueza, obras de arte e falsificação, então comecei a me imaginar nesses cenários. Sabe quando você se excita com uma coisa que nada tem a ver com sexo e aí acaba ficando sexualmente excitada também? Minha fantasia não tem falsificação, mas tem obras de arte e riqueza. Talvez isso me excitasse por si só. Então comecei a adicionar personagens. Trata-se de um roteiro que se estende no tempo. Esta é a primeira vez que falo dele, de modo que vamos ver como me saio.

Na minha fantasia, sou quase eu mesma, pelo menos fisicamente, exceto por alguns pequenos detalhes corporais. Trabalho para um pai de família rico, amoroso e inteligente entre os 60 e os 70 anos. A mulher dele não faz parte da história. Eu administro a imensa coleção de arte desse homem, a qual ele exibe numa gigantesca mansão... no norte da Itália, talvez. Algum lugar com grandes *villas*, lagos, muito verde, esculturas em jardins particulares, piscinas, pátios bonitos e festas. Moro num apartamento grande, numa área separada da casa, aberta para um jardim próprio. Esse homem mais velho é alguém que amo, respeito e em quem confio – como a um pai. Ele não participa das minhas aventuras sexuais. Mas seus filhos, sim. Dois irmãos. O mais jovem, um mulherengo corpulento e caloroso, de movimentos suaves, sabe o que dizer para encantar. A gente simplesmente deseja ser tocada por ele enquanto ouve seus sussurros bem no ouvido, a gente deseja ser comida por ele e seu pau grande, deseja esquecer quem é enquanto chama por ele. Então, desejamos que nos aconchegue em seus braços amplos. Ele é como um hambúrguer grande e suculento. Desejamos nos divertir com ele sabendo que vai nos respeitar, cuidar, admirar. É meu parceiro no sexo. Na manhã seguinte, continuamos com nossa vida normal. Até que um bata na porta do outro novamente.

Imaginei muitas vezes como seria minha primeira relação sexual com ele. Em geral, imagino uma festa que organizo para o pai dele, para celebrar uma peça que acabei de adquirir para sua coleção de arte. Sopra uma brisa morna; visto um lindo vestido longo de seda. Muitos amigos e conhecidos vieram e tratam de me elogiar por causa dessa aquisição. Nós flertamos, eu e ele, com olhares, de longe. Vamos para o terraço ou então para o jardim, algum lugar afastado de todos, e tomamos uns drinques. Jogamos conversa fora. De repente, começamos a transar apaixonadamente. Gememos, sentimos o corpo um do outro, colados. Não podemos acreditar que está acontecendo. Mas sabemos que não passa de uma diversão. Somos quase amigos, mas com algumas "vantagens". No entanto, precisamos parar, voltar para a festa e nos enturmar antes que todos partam. Mais tarde, vamos escondidos para o meu quarto. Ele me deita na cama. Faz o papel do dominador, mas de um jeito comedido e amoroso, lendo os sinais do meu corpo. Me lambe toda. E faço o mesmo com ele. Não há constrangimento entre nós. Fazemos um sexo ruidoso, suarento; sacudimos a cama repetidas vezes. Mas ele desempenha um papel pequeno na minha história.

Na minha fantasia, algumas semanas se passam. Com muitos encontros secretos entre nós. Um dia, decido seduzir o irmão. Apenas alguns anos mais velho, ele é bem diferente do caçula. Tanto do ponto de vista físico quanto de temperamento. É mais esbelto, mais em forma. Moreno, tem um rosto mais sério. É mais voltado para os negócios. Do tipo que usa terno. Pênis de tamanho regular. O irmão lhe contou que estávamos transando. Ele não sabe bem o que acha disso, mas sei que não tentaria me impedir se eu desse em cima dele.

Um dia, levo alguns documentos para o seu escritório. Ele está estressado com o trabalho, tem os ombros tensos. Fico atrás de sua cadeira e passo as mãos em sua nuca e em seus ombros, para aliviar a tensão, alternando entre toques leves e alguma pressão, perguntando-lhe se está bom. Ele relaxa, apreciando meu toque. Minhas mãos descem até o peito. Ele se inquieta por um segundo, mas não me interrompe. Giro a cadeira, ajoelho-me e abro o zíper de suas calças. Com segurança, e olhando em seus olhos, chupo seu pau. Ele está muito excitado, surpreso também e um pouco chocado. Mas com muita vontade. Depois de um tempo, me interrompe; levanto-me e me sento em seu colo. Beijo-o e mordo seu pescoço. Desabotoo sua camisa e passo a língua em seu peito. Sinto-o entre minhas pernas, e isso me dá muito tesão. Ele me empurra na direção da mesa e agora estou sentada em seu pau. Ele passa as mãos pelas minhas coxas e tira a saia e a calcinha do caminho. Tira uma camisinha de uma gaveta, coloca-a apressadamente e empurra seu pau duro para dentro de mim. Trepamos e nos beijamos apaixonadamente, sem pressa. Num ritmo lento mas regular. É muito intenso. Ele passa os lábios no meu pescoço, desabotoa minha camisa, lambe meu pescoço, depois meus seios. Chegamos ao orgasmo em poucos minutos, sem fôlego, olhando um para o outro, beijando um ao outro, falando sem falar. Sabemos que vamos fazer de novo. Visto-me e saio da sala.

Depois de um tempo, agora que os irmãos sabem que durmo com os dois, começo a fantasiar com os dois na cama, em transar com eles das mais variadas formas. Oral, anal, dupla penetração, tudo e todas as posições que se possa imaginar. Imagino que um me fode enquanto chupo o outro. Imagino que os dois me seguram enquanto tenho orgasmos realmente intensos. Chegamos a dormir os três na minha cama. Mantemos esse caso em segredo. E minha história fica um pouco vaga depois desse ponto.

Sempre que desejo me masturbar, penso na primeira vez que transei imaginariamente com um dos irmãos, ou com os dois. Às vezes acrescento um pouco de drama à história, às vezes é apenas uma rápida atividade carnal.

Depois de transcorridos alguns anos na vida real, comecei a construir minha própria vida imaginária com a família. Acho que é porque fiquei mais velha. Minha vida e a vida das pessoas ao meu redor mudaram um pouco, em especial no que diz respeito ao estado civil. E isso se refletiu em minhas fantasias. Desenvolvi sentimentos pelo irmão mais velho. Aconteceu o mesmo com ele. Não contamos um ao outro. As coisas ficaram estranhas. O irmão mais jovem percebeu. O pai percebeu. E armaram para que revelássemos nossos sentimentos. A certa altura, nos casamos e tivemos um filho. Talvez seja um pouco clichê, mas não tenho nenhuma fantasia – sexual ou não – desse período em particular. Algo estranho aconteceu. Comecei a imaginar o futuro dos personagens da minha fantasia, inclusive de mim mesma. Acredito que isso tenha acontecido porque a fantasia sexual praticamente se encerrou com o casamento (e não sei por quê... Talvez porque eu não seja casada e não tenha a menor ideia de como seriam as coisas num casamento nesta versão de mim mesma). Portanto, na minha fantasia, criei um drama que se desenrola alguns anos à frente. O irmão mais velho, meu marido na fantasia, expressa sua vontade de abrir o relacionamento. Ele acha que a vida ficou chata e quer apimentar um pouco as coisas. A princípio, não quero e fico contrariada. Depois de muita reflexão, proponho uma solução. Ele poderia transar com quem bem entendesse, mas eu só transaria com alguém que conhecesse e em quem confiasse, e essa pessoa era o irmão dele. Meu marido ficou um pouco enciumado, mas aceitou. O irmão mais novo aceitou também. Na verdade, ele nunca tinha se relacionado com ninguém, pois achava que eu era a mulher da vida dele. Ninguém era páreo para mim. E isso me excitou de verdade. Assim, comecei a transar com ele outra vez. Era quase romântico. Como um amor antigo. Um terreno conhecido, mas com uma nova abordagem. Eu me masturbava com uma versão mais madura do irmão mais jovem. Depois de muitos anos casada e com um filho, aquilo era realmente muito bom. Quando me masturbava com essa fantasia, eu realmente ficava excitada.

Então algo ainda mais estranho aconteceu na minha fantasia: engravidei do irmão mais novo. Isso acarretou algumas mudanças na dinâmica familiar. Agora eu tinha dois filhos imaginários com os dois irmãos, mas era casada com um deles. Às vezes minha mente avançava alguns anos na história. E passei a adicionar mais detalhes. É muito estranho o que estou digitando, mas, na minha fantasia, eu continuava dormindo com os dois irmãos, às vezes ao mesmo tempo, fazendo um *ménage* como nos velhos tempos, e engravidei de novo sem saber nem querer saber quem era o pai. Nessa altura, minha versão imaginária era mais velha do que a versão real. Comecei a me perguntar onde aquilo iria parar. A fantasia deixara de ser inteiramente sexual, repleta de *ménages* (ah, certa vez eu tive um terceiro amante: um amigo imaginário dos irmãos se juntava a nós na cama), e se transformara numa espécie de melodrama familiar com um relacionamento aberto...

Não consigo parar de reescrever essa história na minha cabeça, jogando os personagens no futuro. Sou feliz com meu parceiro, mas não somos casados – nem planejamos nos casar. Também não planejamos ter filhos. Me pergunto se essa é a maneira que meu inconsciente encontrou de viver essa outra vida, imaginando como ela seria e enlouquecendo com o roteiro. Como isso vai afetar minha fantasia sexual, minhas sessões de masturbação? Essa fantasia se tornou algo muito além de sexual. Tenho agora um *self* alternativo, paralelo, no qual me refugio. Tenho curiosidade de saber para onde ela vai me levar, ou para onde vou levá-la. Também me pergunto se um dia vou abandoná-la completamente e criar outra. Tenho ainda a curiosidade de analisar essas fantasias a fim de me compreender melhor, de entender o que estou tentando dizer a mim mesma com todos esses detalhes. Por enquanto, porém, ainda deixo a imaginação correr solta com os dois irmãos e nossa relação a três. E não, nunca fiz sexo a três na vida real, nem sei se um dia farei. Mas acho que essa é uma das coisas que meu inconsciente está tentando me dizer ao criar personagens com os quais me sinto segura.

[Branca, turca • Espiritualizada • <R$ 300.000 • Heterossexual • Convivente • Não]

Estou casada há cinco anos e ainda não cheguei aos 30. Amo meu marido do fundo do coração, e nossa vida sexual é BOA. Até ótima. O "volume" do meu marido é razoavelmente grande, e gostamos de usar brinquedos de todos os formatos, tamanhos e velocidade de vibração. Ocorre que tenho o desejo de me sentir PREENCHIDA. Fantasio com *fisting*, mas tenho vergonha de pedir ao meu marido. A gente passa a vida ouvindo que a vagina se torna inútil se for larga, se "der pra enfiar uma bola de basquete nela", mas costumo imaginar como seria. Assisto a filmes pornô sozinha e gosto de ver outras mulheres enfiando dildos grandes ou outras coisas dentro da vagina. Queria ter coragem de fazer o mesmo. Ou de conversar com meu marido sobre o assunto. Cresci num lar com uma visão positiva do sexo, em que nada era tabu. No entanto, tenho quase 30 anos e não consigo expressar meus desejos secretos para o meu marido. É... constrangedor e amedrontador.

[Branca • Espiritualizada • <R$ 180.000 • Bissexual ou pansexual • Casada ou em um relacionamento civil • Sim]

Na minha fantasia sexual mais intensa meu namorado goza dentro de mim – sem camisinha. A ideia de ele ejacular dentro da minha vagina é muito satisfatória porque seria o sêmen *dele*, e eu o amo muito. Sei que, se isso acontecesse, teríamos um orgasmo ao mesmo tempo, pois eu chegaria ao êxtase imediatamente. Imagino segurá-lo dentro de mim pelo máximo de tempo possível e realmente saborear o momento. Quando estou sozinha, essa fantasia me faz chegar ao orgasmo bem depressa. Quando estamos transando, involuntariamente aperto os músculos da vagina em torno do pênis dele tanto quanto posso e sonho que ele vai ejacular dentro de mim. Às vezes isso torna o sexo incômodo para ele e é preciso parar até que eu consiga relaxar a musculatura. Ele sabe que esse é um sinal de que gosto mesmo de transar com ele, mas o que ele não sabe é que sonho com ele ejaculando dentro de mim.

[Judia, americana • Agnóstica • <R$ 300.000 • Bissexual ou pansexual • Em um relacionamento • Não]

Sei que é clichê, mas me apaixonei pela minha terapeuta. Desde então, não consigo evitar pensar no Tony Soprano*; espero não me parecer com ele em nada. Não foi algo que aconteceu com o tempo, mas uma atração imediata. No que me diz respeito, ela é Carol e eu sou Therese.

Às vezes, a intimidade da terapia é insuportável e tentadoramente excitante; essas sessões semanais se tornaram alguns dos momentos mais eróticos da minha vida. E sem nenhum toque. Não que tenha acontecido algo impróprio; ela é um modelo de profissionalismo, mas sua simples presença basta. É uma mulher mais velha, magnífica. Surpreendentemente, tem uma pequena tatuagem, para a qual meus olhos são sempre atraídos. Sinal de uma vida anterior; de uma versão mais jovem de si mesma; uma versão que eu gostaria de ter conhecido. Ela tem uma energia suave e segura que faz com que me sinta à vontade, e adoro o som da sua voz – o volume, a entonação, o sotaque. É calmante e suave, mas firme; tem aquele quê autoritário que as mulheres inglesas elegantes às vezes têm, e isso me faz imaginar como ela seria na cama.

Adoro olhar seus olhos castanho-claros. Ela menciona que tem um gato, e durante semanas imagino que sou seu gato, que sou acariciada por ela, que me esfrego em suas pernas e mio. Ela torce o nariz quando sorri, e eu me derreto. Tem mãos bonitas, e às vezes as unhas estão pintadas de vermelho. Imagino seus dedos dentro de mim e sinto uma onda de desejo. Me preocupo com questões mundanas. O que ela gosta de comer? Prefere banheira ou chuveiro? Qual é a sua comida predileta? Qual é a sua cor predileta? Qual é o seu livro predileto? A música?... Imagino demoradas histórias nas quais jantamos, tomamos vinho e trepamos.

Então imagino que é nossa última sessão. Nós nos levantamos para nos despedir, um pouco desajeitadas. Não sou boa com despedidas. Percebo com certa surpresa seu rosto muito próximo, seus lindos olhos e os lábios deliciosos que há tempos sonho em beijar – e fico um pouco tonta. Nos abraçamos, e eu a aperto com mais força e por mais tempo do que é socialmente aceitável; para minha surpresa, ela também me abraça forte.

---

* Personagem da série de TV americana *Família Soprano*, que conta a história do mafioso Tony, que procura ajuda psicológica profissional depois de sofrer um ataque de pânico.

Um abraço de verdade. Desejava tanto sentir o cheiro da sua pele! Aninhar-me em seu cabelo, roçar sua nuca. Respirá-la, beijá-la, saboreá-la. "Seu cheiro é muito bom", digo antes de lhe dar um beijo corajoso no rosto. Estamos muito próximas agora, e meu coração dispara. Quero seu rosto entranhado na minha mente para sempre e tenho medo de esquecê-lo. Seria uma humilhação se eu a beijasse e ela se sentisse constrangida? Será que me acharia ridícula? Será que pensaria que sou uma devassa? Afinal de contas, trata-se de uma profissional fazendo seu trabalho.

O desejo toma conta de mim; beijo-a, e para minha surpresa ela não recua. Nossas línguas se tocam, e antes que eu dê por mim minhas mãos estão em seu cabelo. Puxo-a de encontro a mim e começo a despi-la. "Não posso", ela diz, jogando-me momentaneamente de volta à realidade. Será que alguém nos viu? "Não tem mais ninguém aqui, certo? Podemos parar se você quiser." Mas é como se algo tivesse se libertado, e dessa vez é ela quem me beija. Sinto a umidade entre as pernas. Agora nos acariciamos e nos beijamos com abandono, e eu abro seu sutiã. Tento me controlar, mas estou enlouquecida de desejo. Vejo seus seios pela primeira vez. "Ó céus!", exclamo. Abocanho um mamilo e passo a língua nele, ao mesmo tempo que acaricio o outro seio. Movida pelos gemidos de prazer que vêm dela, abocanho o outro mamilo. Eles estão duros. Enquanto cuido dos mamilos, ela empurra os quadris contra mim e vamos tirando a roupa uma da outra. Por fim, ficamos nuas. Beijo seu pescoço e vou descendo, até a barriga, até as coxas. Ela se deita, e abro suas pernas. Ver seu corpo bonito, tocá-la, sentir seu cheiro e estar prestes a sentir seu gosto é mais do que consigo suportar. "Há muito tempo queria fazer isto", digo, enquanto contemplo seus olhos e sua boceta. Estimulo-a por um tempo com beijos nas pernas, em torno da vulva; tento me demorar um pouco, mas não consigo mais esperar, seu cheiro é muito tentador, quero provar. Ponho a boca entre suas pernas, e ela solta um gemido involuntário. Beijo-a e logo encontro seu clitóris; passo a língua nele para cima e para baixo; ela começa a mexer os quadris no meu ritmo, e logo estamos as duas gemendo. Enfio a língua dentro dela, que está muito molhada e tem um gosto divino. Sinto minha própria umidade e volto para seu clitóris. Agora, minha língua e seus quadris estão perfeitamente sincronizados. Com uma das mãos, mantenho seus grandes lábios abertos; com a outra, acaricio seus seios. Seu clitóris está inchado e sensível. Não há dúvida de que seu corpo diz "sim", apesar de sua cabeça dizer "não". Enfio um dedo em sua boceta enquanto ainda chupo seu clitóris; sinto seu corpo se enrijecer, sei que está perto do orgasmo. "Me fode", ela diz meio murmurando, meio ordenando, então enfio dois dedos, para dentro e para fora, o que é o suficiente para fazer a mágica acontecer. Ela se contorce, solta um grito e empurra o corpo contra minha boca. Sinto sua boceta se contrair em volta dos meus dedos ocupados. Quando ela relaxa, levo a boca até a sua, enquanto mantenho os dedos onde estavam. Beijo-a e retiro os dedos devagar. Então penso como vai ser bom sentir o cheiro dela neles o dia inteiro. Deitada ali, com a cabeça no peito dela e minhas pernas em volta de seu corpo, sinto-me exultante. "Isso foi... inesperado", ela diz, o que nos faz rir e nos beijar um pouco mais. Passo a língua pelo suor entre seus seios e cheiro suas axilas. Começamos a nos beijar novamente, e dessa vez fico por cima. Que glória é sentir seu corpo contra o meu! Levo sua mão até o meio das minhas pernas e começo a movimentar os quadris, esfregando minha boceta em seus dedos e sua coxa. Estamos nos beijando, minha coxa pressiona sua boceta úmida, sua coxa pressiona a minha boceta úmida, nossos movimentos se aceleram. Nos beijamos e gememos. Não há palavras para descrever o prazer que sinto. Ela abocanha meu mamilo. O movimento de sua língua e de seus dedos – estes no meu clitóris –, os sons, o movimento, tudo contribui para me fazer gozar rápida e ruidosamente. Ficamos deitadas por um tempo, com os corpos entrelaçados. Nos beijamos e começamos a movimentar quadris e coxas novamente. Quero sentir sua boceta na minha. Estamos muito molhadas, a sensação é maravilhosa, e poder olhar em seus olhos nessa posição é um prêmio extra. Nos damos as mãos para nos equilibrar e roçamos uma na outra. Ela é tão macia e está tão molhada! Ouço-a gemer, sinto que estou prestes a gozar, digo-lhe que estou quase gozando e ela empurra o sexo contra o meu e chega ao orgasmo também. Chegamos ao clímax juntas, gemendo de prazer, felizes e exaustas.

Em alguns minutos nos recompomos e voltamos aos nossos papéis, como se nada tivesse acontecido. Obviamente, não aconteceu nada mesmo, exceto nas minhas loucas fantasias.

[Branca, britânica • Ateia • <R$ 300.000 • Lésbica • Solteira • Sim]

a prisioneira

"Meu coração está acelerado, estou aterrorizada,
mas o jeito que ele me toca é diferente de tudo que já senti."

Na vida real, a segurança e o consentimento são fundamentais quando se trata de sexo. Nas fantasias, porém, as coisas podem se desviar para um território perigoso, como mostram as contribuições para este capítulo. Muitas dessas cartas vieram com advertências e justificativas como "Lutei contra essa fantasia muitas vezes. Trata-se de um roteiro no qual não tenho nenhum poder, e isso me incomodava".

Pensei muito antes de incluir algumas das fantasias que apresentavam cenários mais violentos, incluindo aquelas que descreviam ser mantida em cativeiro e praticar sexo com um captor ou captores, porque poderiam ser interpretadas como fantasias de estupro. Tenho plena consciência de que é um assunto altamente controverso. Não preciso nem dizer que a última coisa que qualquer uma de nós deseja é normalizar qualquer forma de sequestro ou violência contra as mulheres. No entanto, omitir estas cartas e negar o fato de que muitas mulheres fantasiam sobre tais acontecimentos parece falso e pode até causar nessas mulheres a vergonha que este livro procura derrubar através de uma representação aberta e honesta.

Mas o que isso diz sobre as mulheres, para quem a agressão sexual é um medo sempre presente, se elas fantasiam ser capturadas e devastadas, muitas vezes não apenas por um homem, mas por muitos? Não estou qualificada para comentar sobre a psicologia por trás de certas tendências sexuais, ou o papel de tais fantasias em nossa imaginação, mas o que posso dizer, com a maior certeza, é que pouquíssimas mulheres gostariam que essas fantasias específicas se concretizassem na vida real. Fantasias eróticas de ser dominada e mantida prisioneira por um agressor violento têm a ver com sexo; já a agressão sexual tem a ver com poder. E numa fantasia, somos nós, as mulheres, que temos o controle único do que acontece. Dirigimos um filme em nossa mente, fazemos as escolhas sobre como nosso corpo será tratado. Obviamente, na vida real, o que ocorre é o contrário. Não temos poder nenhum.

É claro que as fantasias sexuais sobre ser violentada têm a ver com poder e controle, mas não da forma que poderíamos supor. Numa fantasia de ser coagida ou mantida em cativeiro, a mulher desempenha necessariamente o papel de submissa. Mas sua fantasia também envolve controlar seu parceiro. Como responsável pela direção da fantasia, ela é quem dá as ordens, é quem reduz seu parceiro sexual – seja ele um estranho, seja algum conhecido atraente – a tal estado de excitação e desejo sexual que ele não consegue se controlar. Isso também contribui para a ideia de que estas fantasias nascem da necessidade de essas mulheres serem tão intensamente desejadas, de serem vistas como tão irresistíveis, que o seu parceiro sexual perde todo o sentido de moderação ou decoro.

Muitos anos atrás, interpretei a Dra. Bedelia Du Maurier, psiquiatra de Hannibal Lecter na série de TV *Hannibal*. Em uma temporada, Bedelia é detida no palácio italiano de Hannibal, onde sua depravação fica à mostra. Ela pode ir embora, mas escolhe ficar. Ela está sob o controle coercitivo dele ou é uma escolha dela? Ela está excitada com o perigo? O fato de estar em cativeiro beirava o erotismo, era quase como um devaneio manifesto.

Uma advertência: as fantasias a seguir contêm descrições de sexo que confundem os limites entre consensual e não consensual. Portanto, embora as fantasias nos permitam total controle criativo, o mesmo se aplica à sua experiência de leitura. Vocês, como leitoras, têm uma decisão a tomar; vocês têm a opção de ler essas fantasias ou não, e a decisão é inteiramente sua.

A fantasia que me provoca as reações mais intensas é uma que vai contra muito daquilo que valorizo, e costumava me sentir muito culpada por causa dela. Trata-se de algo simples, na verdade. Estou deitada na cama, sozinha, e um grupo de homens entra no meu apartamento. Não os vejo, não sei quantos são, mas ainda assim sei que todos correspondem exatamente ao meu tipo. Às vezes são ladrões; outras vezes apenas toparam com a minha casa e aproveitaram a oportunidade. A oportunidade, é claro, de se envolverem comigo. Antes que consiga ver o rosto deles, sou vendada. Na verdade, sou uma amolação para eles, que não estão aqui por mim, mas pela diversão, pelos itens de valor. A princípio, nem sequer perceberam que eu estava na casa. Não querem me estuprar, mas estou nua, naquela cama, e um deles foi encarregado de me impedir de fazer qualquer coisa que complicasse a vida deles. Assim surgiu a venda, a mão na minha boca, outra mão me segurando e outras mais pelo quarto, de modo que eu não causasse nenhum problema. Às vezes é um gemido que me denuncia, às vezes é um deles, o qual, curioso, "não consegue evitar" me olhar e me tocar. É assim que percebem meu estado, que notam que estou molhada. É assim que ficam sabendo que sou muito sensível ao toque. Que tudo aquilo está me deixando excitada. Eles passam as unhas por meus mamilos e recuam, surpresos diante da volúpia da minha reação. Então surgem outras mãos, mais do que consigo contar. Experimentam, vão ficando mais ousadas. Tocam, perscrutam. Outras vozes surgem e dizem aos meus convidados para parar, que não era para isso que estavam ali. Só mais cinco minutos. Só mais um toque. "Vou esfregar meu pau aqui um pouquinho, veja como ela está mordendo os lábios de vontade. Vou esfregá-lo em seu clitóris, olha só como ela geme. Só a ponta." Porque eles também não conseguem evitar; estão excitados. Eles estão duros, e eu estou molhada. O primeiro a deslizar para dentro de mim e ser sugado solta um gemido. Não queria gemer, mas não teve jeito. Não era seu plano, mas ali estava, seu pau dentro de mim apesar de ter dito aos companheiros que não o faria, que era capaz de se controlar, que ninguém precisava se preocupar.

No momento da fantasia em que ele finalmente me penetra, estou me masturbando e chego ao orgasmo. Nade de estocadas frenéticas, nada de dupla penetração, nada. Tudo que preciso para gozar é imaginar um grupo de caras *sexy* e sem rosto atraídos por mim, um deles me penetrando com uma única, profunda, lenta e lasciva estocada enquanto os outros me acariciam. Só de escrever estas coisas, sem tocar um pedacinho que seja do meu corpo, já fico molhada. Lutei contra essa fantasia muitas vezes. Trata-se de um roteiro no qual não tenho nenhum poder, e isso me incomodava. Mas sou eu quem escreve o roteiro na própria cabeça, nada ali é verdade, mas sou a diretora e é isso que desejo, então deixo rolar. Não gostaria de experimentar nada disso na vida real, pois não existiriam a segurança e a qualidade das cenas que se desenrolam na minha mente. Na melhor hipótese, gostaria de experimentar algo assim num ambiente seguro e controlado, algo que jamais ousaria promover. Sou feminista. Pratico a positividade sexual. Sou poderosa e muito responsável, o que por vezes é sufocante. Por isso às vezes desejo dar um tempo na seriedade e me deixar levar. Sou monogâmica e feliz em meu relacionamento. E tomei esta fantasia como um espaço de privacidade, como uma coisa minha, na qual não há nenhum problema.

[Branca, meio judeu-alemã • <R$ 180.000 • Bissexual ou pansexual • Casada ou em um relacionamento civil • Não]

Esta é uma fantasia que, em certa medida, divido com minha melhor amiga. Ao longo dos anos, criamos juntas muitas fantasias, com outras pessoas e conosco, e discutimos franca e abertamente todos os detalhes sexuais. Ao longo dos anos, desenvolvemos versões de minha fantasia principal, mas os detalhes que se seguem são todos meus.

Sou prisioneira de um grupo de ciclistas do sexo masculino inacreditavelmente atraentes. No começo eles me insultam e me provocam, divertindo-se com minha frustração pelo fato de ter dificuldade de negar que gosto muito deles... Um dia faço alguma coisa que os irrita – uma tentativa de fuga, talvez –, e então a diversão começa. O grupo de três ou cinco ciclistas me cerca; tento escapar, mas eles sempre me pegam e rasgam todas as minhas peças de roupa, uma a uma. Em dado momento, estou completamente nua e excitada, e eles me fazem chupar seus paus, um a um. Estão impacientes, me agarram pelo cabelo e enfiam tudo na minha boca. Em seguida me fazem deitar e se revezam para me foder. No entanto, eles não apenas me usam como também fazem questão de me acariciar e me dar prazer, caçoando do fato de eu estar visivelmente satisfeita. A certa altura, porém, consigo escapar deles, e então passo a ser punida. Eles me curvam sobre a cama: pés no chão e tronco no colchão. O líder começa a me bater. Quando minha bunda está bem vermelha (e minha boceta muito molhada), ele enfia seu pau grande e separa minhas nádegas. A seguir, esfrega o pau entre elas, deixando bem claro o que vai acontecer. Eu resisto, mas não sinto dor; no fundo, também amo a penetração anal. Todos os homens me fodem por trás; alguns o fazem devagar, desfrutando cada momento; outros são rápidos e brutos, e saboreiam os arquejos que arrancam de mim. Se resisto, eles simplesmente abrem minhas pernas com um chute e prendem meus braços. Nesse ponto, colocam um vibrador sobre meu clitóris, prendendo-o com alguma coisa para que eu não consiga fugir da sensação. E assim seguimos por toda a noite: penetração, orgasmos múltiplos e ejaculação nos meus três orifícios.

[Branca, finlandesa • <R$ 180.000 • Bissexual ou pansexual • Solteira • Não]

Por mais que soe absurda, minha fantasia é viajar para o exterior e ser sequestrada por uma organização terrorista. Ok, vamos esclarecer: não suporto as organizações violentas. Contudo, venho de uma infância traumática, na qual a ameaça da violência era muito real. Já morei com um assassino e um pedófilo. Não sei se o trauma tem algo a ver com o fato de eu ter criado a fantasia. Em meu devaneio, os sequestradores têm de ser muito perigosos. Eles me interrogam, estou assustada. Planejo a fuga e me deito em posição fetal num chão muito sujo e desconfortável. Uma hora, um dos sequestradores me agarra pelo cabelo e pergunta por que não estou comendo a comida que me deixam. Não respondo, mas nossos olhares se cruzam. Sua mão direita continua agarrando meu cabelo com firmeza, mas a outra começa a deslizar delicadamente por meu corpo, pelas calças cobertas de poeira, por baixo de minha camiseta larga, que revela minha pele macia. A mão para quando chega ao meu peito. Meu coração está acelerado, estou aterrorizada; mas o jeito que ele me toca é diferente de tudo que já senti. Não sei como ele se chama, não falamos o mesmo idioma, mas ele me beija e me despe. A transa é muito apaixonada, nem um pouco violenta. Damos um beijo e nos afastamos, num jogo de excitar um ao outro. Ele leva meus braços acima da minha cabeça e entrelaça suas mãos nas minhas. Sinto o suor de seu rosto pingar no meu. No entanto, quando nossos olhares se cruzam, ainda vejo em seus olhos a violência, a dor e a necessidade de destruir que vi quando fui sequestrada. Aí está a fantasia: trepar apaixonadamente com alguém que age como se se importasse comigo e com meu corpo, mas cujo olhar conta uma história diferente. Não consigo desviar meu olhar de seus olhos. O poder e a escuridão que emanam deles me excitam ainda mais. Sei que ele é perigoso, mas nunca havia me sentido tão conectada com alguém. A maneira de entendermos o corpo um do outro mostra respeito e amor. Observo seus olhos mais uma vez e o que vejo é raiva e perigo. Gozo. Não consigo saber se ele gozou ou não. Ele se levanta, abre a porta e faz sinal para que eu saia. Lá fora, a rua está cheia e barulhenta. Fito meu sequestrador, e seu olhar não mudou. Estremeço. Isto está mesmo acontecendo? Estou livre? Misturo-me à multidão e começo a caminhar rápido, antes que ele mude de ideia. Estou livre. Estou empoderada. Estou perdida.

[Hispânica/branca, americana • Taoísta • <R$ 180.000 • Heterossexual • Convivente • Não]

Lembro-me de que nas minhas primeiras fantasias (castas), as quais elaborava enquanto tentava pegar no sono, eu estava machucada ou incapacitada, mas me recuperava com a ajuda de uma figura misteriosa e obscura. Não sei de onde tirei essa ideia. Talvez de ter assistido ao filme *Tarde demais para esquecer* numa idade em que ainda era muito impressionável? Talvez essas ideias estivessem sempre lá?

Anos depois, as fantasias se tornaram menos castas e as figuras misteriosas e obscuras, menos bondosas. Um sequestrador no lugar de um salvador, com frequentes ameaças de teor vagamente sexual (e erótico), o qual nem sempre conseguia definir. Hoje estou com 40 e poucos anos, sou *queer* e poliamorosa, e tenho uma deficiência parcial. Não sou mais uma criança inocente de uma cidade pequena. Minhas fantasias se tornaram bem mais explícitas, mas a essência delas permaneceu.

Jamais estou no controle. Encontro-me ferida e incapacitada e preciso de ajuda. Ou então estou amarrada, sob algum tipo de ameaça. Na vida real, sou entusiasta do consentimento. Na vida de fantasia, meu consentimento não importa – melhor ainda, não é necessário. Tudo que acontece comigo, não importa o que, é ao mesmo tempo algo que desejo e que não pedi. É libertador de uma maneira que o sexo com meus parceiros ou parceiras da vida real jamais seria.

[Branca, americana • Episcopal • Bissexual ou pansexual • Casada ou em um relacionamento civil • Não]

sexo não convencional

"Costumo ser muito aberta quanto às minhas preferências sexuais, mas há uma coisa que não conto a ninguém…"

Sexo é uma experiência subjetiva. Embora estejamos sempre, como humanos, inclinados a categorizar e rotular, está claro que o que uma pessoa acha que é perversão, outra pode achar que é uma curtição.

Tentáculos, maçanetas, axilas peludas ou fraldas para adultos: o mundo do fetiche e do sexo não convencional é uma cornucópia de paixões, e as cartas deste capítulo são uma janela para apenas um pequeno canto desse universo sexual em constante expansão. Como termo amplo, "desvio" poderia ser usado para atividades sexuais consensuais que são consideradas "não convencionais", enquanto um fetiche é o desejo sexual ligado a um sujeito, objeto ou parte não genital do corpo. Não importa quão fantásticas, sobrenaturais ou "estranhas", todas as fantasias são um produto do casamento entre a nossa experiência direta – o que vimos, ouvimos, cheiramos, provamos, tocamos – e a criatividade expansiva da nossa imaginação.

Todos nós usamos a palavra "desvio" em nossa fala cotidiana sem qualquer conotação sexual – como no caso de escolhermos percorrer um caminho diferente. A lógica da palavra pressupõe que existe uma "retidão" objetiva para todas as coisas e, de fato, a nossa compreensão de "desvio" no mundo sexual define desejos e preferências que ficam fora do que é considerado convencional ou normativo. No entanto, a própria sugestão de que existe alguma norma padrão quando se trata de sexo é uma loucura. E bastava dar uma olhada nas cartas que recebemos no projeto "Querida Gillian" para ver que existe um espectro ilimitado de atividade sexual, desejo e fantasia que resiste ativamente a classificações rígidas e óbvias.

A seleção de fantasias aqui são as que mais me surpreenderam. Não porque eu seja puritana ou me impressione facilmente com as coisas (acredite em mim), mas porque a extensão da criatividade selvagem e da imaginação expansiva excedeu completamente minhas expectativas. Da mulher que fica repetidamente excitada ao esbarrar na maçaneta de uma porta e outra que fica excitada com a "vulnerabilidade" das axilas peludas, até aquelas que encontram erotismo no sexo menstrual, barrigas inchadas, uso de fraldas e sexo com tentáculos, essas cartas são uma homenagem aos poderes extraordinariamente amplos de invenção da mente humana.

Nestes cinquenta anos desde que *Meu jardim secreto* foi publicado, a variedade e a diversidade de fetiches mudaram e se expandiram. O poder da tecnologia e a disponibilidade da internet para grande parte do mundo permitem acesso fácil com um clique às pesquisas por sites pornográficos em todas as manifestações concebíveis ou interesses especializados, não importa o nicho. Além disso, a internet permitiu que diversas comunidades se consolidassem em torno de preferências e fetiches específicos, reunindo-se em clubes, festas e até mesmo em convenções temáticas – um recurso literal e inesgotável que as mulheres modernas podem utilizar para explorar e articular o que mais as excita.

E, no entanto, apesar de tudo isso, e do fato de a cultura popular apresentar cada vez mais o sexo não convencional, e de as pesquisas mostrarem que o BDSM perde apenas para o sexo grupal como a mais popular de todas as fantasias sexuais, a vergonha que a sociedade lança sobre os fetiches persiste. É difícil saber quantas dessas fantasias já foram ditas em voz alta ou até concretizadas, visto que muitas mulheres ainda têm medo de serem julgadas. Mas, felizmente, parece que a nossa rica imaginação – especialmente quando apresenta perversões e fetiches – está cada vez mais desinibida.

Esbarrei nela a caminho do escritório e me senti imediatamente atraída. Começou com um roçar da mão e evoluiu até o mais completo e glorioso agarramento. A maçaneta da porta: me esgueirava em busca de horas de máximo prazer. Meu marido não sabia, é claro, mas ele não era capaz de me satisfazer como mulher, não conseguia me oferecer a plenitude e a amplitude que eu experimentava com essa parceira.

[Judia • >R$ 600.000 • Tem relações sexuais com pessoas-objetos ou com objetos em si • Casada ou em um relacionamento civil • Sim]

Gosto de homens peludos e emocionalmente vulneráveis. Basta vislumbrar um pouco de pelo na barriga através da camisa para eu começar a fantasiar que tiro as roupas do sujeito e começo a lambê-lo todo. Quando fecho os olhos e adentro meu universo sexy e alegre, fantasio que estou beijando o peito, a barriga e as coxas de um homem peludo, ou que estou reclinada sobre seu peito quente enquanto ele enfia os dedos em mim, ou que estou sentindo sua barriga cheia de pelos deslizar contra meu corpo quando ele fica por cima. Costumo ser muito aberta quanto às minhas preferências sexuais, mas há uma coisa que não conto a ninguém: axilas masculinas peludas *de fato* me excitam. É uma questão de vulnerabilidade, pois, falando sério, as axilas têm muitas vulnerabilidades físicas. Também tem a ver diretamente com sua aparência. O contorno das axilas é lindamente complementado pela presença dos pelos. Para mim, homens fazendo flexão de peito funcionam da mesma maneira que a pornografia. Basicamente, adoro olhar, mas de vez em quando me imagino beijando-as, assim como acabo fantasiando que beijo todas as outras partes peludas do corpo que considero sexy. Quando imagino pintos, penso: "Tenho de brincar com eles"; quando penso em bundas: "Quero pôr as mãos nelas". Mas, se o cara me mostra as axilas, rouba 95 por cento da minha atenção. Meu cérebro entra em curto-circuito e fico pensando: "Oh, Deus, oh, Deus! Aí estão as axilas, peludas e lindas e inacreditavelmente sexy. Olha isso, OLHA ISSO!".

[Branca, americana • Ateia • <R$ 90.000 • Arromântica, sexualmente interessada principalmente em homens, mas ocasionalmente em pessoas de outros gêneros • Solteira • Não]

Sexo na menstruação, seja ele heterossexual, seja lésbico, seja qualquer coisa no meio do caminho. Há algo cruento em transar durante a menstruação. Faz sujeira, mas é natural. É meigo e "desagradável". Trata-se de uma prática muito estigmatizada que acredito que possa aproximar as pessoas. Apaixonar-se por uma pessoa mesmo quando ela está sangrando e tendo cólicas. Ver beleza na capacidade de gerar filhos. Sexo na menstruação é excitante. É divertido e gostoso ☺ Eu adoro.

[Branca • Budista • <R$ 180.000 • Bissexual ou pansexual • Solteira • Não]

Quando estou me masturbando ou transando com meu marido, costumo imaginar que uma espécie de tentáculo peniano se aproxima e me penetra. Então ele sai e me penetra de novo, e de novo, e de novo. Como mágica, ele vem por baixo e consegue entrar no meio das minhas pernas bem fechadas. Normalmente, esse tentáculo é fino e lubrificado. E não está preso a nenhum corpo, é apenas uma coisa alienígena que faz buscas. Mas não busca prazer, é apenas curioso. Não me importa saber ao que esse tentáculo está conectado. Só preciso imaginar que ele me procura e me penetra repetidamente.

Uma coisa que me dá muito tesão é imaginar que estou amamentando adultos, em especial homens. Ora sugam gulosamente e apreciam mesmo o meu leite, ora se mostram apenas tranquilos e contentes. Na gravidez do meu segundo filho tinha leite demais e precisava pedir ao meu marido que me aliviasse. Meus seios ficavam tão ingurgitados que o alívio era mais físico do que sexual. Entretanto, sempre volto a essa lembrança e transformo-a em algo sexual, ou então imagino que estou amamentando alguma outra pessoa querida. Basta pensar nisso para sentir minha boceta se contrair.

[Casada ou em um relacionamento civil • Sim]

Todas as noites, mijo na cama deliberadamente, e adoro. Para mim, é muito libertador mijar onde quero, do jeito que quero; levei mais de um ano para me comprometer totalmente com a prática, e nunca mais voltei atrás. Me molhar de xixi me enche de confiança, mas também do desejo de ser dominada. Só que a coisa vai além da minha cama. Adoro mijar nas calças, nas saias, nos shorts e, às vezes, apenas na calcinha, às vezes na cama ou no vaso sanitário, às vezes no carro! Também gosto de usar e mijar calcinhas de desfralde, dessas que servem para treinar as meninas a usar o banheiro; elas me fazem sentir pequena, mas também confiante. Na primeira vez que mijei nelas, tive o melhor orgasmo da vida; e elas seguram todo o meu xixi, pois tenho bexiga pequena. Costumo levar na bolsa algumas calcinhas de desfralde e calcinhas comuns para o caso de um acidente.

Meu fetiche deslanchou de fato quando saí de casa para frequentar a faculdade. No dormitório dos alunos, tinha minha própria suíte e podia me esbaldar quando bem entendesse, o que me levou a meu segundo maior fetiche: dar descarga nas minhas calcinhas. Não sei o que vejo de sexy em tudo isso, mas agora faço de um jeito seguro, sem afetar ninguém além de mim mesma. Minha casa nem sequer é ligada à rede de esgoto, portanto não há motivos de preocupação.

Ainda sou virgem, e meus fetiches fazem parte da minha fantasia de como desejo perder a virgindade. Na minha fantasia, a pessoa com quem me deito descobre que molho a cama, e então essa pessoa me conforta e me diz que está tudo bem, que acidentes acontecem, enquanto choro com a calcinha molhada. A pessoa me tira da cama e me leva ao banheiro para que me limpe e me livre das provas do acidente. Isso se torna uma rotina. Mijo na cama todas as noites, e a pessoa que está comigo chega a caçoar de mim, quem sabe até conte aos amigos que faço xixi na cama. De vez em quando, dependendo do meu humor, a humilhação é parte do fetiche. Às vezes desejo estar no comando; às vezes desejo ser amparada e cuidada. Às vezes me sinto invencível; outras vezes tenho necessidade de ser protegida.

[Branca, americana • Cristã não denominacional • <R$ 600.000 • Bissexual ou pansexual • Solteira • Não]

Desenvolvi muitas fantasias durante a vida. Algumas morreram, outras evoluíram, e o desejo de que se tornassem reais ficou mais forte. Há coisas que não consigo explicar direito. Uma delas diz respeito a um fetiche. A maioria chama de fetiche reprodutivo, embora haja também o termo "*hucow*", mas não consigo explicar tudo o que ele envolve. Resumindo, gosto da ideia de ser "preenchida". Não sei nem se consigo explicar quanto desejo sentir alguém gozar dentro de mim, bem no fundo, e tudo que vem depois (o sêmen saindo lentamente de dentro de mim, escorrendo por minhas coxas). Se houvesse uma maneira de fazer com que o sêmen dos homens jamais acabasse, provavelmente eu não sairia mais da cama, pois desejaria mais e mais. Basta esse pensamento para me estimular, e é ele que costuma ocupar meus devaneios.

[Branca, australiana • Ateia • <R$ 180.000 • *Queer* • Em um relacionamento • Não]

Minha maior fantasia sexual é um tipo bem específico de *pet play**. Em vez de fazer de conta que sou uma cachorrinha ou uma gatinha, prefiro encenar como pantera-negra. É claro que uso as orelhas e o rabo que todos esperam, mas também um par de luvas com garras afiadas. Ser uma *pet* com traços sádicos está numa área cinzenta entre a dominação e a submissão. Essa dinâmica empodera a mim e à minha namorada. A *pet* sabe que é capaz de ser violenta, de morder, de arranhar, de ser meio bruta. A dona também sabe, por isso mantém a fera sob controle ao mesmo tempo que lhe permite usar seus talentos. Às vezes fantasio que estou fazendo a guarda da minha dona aos pés de um trono. Outras vezes imagino como seria receber a ordem dela de caçar outra submissa e ser solta da minha coleira.

[Branca • Ateia • <R$ 90.000 • Lésbica • Em um relacionamento • Não]

---

* Forma de encenação em que, num contexto BDSM (*bondage*, disciplina, sadismo, masoquismo), um dos participantes desempenha o papel de um animal.

Desde criança sei que sou transgênero. Quando a puberdade chegou e passei a experimentar, ao mesmo tempo, mais desejo sexual e mais disforia de gênero por causa da acentuação das características masculinas, comecei a desenvolver fantasias não apenas de estar com uma mulher sendo biologicamente mulher, mas também de mulheres que urinam em si mesmas. Não sei se isso começou porque as fraldas eram uma maneira simbólica de encobrir minha masculinidade ou se foi um trauma por ter feito xixi na cama até os 7 anos e por me fazerem sentir vergonha disso. Seja como for, os vídeos de lésbicas ou de garotas mijando nas calças e na calcinha se tornaram minha pornografia predileta. Se estivesse bêbada, via também vídeos de *diaper messing*.

Desenvolvi uma forte identidade AB/DL (*adult baby/diaper lover*, ou seja, bebê adulto/amante de fraldas), assim como minha identidade lésbica e feminina. Quando bêbada, perguntava às minhas ex-parceiras se voltariam a ficar comigo se eu fosse mulher. Todas diziam que não, mas eu fechava os olhos e fingia que estava sendo chupada por elas quando recebia sexo oral. Esse era meu único escape. Também fazia minhas ex-parceiras usarem fralda para mim porque me sinto muito atraída por garotas de fralda. Adultas, é claro. Entretanto, agora que me assumi como transgênero e AB/DL, me libertei da dor e da ideação suicida e finalmente posso viver a vida pelas minhas lentes, em vez de viver através das ex-parceiras e das fantasias. Tenho a felicidade de poder dizer que encontrei uma noiva fantástica, que me amava quando eu era homem e que continuou comigo agora que sou mulher, e ela também se excita com o fetiche das fraldas. Acredite se quiser, mas apenas uma entre as muitas mulheres às quais apresentei as fraldas não deu prosseguimento à prática. A princípio, todas hesitaram, mas se apaixonaram depois de mijar nelas pela primeira vez. É muito sexy, e acho que todas deveriam experimentar. Posso assegurar que todo mundo gosta. Mal posso esperar para fazer minhas cirurgias; e sonho com o dia em que finalmente vou realizar meu principal desejo, que é ser fodida por minha namorada lésbica enquanto uso fraldas. Nada me excita mais. Estou muito feliz por finalmente ser capaz de assumir diante do mundo minha identidade de gênero e meus interesses sexuais.

[Branca, americana • Cristã • <R$ 90.000 • Lésbica • Convivente • Não]

Na última década, minha vida sexual foi bastante intermitente, mas minhas fantasias são ricas. Tenho uma relação ambivalente com o sangue. Por exemplo, relutaria em receber uma transfusão de sangue, a menos que fosse de um parente ou alguém muito próximo. Ainda assim, fantasio que troco sangue com alguém por quem estou muito apaixonada. Apenas imaginar a situação é algo muito erótico para mim. O sangue é um dos nossos fluidos mais potentes. Acho que existe uma razão para os vampiros serem sexy, em especial Gary Oldman como Drácula. A cena do filme em que a personagem de Winona Ryder bebe o sangue dele... hum. Também tenho a vaga lembrança de ver um filme francês uns vinte anos atrás – era a odisseia sexual de uma mulher. Em determinada cena, a protagonista está sentada numa cama e é amarrada e vendada. Um homem corta sua calcinha com uma tesoura afiada, até a vagina, e então enfia os dedos pelo tecido cortado. Mais ou menos na mesma época saiu *Secretária*. Esses dois filmes me apresentaram o conceito de submissão.

Quanto penso nas afiadas tesouras cirúrgicas e na sensação do aço na minha pele ao cortar as roupas, fico bastante excitada. Recentemente, comecei a fantasiar que era cortada com um bisturi. Ser amarrada e dominada, sofrer cortes em várias partes do corpo – cortes pequenos, precisos, que vertem sangue –, sangue trocado, lambido, engolido e por fim limpo e esterilizado. (Tudo com total compreensão da necessidade de ter cuidado com as doenças transmitidas pelo sangue, é claro!)

[Branca, europeia • Ateia • <R$ 300.000 • Heterossexual • Solteira • Sim]

Desde criança fico excitada com a barriga inchada das meninas que comem demais. Quando eu comia demais, observava minha própria barriga se expandir, e aquilo me dava uma sensação fantástica. Hoje entendo que era tesão! Onde? Por quê? Virou fetiche? Ainda hoje a barriga das garotas é uma fonte de excitação. Como isso não faz parte do domínio "tradicional" do sexo não convencional, sou muito discreta, embora pertença a uma comunidade *kink** na qual não fica pedra sobre pedra. Este fetiche parece "estranho" apenas se comparado a práticas mais comuns no meio.

Minha fantasia é um grande jantar com outra garota, talvez com um cara também. Depois nós vamos para a cama e brincamos. Sempre me imagino recostada no peito de minha parceira ou parceiro, que por sua vez estão recostados na parede. Enquanto bebo água para ficar um pouco mais inchada, eles acariciam minha barriga e beijam meu pescoço. Um dos parceiros também me chupa. AMBOS fazem eu me sentir normal, amada e cuidada, de modo que não fico constrangida de parecer gorda ou pouco atraente. Também gosto da fantasia ao contrário: eu estou reclinada contra a parede, com uma garota sentada entre as minhas pernas, reclinada no meu peito. Um cara faz sexo oral nela enquanto acaricio sua barriga e ela bebe água para ficar mais inchada. Também aperto suas coxas e as gordurinhas da cintura.

Já contei esse fetiche uma vez, mas agora fico quieta e digo apenas: "Gosto que toquem e acariciem minha barriga". Mas fico com muito tesão depois de jantar com meus parceiros e parceiras, e eles não têm ideia de que isso acontece porque estou inchada, e não por causa do jantar romântico, embora o romance também ajude. Um pouco de glutonia também me excita. Quando alguém come demais, arrota e reclama de estar cheio – ISSO me pega. Passo o Dia de Ação de Graças apenas com meus amigos. Você pode imaginar quanto essa ocasião é difícil para mim: a noite toda cercada por amigos atraentes, bebendo vinho e animada com a barriga cheia de todos. É um dia DIFÍCIL. Tudo isso é diferente

---

* Palavra inglesa que significa "esquisitice". As comunidades *kink* abrigam fetichistas e pessoas que praticam sexo não convencional em geral.

de feederismo*, mas há algo nesse estado temporário de barriga inchada que eu desejo MUITO.

[Branca, britânica • Espiritualizada • Bissexual ou pansexual • Solteira • Não]

---
* O feederismo é uma subcultura do fetiche por gordura, na qual os indivíduos erotizam o ganho de peso e a alimentação.

Estou quase chegando aos 30, um momento da vida em que começo a saber do que gosto, mas em que ainda há muito a aprender. Duas coisas que você precisa saber sobre mim: primeiro, meus amigos dizem que sou pervertida; segundo, não gosto de vampiros. Daqui a pouco ficará claro por que a segunda questão é relevante. Quanto à primeira, sinto-me abençoada por ter nascido num país em que falar sobre sexo não apenas não é tabu, como também muito comum. Adoro experimentar coisas novas, aprender como o meu corpo se manifesta e como isso muda ao longo do ciclo menstrual. Não falo apenas da dor nos seios ou das cólicas; falo também do que acontece na minha cabeça. Parece que algumas mulheres tendem a ficar excitadas na época da ovulação. Mas não necessariamente conversamos sobre o que *sentimos* e *pensamos* durante a menstruação.

Na maior parte do tempo, minhas fantasias são sempre as mesmas. Às vezes envolvem um sexo tranquilo entre dois amantes, às vezes são um pouco mais estimulantes: *bondage*, chicotadas e um pouco de sexo anal. Entretanto, tudo muda quando fico menstruada. Eis algo que você precisa saber: odeio sangue, em especial se estiver saindo do meu corpo. Coloco um absorvente interno, como um monte de sorvete e odeio todo mundo – até perceber, de repente, que estou superexcitada. Então a fantasia surge na minha cabeça.

Estou num salão sem janelas. O chão é recoberto por um tapete de veludo vinho (não me importa quem vai limpar, é minha fantasia). Há cadeiras vitorianas em cada canto e uma mesa de madeira escura no centro. A mesa está no meio de um círculo de estruturas metálicas grandes o bastante para uma pessoa ficar embaixo. A festa começa quando uma porta se abre e duas mulheres entram; elas usam espartilhos com brocados azuis e pretos. Alguns descreveriam sua profissão como dominatrix, mas hoje vamos chamá-las de "acompanhantes". Depois delas entram onze mulheres com máscaras venezianas que ocultam os olhos, mas não escondem o sorriso de excitação. Como esta é uma fantasia frequente, gosto de trocar de papel nesse cenário. Hoje sou uma das mulheres mascaradas. Algumas de nós vêm aqui com mais frequência, mas todas gostamos de voltar. Trajamos roupas variadas: espartilhos, vestidos, um terno de couro; uma das mulheres está usando apenas um cinto em torno dos quadris nus. Exceto por um, todos os trajes têm uma coisa em comum:

os seios e a genitália estão completamente expostos. As acompanhantes amarram dez mulheres nas estruturas metálicas, com os braços acima da cabeça e as pernas bem abertas. Minha pele começa a formigar, sinto como se houvesse um fogo dentro de mim. A décima primeira mulher tem de esperar. É ela quem está usando o vestido vitoriano longo, que cobre todas as partes sensíveis. É a primeira vez que participa da festa. Nesta noite ela passará pelo rito de iniciação necessário para fazer parte da nossa sociedade e terá de oferecer algo como presente.

Quando as acompanhantes terminam de amarrar todo mundo, viram-se para ela. Deitam-na no centro da mesa e prendem seus braços ao lado do corpo. Ela fecha os olhos e sorri. Imagino que esteja tão excitada quanto eu. Definitivamente, na minha iniciação, eu estava. Mas estou feliz de poder observá-la. (Como alguém que gosta de homem e de mulher, acho muito excitante ver outra mulher nua e vulnerável.) A porta se abre pela última vez na noite. Entra um grupo de homens com coletes com brocados e paletós escuros. No rosto, trazem também máscaras venezianas; nas pernas, meias brancas; nos pés, sapatos de fivela. São vampiros vitorianos. De repente, vampiros são as criaturas mais sexy que consigo imaginar. É claro que não são vampiros de verdade – não têm os caninos aparentes e suportam a luz do sol –, mas homens fingindo ser vampiros. Eles conduzem a nós e às acompanhantes para perto da mesa. O ritual vai começar.

O vampiro líder dá um passo à frente com uma taça cheia de vinho tinto. Enquanto ele entoa uma oração numa língua desconhecida, as acompanhantes soltam os cordões do vestido da iniciada e abrem a parte de cima. Quando seus seios macios ficam à mostra, vejo as calças dos homens se esticarem na altura dos quadris. A jovem parece nervosa, e as acompanhantes puxam a saia do vestido para cima, revelando sua vulva já bastante molhada. A seguir, cada uma coloca as mãos debaixo de uma coxa, flexiona-a e a empurra contra o tórax, deixando sua vulva aberta e completamente exposta. O vampiro líder termina a oração e se posiciona diante daquela genitália. Repousa a taça na mesa e, sem aviso, enfia o indicador e o polegar de uma mão na vagina da mulher, como quem procura alguma coisa. Ela começa a gemer de prazer. Depois de um tempo, o vampiro líder retira de lá de dentro uma peça de metal dourado no formato de um copinho. Ali está o sangue menstrual da mulher. Ele ergue o copo e em seguida despeja seu conteúdo viscoso na taça.

Seus dedos estão vermelhos e grudentos. Agora o sangue começa a fluir da vagina para a mesa. O vampiro líder ergue a taça e os outros brindam enquanto ele toma um gole. Ele passa a taça ao próximo homem, que toma um gole e a passa adiante, até que todos tenham bebido da taça. O ritual termina e a festa começa.

Enquanto os homens observam, as acompanhantes fazem conosco o mesmo que o vampiro líder fez com a mulher no centro. Enfiam os dedos dentro de nós, agarram o copinho e puxam-no para fora – devagar, é claro, pois não queremos perder nenhuma gota de prazer. Quando chega a minha vez, a acompanhante sorri. Ela me conhece, já estive aqui antes, de modo que dessa vez não é muito gentil. Apenas enfia o dedo; minha vagina se abre e sinto o líquido quente e pegajoso sair de dentro de mim, escorrer por minhas coxas e pingar no tapete. Agora todos os homens começam a andar pela sala, e cada um escolhe uma mulher. Um deles vem até mim, me olha, sorri e depois de ajoelha. Ele agarra minhas pernas e enfia a língua dentro de mim. Vejo-o beber meu sangue, lamber cada gota das minhas coxas e dos meus lábios. Sem demora o ambiente se enche de gemidos – meus, das mulheres em volta e da mulher no centro.

Mais uma vez me lembro de já ter estado no lugar dela. Pensar em estar sendo observada por todos, em ser o centro das atenções, faz meu tesão crescer, e o cara entre as minhas pernas aumenta a pressão da língua no meu clitóris. Meus músculos estão se preparando para as contrações do orgasmo. Mas bem quando acho que vou gozar ele para, deixando-me numa tensão insuportável. Depois de uma pequena pausa, o próximo homem chega. Ele se move com elegância e é muito educado. Aposto que no final não vai ser bacana, não vai me deixar gozar. Procede como o primeiro. Ajoelha-se e começa a me lamber, lenta e suavemente. É uma tortura. Desejo que ele me foda, desejo que me dê mais.

Olho em volta. Todas estão tendo a mesma experiência. Vejo seus rostos lascivos e os homens que as beijam em todos os lugares. Então olho para a mulher no centro. Ela está sendo entretida por um vampiro de cabelo comprido. Observo seus olhos fechados, seu rosto vermelho, o peito que sobe e desce. Vejo como o pau grande do homem entra e sai do seu cu enquanto ela geme mais alto que todas.

"Me fode", digo ao meu vampiro. Vejo sua sobrancelha se erguer sob a máscara quando ele me olha com o rosto cheio de sangue. Preciso pedir a ele. Estamos aqui para nos embebedar. Para todo o resto temos de consentir. Portanto, imploro. Ele sorri e diz: "Seu desejo é uma ordem". Então fica em pé, limpa o rosto ensanguentado na manga e tira o pau para fora.

"Assim não", digo. "Assim", e olho para a mulher no centro.

O sorriso dele aumenta. "Seu desejo é uma ordem", repete.

Quando passa por trás de mim, sua mão toca meus seios. Então ele afasta minhas nádegas e enterra o pau no meu cu. Não preciso de aviso... estou pronta e meu cu o engole. Ele empurra tão fundo que sinto a sua extremidade pressionar o útero e suas bolas, minha bunda. Ele mete com força e fundo. Pega meus mamilos e aperta-os. Mais algumas estocadas e sinto vontade de fazer xixi. Me desespero, só quero gozar. A vontade de urinar fica mais forte, e de repente uma montanha de líquidos jorra de dentro de mim. Todos os músculos do meu corpo se contraem e, afinal, gozo.

Abro os olhos e vejo que estou no meu quarto. Sorrio para meu parceiro. Ele ergue a cabeça, que estava no meio das minhas pernas, e sorri também. Talvez um pouco confusa com o que acabou de se passar na minha mente, me enfio debaixo do chuveiro – e volto a ser uma feminista ferrenha que diz aos homens o que eles devem fazer em vez de ser dominada.

[Branca, austríaca • Criada como católica mas sem religião • <R$ 300.000 • Bissexual ou pansexual • Convivente • Não]

Minha mãe morreu quando eu tinha apenas 13 anos. Como sabia que partiria cedo, ela tratou de me ensinar o máximo possível. Lembro que me falou sobre circuncisão, sobre pênis e, é claro, também disse: "Certifique-se de que seu homem limpe embaixo daquela pele". Ela me ensinou a puxar o prepúcio e limpá-lo com um lápis enrolado em papel higiênico. Eu achava aquilo muito estranho. Queria muito saber como era um pênis, como ele crescia. No ensino fundamental, tivemos de fazer um projeto sobre alguma parte do corpo humano. Obviamente, escolhi o sistema reprodutor.

Conforme amadurecia, percebi que o pênis é bem bonito. Também sou muito boa em lavar e dar prazer aos homens no chuveiro. Obrigada, mamãe! Acho que muitas vezes eles não percebem como a gente gosta de pênis. E isso logo me leva às minhas fantasias. Contei esta fantasia ao meu parceiro, e temos brincado com ela um pouco: adoro ver um pênis urinar; isso me excita. Há nisso algo de muito masculino. E de dominação, que eu também adoro. Não saio contando essas coisas para qualquer um e, antes de conhecer meu atual parceiro, tinha medo de compartilhar esses sentimentos. Mijo, sou adepta do mijo. SOU ADEPTA DO MIJO MASCULINO. Enervante, mas também satisfatório.

[Canadense da Guiana • Ateia • <R$ 600.000 • Bissexual ou pansexual • Casada ou em um relacionamento civil • Sim]

F azia tempo que eu não saía de casa sem o meu bebê. É bom poder sair sozinha. Porém, tudo está demorando mais do que eu imaginava. Meus seios estão cheios de leite e começando a doer, meu sutiã fica a cada minuto mais incômodo. Digo a mim mesma que não falta muito e, olhando em volta para me certificar de que não há ninguém vendo, rapidamente tiro o sutiã, na esperança de ganhar um pouco mais de tempo. Entretanto, quando encontro os últimos itens que preciso comprar nessa loja, sinto aquela compressão familiar que informa que meus seios estão cheios demais e prestes a vazar. Despejo minhas compras no balcão do caixa esperando conseguir sair dali a tempo. Tarde demais. Manchas de umidade começam a surgir na minha camisa. Merda. "Desculpa. Tem algum lugar aonde eu possa ir para resolver isto?", pergunto ao jovem caixa. Sem hesitar, ele fecha o caixa e responde: "Vem comigo". E me leva para a "sala das mães", no fundo da loja. Quando chegamos lá, o leite já está pingando da camisa. Constrangida, peço ao rapaz que segure meus pertences enquanto me arrumo. "Certamente, mas talvez eu possa ajudá-la", ele diz. Chocada, pergunto: "Como assim?". Ele pede desculpas pela ousadia e diz: "Posso ver que está incomodada. Tirar com a mão a quantidade de leite necessária para fazê-la sentir-se melhor vai levar um tempo. E seus seios devem estar bastante sensíveis. Se eu os sugasse não seria tão doloroso". Penso no que ele disse por um momento e, a contragosto, admito que tem razão. Eu levaria um tempão para extrair o leite manualmente, e seria doloroso. Sento-me numa cadeira e tiro a camisa encharcada. O leite jorra. O homem se ajoelha à minha frente e abocanha o primeiro mamilo. Ele suga com perfeição. Com a força necessária para liberar a pressão nos seios, mas com delicadeza suficiente para não causar dor. Depois de alguns minutos, me sinto melhor. O seio ainda está cheio, mas já não dói. Então percebo, horrorizada, que o homem começou a se esfregar.

"O que está fazendo?", grito. Ele para de sugar meu mamilo. O leite ainda está jorrando e escorre por minha barriga.

O rapaz pede desculpas, diz que não queria me constranger, mas que sugar meus peitos tinha lhe dado tanto tesão que seu pau estava duro a ponto de explodir. Pensou que poderia abrir as calças sem que eu percebesse. Diz que pode parar se eu quiser.

Fico quieta. A pressão nos seios volta a aumentar. Ainda preciso de ajuda, de modo que lhe digo que siga em frente.

Então ele me pergunta se poderia tirar o pau para fora e se aliviar como estava aliviando a mim. Entendo como ele se sente. Afinal, estava tão desesperada que deixei o funcionário da loja sugar meus peitos. O leite ainda está saindo dos meus mamilos. "Faça o que for preciso", digo-lhe.

Ele abre o zíper das calças e deixa à mostra o pau muito duro e muito grosso. Fico bastante impressionada com o tamanho e a grossura. Ele abocanha meu mamilo mais uma vez e começa a sugá-lo enquanto se masturba. Tento não ficar olhando, mas seu tamanho é espantoso. O rapaz engole sofregamente meu leite, e começo a ficar excitada. Tento espirrar em seu pau o leite do peito que está livre, mas erro o alvo. Por fim, pergunto: "Quer que eu espirre leite em seu pau?".

Ele quase goza só de pensar no pau coberto de leite, mas consegue se conter. "Quero sim", responde. Aperto os dois peitos, e o leite jorra em cima de seu pau latejante. Ele continua a se masturbar e a chupar meus seios, e fico ainda mais excitada. Começo a imaginar como seria ter aquele pau dentro de mim. Pergunto se ele quer me comer.

Ele solta meu seio e levanta minha saia. Uma gota de leite pinga do mamilo. Ele empurra minha calcinha para o lado e, devagar, enfia o pau dentro de mim, enchendo a minha boceta. Sinto cada movimento que ele faz. Dói um pouco quando ele vai fundo, mas não de um jeito ruim. Como estou muito excitada, meu leite começa a jorrar com mais força. O rapaz abocanha um seio e suga-o com vigor. O leite espirra em sua boca e em seu peito. Então seu pau latejante explode dentro de mim e ele goza. Também tenho um orgasmo, e assim minha boceta se contrai em volta daquela pica. O esperma escorre de mim. Ele continua a sugar meu seio até o leite finalmente acabar. Não quer desperdiçar nem uma gota.

[<R$ 600.000 • Heterossexual • Casada ou em um relacionamento civil • Sim]

pessoas desconhecidas

"Será que esse homem ao menos me notou? Será que vai sentir o mesmo tesão que eu da próxima vez que o trem frear e nossos corpos se tocarem?"

Quem nunca passou por uma pessoa desconhecida na rua e olhou para trás, intrigada? Também já nos sentamos perto de alguém no transporte público ou espiamos de longe uma pessoa em uma livraria ou em uma festa que inspirou nossas fantasias sexuais. Não sabemos nada sobre essa gente; podem até ser pessoas horríveis na vida real, mas às vezes um mero olhar fugaz é suficiente para nossa imaginação correr solta. Uma das cartas descreve uma experiência que será familiar para muitos de nós: "O trem está lotado, cheio de corpos suados e cansados. Essas pessoas com as quais jamais faço contato visual, muito menos começo uma conversa, passam pela minha mente: penso em seus nomes, fantasio como seria uma vida juntos". É um enredo arquetípico que foi enormemente romantizado pela cultura popular: a emoção de chamar a atenção de uma pessoa qualquer, sentir uma ligação especial e segui-la espontaneamente rumo ao desconhecido é tema de inúmeros livros e filmes.

Portanto, não fiquei surpresa com a quantidade de cartas com fantasias sobre pessoas desconhecidas. Mas o que exatamente há de tão atraente na ideia de fazer sexo com um estranho? É a onda de luxúria que acompanha um olhar demorado, injetando algum erotismo inesperado em um trajeto matinal? A sensação de anonimato, talvez – a pessoa não sabe nada sobre você, o que abre espaço para criar uma identidade nova e empolgante, livre dos problemas domésticos diários. Ou será a tensão criada por estar num local público, onde qualquer excitação sexual deve necessariamente ser contida? Há algo estranhamente íntimo em compartilhar rituais com alguém – esperar por um ônibus, um filme ou uma comida para viagem – e sentir o olhar quente da outra pessoa em seu corpo.

E, claro, há a simplicidade – é a expressão máxima de "sem compromisso". O anonimato intrínseco significa que qualquer atração é puramente física, sem as complicações de detalhes pessoais ou a pressão de um possível relacionamento. Fantasiar com pessoas desconhecidas representa uma oportunidade de sair da rotina dos primeiros encontros ou de encontrar alguém para obter satisfação aqui e agora – sem fazer perguntas.

No episódio de abertura de uma série que estrelei há alguns anos, chamada *The Fall*, minha personagem Stella Gibson, uma célebre detetive superintendente, faz uma proposta a um jovem detetive em seu primeiro encontro.

Em todas as entrevistas que fiz depois do primeiro episódio ir ao ar, os jornalistas me perguntavam sobre aquela cena. Mesmo agora, mais de uma década depois, ainda sou questionada sobre isso. Claramente as pessoas ficaram intrigadas. Mas também ficaram chocadas. Ah, aquela garota! As mulheres a invejavam, os homens a cobiçavam. Mas o que ficou claro na reação exagerada da mídia foi que a cena, pouco mais de dez anos atrás, era de fato a realização de uma fantasia.

Como mulheres, fomos corretamente ensinadas a temer o fascínio por alguém atraente, mas desconhecido; a promessa de sedução ou de sexo com um estranho pode significar perigo de vida. Mas na fantasia, esse risco é emocionante e, embora contrarie a nossa intuição, parece abranger uma sensação de segurança. Nessas fantasias, o anonimato nos protege, evitando a carga emocional que advém de conhecer alguém muito bem. Estranhos podem se juntar a nós para um único momento de prazer, em que estamos no controle total ou deliberadamente sob o controle de outra pessoa. Para as colaboradoras que fantasiam aqui, o mistério inerente ao anonimato traz uma poderosa força erótica.

Estou numa clínica criada para ajudar as pessoas a chegarem ao orgasmo. Passo pela triagem e me pedem para tirar a roupa, me sentar numa maca e colocar os pés em apoios. Alguém entra na sala para me avisar que, para chegar à parte boa, preciso estar limpa. Com muito cuidado, me dão um banho de esponja, enquanto vão descrevendo tudo o que fazem comigo. Depois um médico me transfere para outra maca e pergunta qual é o problema e por que não consigo gozar. Enquanto ouve minha resposta, ele passa um dedo reconfortante para cima e para baixo em minha vulva. Quando paro de falar, ele me pergunta se pode massagear meu clitóris para ver como anda minha lubrificação. Respondo que sim, e quando ele sente um pouco de umidade diz que sou uma boa menina. É muito encorajador e pede permissão para tudo. A certa altura do exame, faz uma pausa e olha para baixo: ele está muito duro. "Sinto muito, meu pênis está tão duro que dói, e não poderei continuar se não resolver o problema. Você se importa se eu me masturbar um minuto?" Não me importo e, ao ver sua mão acariciar o pau duro, fico mais excitada e começo a me tocar. Quando o pau endurece ao ponto de o médico já quase não suportar, ele me pergunta se eu consentiria que me penetrasse até gozar. Respondo com um enfático sim, e ele começa a enfiar o pau dentro de mim, mas estou tão excitada que chego um orgasmo intenso antes que ele consiga penetrar até o fim.

[Branca, americana • Espiritualizada • >R$ 600.000 • Bissexual ou pansexual • Em um relacionamento • Não]

Imagino o trem da manhã superlotado, a caminho da universidade. É tanta gente que às vezes nem abrem as portas naquela estação, mas nesse caso o cenário da minha fantasia não seria possível.

Fui instruída a entrar no ponto final da linha, minha parada habitual. Há muitos assentos livres, mas não me sento. Fico em pé onde me disseram para ficar, na parte de trás, perto das portas, e me seguro na barra de metal. O trem chega ao centro da cidade e a partir daí vai ficando cada vez mais cheio. Estou esperando por alguém, um homem que nunca vi antes. Ele deveria embarcar na praça principal, mas não sei se vai entrar mesmo. Às vezes fantasio que está chovendo lá fora e que os guarda-chuvas molhados roçam minhas pernas nuas – não estou usando meia-calça, embora esteja frio. Também não estou usando calcinha, porque alguém no telefone me disse para não usar. O vagão está quente e úmido, cheira a café, hálito matinal e suor. Pelo alto-falante, uma voz de mulher anuncia as várias paradas. Este é o meu trem, esta é a minha cidade, mas na minha fantasia sou nova por aqui e não sei muito bem para onde estou indo.

Ainda estou segurando a barra de metal. O vagão está realmente lotado agora. Continuo sendo empurrada pelas mochilas que as pessoas carregam; meu rosto está perto da axila de alguém, que fede a desodorante; há um bebê chorando mais adiante, mas não consigo vê-lo. Não consigo ver muito acima da altura do peito. Na vida real, sou mais alta. É estranho porque falo esse idioma, mas aqui e agora desconheço-o.

O bonde anda, para e recomeça; as pessoas se chocam umas contra as outras. Alguém derrama café na camisa de outro passageiro. Ouço vozes irritadas, mas não entendo nada. O café escorre pelo chão e molha meus sapatos. É então que sinto a mão no meu quadril. Olho para baixo. É uma mão grande e suja de homem, com as unhas roídas e encardidas. Parece forte. Posso sentir a respiração do homem em meu couro cabeludo, mas não me viro, porque não ver faz parte da fantasia. Talvez não conseguisse me virar mesmo que quisesse. O vagão está muito cheio mesmo. Olho fascinada para a mão que a esta altura está sob a minha saia, acariciando a parte superior das minhas coxas. Estou nervosa e excitada, porque foi assim que me disseram que seria. Ele se esfrega em mim enquanto fico ali, esmagada contra seu corpo. Seus jeans estão sujos de tinta ou gesso.

Não posso me afastar porque não há espaço para me mexer, então tenho de ficar ali e deixar rolar. Escondida pela saia, a mão começa a roçar meu clitóris. Não há mesmo nada que eu possa fazer, então aperto a barra de metal à qual ainda estou agarrada e tento abrir um pouco as pernas.

Ao redor, todos olham para o celular. Não têm ideia do que está acontecendo comigo. Esse homem que não consigo ver deve ter aberto o zíper dos jeans, porque, de repente, não sinto mais seus dedos encardidos me massageando com cuidado, mas um pênis duro como uma rocha me penetrando. Isso me tira completamente o fôlego, pois não estava esperando, apesar de ter entrado no trem com essa intenção. Está doendo. Tento não emitir nenhum som, embora esteja muito difícil suportar e eu tenha certeza de estar sendo rasgada. Me desequilibro e me agarro com força à barra de metal à medida que o trem anda e para – e mais e mais pessoas caem contra mim. Olho para o chão enquanto esse homem sem rosto ejacula dentro de mim. Ele se afasta, fecha o zíper e desaparece. Acho que saiu do vagão empurrado. O piso é de linóleo preto e posso ver respingos de sêmen nele, escorrendo de mim. Antes que tenha tempo de pensar com clareza, sinto outro par de mãos em meus quadris e outra ereção pressionando minhas costas. Foi então que percebi que não havia entendido o plano. Olho para cima e vejo que os passageiros ao meu redor são todos homens. Todos me olham com o rosto vazio. Alguns se esfregam distraidamente por cima das calças, ao passo que outros já estão com o pênis na mão. Já o desconhecido número dois está esfregando o dele em mim, por baixo da minha saia.

[<R$ 90.000 • Lésbica • Em um relacionamento • Não]

Esta é uma das minhas fantasias: sou homem e tenho um "mordomo" que busca mulheres dispostas a transar comigo. Cinco mulheres são apresentadas a mim. Estão nuas, deitadas numa cama bem grande, com as pernas abertas. Nenhuma está depilada. Eu também estou nu e tenho uma grande ereção. Me aproximo delas lentamente, fitando cada uma. Me deleito com as bocetas suculentas à minha disposição. Meu "mordomo" diz quantas posso tocar, quantas posso lamber e quantas posso foder. Ele é mais generoso no dia do meu aniversário. Hoje posso tocar duas, lamber três e foder uma. Costumo trapacear um pouco: cheiro todas elas aleatoriamente antes de decidir como proceder. Não tenho pressa; olho e cheiro, às vezes acaricio a barriga ou a parte interna das coxas. Começo acariciando uma das bocetas; enquanto esfrego o clitóris, sinto sua umidade, sinto-a ganhar vida. A mulher responde abrindo mais as pernas e fazendo força contra minha mão. Primeiro enfio um dedo, depois dois. Continuo a lhe dar prazer enquanto lambo a boceta ao lado. Saboreio seu cheiro e seu sabor de mel, exploro seu interior com a língua e alterno com lambidas no clitóris. Com a outra mão, acaricio meu pau. Quando as duas gozam, passo para outra boceta, que lambo e sondo com a língua. Esta mulher tem duas bocetas, que estão implorando para serem tocadas ao mesmo tempo. Quem sou eu para recusar? Com satisfação, dou prazer às duas simultaneamente, e vou ficando mais excitado à medida que chegam ao clímax graças a meus dedos, minha boca e minha língua. Em seguida, penetro uma delas; deslizo o pau devagarinho para dentro e sinto sua mucosa úmida, aveludada e ingurgitada me agarrar. Sabendo que é isso que ela quer, eu a fodo vigorosamente por alguns minutos, até ela gozar e o fluido de sua boceta mudar de consistência. Não há orgasmo fingido aqui. Então me retiro, me deito de costas e peço que ela venha por cima. Que alegria a sentir se encaixando em meu pau impaciente. Uma das sortudas que lambi senta-se em meu rosto. Agarro suas nádegas enquanto minha língua explora novamente sua bela vulva. Sinto as duas gozarem novamente. Nem preciso dizer que não consigo me conter e ejaculo dentro dela. Então meu "mordomo" começa o seu "turno" – e eu assisto. Ele não tem restrições quanto ao número de mulheres que pode satisfazer.

[Bissexual ou pansexual • Casada ou em um relacionamento civil • Não]

É uma noite quente, úmida e escura. Saio com as amigas. Tenho as pernas bronzeadas e uso uma saia curta. Gosto de perceber que muitos viram a cabeça quando passo. O barman é sedutor, e aprecio a dose extra que oferece a mim e às meninas. Uma música conhecida começa a tocar, começamos a dançar; o ambiente vibra, e há sexo no ar. Há muitos homens – brincalhões, ansiosos –, e a pista de dança está tão lotada que temos de dançar meio colados uns aos outros. De repente, sinto uma mão tocar a parte interna da minha coxa. Outra mão está na minha cintura, me acariciando. Uma terceira passa por baixo do meu top e desliza insistentemente pelo seio até chegar ao mamilo. Continuo dançando, esfregando-me contra o homem desconhecido atrás de mim. De cada lado, um sujeito me apalpa um seio. Na frente, outro desconhecido se ajoelha, como se tivesse deixado cair alguma coisa, se aproxima e me toca – a sensação é de poder. A multidão é tão compacta que ninguém consegue ver o que está acontecendo, mas eu sei. O homem de trás levanta minha saia e me empurra ligeiramente para a frente; suas mãos me apalpam e me preparam. Minha calcinha é puxada para baixo e então eu o sinto. Duro como uma rocha, enorme e grosso. Esse homem me fode enquanto os outros observam com as mãos em mim e em seus paus, absorvendo tudo. Ninguém na multidão pode ver o que está se passando, apenas nós. A sensação é de poder. Sinto-me plena. Não vejo o rosto de nenhum deles. Não me importo. Eles se aproximam e, um a um, me penetram. Tudo que eu quero é acolhê-los em minha boceta lubrificada.

[<R$ 300.000 • Heterossexual • Casada ou em um relacionamento civil • Sim]

Estou encostada no balcão de um bar cheio e parcamente iluminado. Na frente do balcão, que é revestido de madeira, há vários buracos ovais cobertos pelo lado de dentro por um painel móvel. Sabiamente, as mulheres estão de saia e sem calcinha, e pressionam a virilha contra os buracos. Do outro lado, funcionários escondidos escolhem qual buraco vão descobrir. Por ali, enfiam dedos, lambem e aplicam vibradores, muitas vezes até o orgasmo. De vez em quando, porém, param antes do orgasmo e voltam a cobrir o buraco. Fingir que nada está acontecendo é uma tortura gloriosa. Essa fantasia sempre funciona para mim.

[Holandesa • <R$ 90.000 • Heterossexual • Solteira • Não]

É início da noite e estou com amigos numa festa numa mansão ao norte de Londres. Não gosto muito de multidões; portanto, depois de cumprimentar todo mundo, passo a perambular pela casa sozinha. Felizmente, há belas pinturas e esculturas por toda parte, e me entretenho percorrendo os corredores dos andares superiores e admirando-as. Em algum momento durante meu passeio, ouço um trovão ao longe – uma tempestade se aproxima. Enquanto continuo observando as obras de arte, me deparo com o que, aos meus olhos americanos, parece ser um museu, talvez um salão de baile da época em que a mansão tinha sido construída. Enorme, quase vazio, exceto pelas pinturas nas paredes.

Quando termino minha volta pela sala, me aproximo da porta, e de repente as luzes piscam e se apagam. Fico parada por um momento, tentando imaginar o que poderia ter acontecido. Olho em volta, mas não vejo nada além de um profundo breu. Talvez haja luz no corredor, penso, e então tateio em busca da porta. Passo por ela e entro no corredor. Estaco. Não enxergo nada, mas ouço vozes fracas no andar de baixo. Ninguém parece estar em pânico, então relaxo um pouco, percebendo que provavelmente a energia havia sido cortada por causa da tempestade.

Viro-me e tento me lembrar do caminho de volta para as escadas, quando me deparo com algo sólido e grande. Levo um susto e tropeço para trás, mas braços quentes e fortes me seguram. Minhas mãos agarram a lapela do paletó de um homem. Estou muito assustada para falar ou me mexer. Ele também não se mexe, e permanecemos ali quase abraçados. O homem é alto e cheira a uísque e a um tempero que não consigo identificar. De repente, não sinto necessidade de me mexer, exceto, talvez, para mais perto dele.

Depois de alguns minutos, ele aproxima a boca do meu ouvido e, num sussurro rouco, pergunta se estou bem. Levanto um pouco a cabeça, ainda segurando seu paletó, e respondo: "Tudo bem, e você?". Nenhum dos dois faz qualquer movimento para soltar o outro, e suas mãos quentes permanecem em minhas costas. Poucos instantes depois, seus braços se soltam um pouco. Sinto a decepção brotar dentro de mim, mas ele não se afasta, apenas desliza as mãos por minha cintura. Então aproxima a cabeça outra vez e sugere que procuremos um dos quartos, onde poderia haver mais luz. Sou conduzida pelo corredor escuro até chegarmos a uma porta fechada. Ele a abre e me leva para dentro, fechando-a atrás de nós. Ainda não há luz em lugar nenhum, nem mesmo uma réstia filtrada pelas janelas; nada além de escuridão. Em pé atrás de mim, ele se aproxima e diz: "Que pena! Aqui também não tem luz". Sua voz me dá arrepios. "Talvez a gente deva esperar aqui até a tempestade passar", sugiro.

Sua cabeça roça a minha quando ele se inclina ainda mais, e minhas pernas parecem gelatina quando suas mãos seguram meus quadris, seus lábios roçam meu pescoço e ele me puxa para mais perto. Jogo o corpo um pouco para trás e o ouço rosnar baixinho. Viro-me para encará-lo. Quero sentir o gosto de sua boca, e ele consente, beijando-me suave e lentamente no início. Depois de alguns instantes, ele se afasta e olho para cima, para onde presumo que seu rosto estivesse, mas nenhum de nós consegue enxergar nada. Ele ri. "Já que não podemos nos ver, deveríamos pelo menos nos apresentar?", pergunta. Penso por um segundo antes de responder: "Melhor não".

Com as mãos nas minhas costas, ele me puxa e me beija outra vez. Sinto sua ereção, e meu corpo responde: coração e respiração se aceleram. Começo a desabotoar sua camisa, suas mãos encontram o zíper do meu vestido. Ele é mais rápido, e o vestido desliza para o chão antes que eu consiga terminar de desabotoá-lo. Enquanto luto com os botões, ele tira o paletó e a gravata. Com a camisa finalmente aberta, deslizo as mãos por seu peito e a arranco. Então avanço para as calças e puxo o zíper. Sinto seu pau duro através do tecido, ansiando por ser liberado. Tiro suas calças. Nossas bocas se encontram novamente. Nossas mãos passeiam por todos os lugares que alcançam, explorando cada centímetro do corpo um do outro. De repente, ele me levanta; passo as pernas em volta dele e sinto seu pênis deslizar para dentro de mim, como se tivéssemos praticado essa coreografia muitas vezes. Gemo, e ele me beija novamente – sua língua mergulha na minha boca enquanto seu pau mergulha dentro de mim. Ele dá uns passos, encontra a cama e se abaixa devagar, sem se afastar um milímetro sequer de mim. No início, nos movemos lentamente, depois com mais urgência, até não conseguirmos mais nos conter. Com os corpos molhados de suor e a respiração forte e acelerada, gozamos ao mesmo tempo. Depois ficamos abraçados por vários minutos, até recuperar o fôlego. Ele sai de cima de mim. Por uma fração de segundo desejo que não o tivesse feito. Então ele se deita de frente para mim, passa a mão pelo meu quadril, sorri e pergunta meu nome. "Melhor não estragar o mistério", respondo. Então ele se aproxima e me beija. "Talvez", responde, e novamente ouço um sorriso em sua voz. Nós nos levantamos e procuramos nossas roupas; pego meu vestido e o visto. Suspirando, digo que preciso voltar para a festa antes que meus amigos comecem a se preocupar.

"Vou te ver de novo?", ele pergunta. "Mas você nem me viu", respondo.

Então dou-lhe um beijo e vou embora, desejando encontrar o caminho para o andar de baixo antes que as luzes voltem a se acender.

[Branca, americana • Heterossexual • Casada ou em um relacionamento civil • Não]

Em minha fantasia, sou levada por um desconhecido e me entrego a ele sem nenhuma condição. Estou no corredor de um hotel, trajando um vestido com botões de cima a baixo, sem calcinha, com os olhos vendados. Uma porta se abre, eu entro. Eu me esfrego e me masturbo enquanto ele observa. O homem diz que quer ver meu dedo desaparecer na minha boceta; que não vai me tocar de jeito nenhum até eu gozar, que apenas nessa hora vai meter em mim. Preciso respirar fundo – a ideia de receber um pau duro naquele exato momento é incrível! De deixar minha boceta se contrair ao redor dele enquanto ele empurra até o fundo. Sinto-me embriagada. Ele é perigoso e estou adorando, por isso deixo meu vestido cair no chão. Estico as costas, mexo os quadris de um lado para outro e sinto meus fluidos escorrerem. Não sei onde fica a cama. Dou um passo, mais um, e meu joelho toca a colcha. Estico um braço, depois outro, tateio e subo nela. Empino a bunda para trás, esticando-me como um gato. Abaixo a parte superior do corpo, abrindo bem as pernas e afundando a cabeça na cama. Passo o braço sob a barriga e me toco. Como minha boceta está aberta! Deixo meu dedo deslizar sobre o clitóris e sinto em cima dele o hálito quente do homem, que me observa bem de perto. Com os olhos vendados, imersa em minha própria bolha, empurro a bunda na direção dele, sinto minha bunda macia com a outra mão, deslizo o dedo entre as nádegas até chegar à fenda da minha boceta, enquanto a outra mão abre os lábios e um dedo gira sobre o clitóris – estou no auge de um desejo louco e incontrolável. Só consigo pensar em ter aquele pênis dentro de mim logo. Desejo isso agora, antes de gozar. De repente sinto a pressão da carne dura contra meu clitóris supersensível, estimulando-me por alguns segundos. Quando ele enfia o pau dentro da minha boceta molhada e faminta, ela lateja. Quero que ele me preencha sem se mexer, desejo apenas sugá-lo. Sinto o orgasmo se espalhar por meu corpo como um incêndio, deixando-me totalmente mole, trêmula e impotente. Nunca tinha tido um orgasmo tão explosivo. Choro; sinto uma emoção brotar dentro de mim, felicidade, desespero, até mesmo amor. É intenso demais. Sinto suas mãos agarrarem minha bunda e me puxarem para mais perto. Sua pegada é forte. Ele sabe exatamente o que está fazendo. Nós nos mexemos um contra o outro enquanto as ondas continuam vindo. Isso é muito novo para mim, pois geralmente me afasto quando começo a gozar, o que torna o orgasmo uma sensação breve e sem profundidade, incapaz de fazer minha mente sair do corpo. Mas o homem continua me penetrando de modo que eu continuo gozando e gozando! Preciso gritar. Então ele faz algo ainda mais inesperado. Sinto uma pressão contra meu cuzinho apertado, o que faz minha boceta e meu clitóris saltarem para fora. Então seu polegar desliza lentamente para dentro do meu cu. A sensação é tão louca que nem sei o que pensar. É insuportável, mas ao mesmo tempo não quero que pare. Tenho um orgasmo antes mesmo que o último tenha se dissipado, e lágrimas escorrem dos meus olhos.

[Finlandesa • Bissexual ou pansexual • Em um relacionamento • Sim]

Passei os primeiros 25 anos da minha vida me reprimindo a fim de me proteger de uma rotina doméstica muito destrutiva; nesse período, me concentrei apenas em sobreviver. Boa parte da dificuldade estava relacionada à descoberta da minha identidade sexual. Não sei como teriam (ou deveriam ter) sido as coisas se minha infância e minha adolescência tivessem sido normais (seja lá o que "normal" signifique). Há quatro ou cinco anos, minha libido ainda não existia e o sexo não era algo que eu sequer soubesse como tratar. Acho que tinha vergonha de querer saber o que estava perdendo, vergonha da minha curiosidade sobre meus próprios desejos. Uma boa garota indiana não pensa em sexo nem nada do gênero... esse era o modelo nos anos 1990, e ele contribuía para piorar a mentalidade reprimida que eu já tinha.

Trabalhei para me libertar dessa mentalidade, tentei aprender sobre minha sexualidade: o que eu desejo, quem eu desejo, o que me excita? E melhorei o bastante para saber, pelo menos em parte, quais são minhas preferências sexuais. Isso é muito importante para mim. Agora, quando deixo a sensualidade ditar meus pensamentos, é o meu rosto e o meu corpo que vejo (baixo, curvilíneo e tudo mais), e me permito ser o centro do meu desejo.

Eu me imagino num quarto de hotel luxuoso, de frente para o mar; posso ouvir as ondas batendo na praia. Estou completamente nua, deitada numa cama grande, e uma brisa quente entra pelas janelas. Estou cercada por vários homens bastante atraentes, todos nus e muito bem-dotados, que esfregam um óleo deliciosamente perfumado em minha barriga, pernas, pés, costas, coxas e nádegas. Por todo o corpo. Dois deles massageiam meus seios e acariciam meus mamilos até eles ficarem duros. Outro massageia meus quadris; suas mãos se movem lentamente para dentro, em direção à minha vagina, e um dedo comprido desliza entre minhas dobras, agora muito molhadas: ele acaricia meus lábios e circunda meu clitóris muito, muito lentamente. Em seguida, outros homens abrem bem minhas pernas para que eu fique completamente exposta, e meus braços são amarrados acima da cabeça. Mais dedos começam a me acariciar entre as pernas, e mais óleo é esfregado na parte interna das minhas coxas; um pouco no meu ânus. Agora, dedos ligeiramente frios circundam devagar o meu clitóris e ocasionalmente o acariciam. Assim que começo a sentir o orgasmo chegando, os dedos param. Quando meu corpo se acalma, eles começam tudo de novo.

Esse ciclo continua se repetindo. Mais dedos lubrificados passam por minha vagina, por meu clitóris, e depois me penetram lentamente. Primeiro um dedo, depois dois, depois três. Eles entram e saem devagar e se curvam para me acariciar por dentro. Roçam de leve meu ponto G, apenas o suficiente para me provocar, não mais do que isso. Um homem lambe meus seios e chupa meus mamilos, aumentando lentamente a pressão. Uma língua lambe meu clitóris, e em seguida uma boca se fecha sobre ele e o suga lentamente; depois a língua entra com força dentro de mim. Entra e sai cada vez mais rápido. Posso sentir um orgasmo se formando. Mas quando estou chegando perto... tudo para.

Os homens me viram de bruços e me fazem ficar ajoelhada, com as pernas bem abertas e as nádegas levantadas. Colocam embaixo de mim uma espécie de assento acolchoado elevado com uma grande abertura no meio, de modo que, quando me deito de bruços sobre ele, a área entre minhas pernas fica totalmente acessível por baixo. Dois dos homens estão embaixo de mim, chupando meus seios, mas dessa vez eles têm pequenos cubos de gelo na boca e ocasionalmente os deslizam em meus mamilos. Um deles massageia mais óleo em meu ânus e, muito lentamente, introduz pequenas pérolas. Ele enfia uma e depois a retira bem devagar. Em seguida, com uma lentidão agonizante, introduz duas contas, depois três... até me encher de contas e puxá-las para fora, às vezes rápido, mas na maioria das vezes devagar. Alguém coloca dois ou três cubos de gelo na boca e os empurra para dentro da minha vagina com a língua, um de cada vez. O mesmo homem acaricia e massageia meu clitóris, aplicando cada vez mais pressão. Mais uma vez, estou chegando perto do clímax, mas ele para exatamente quando estou prestes a gozar.

Então sinto algo comprido e duro sendo empurrado em minha vagina: um daqueles vibradores de dupla estimulação. Ele é empurrado e puxado bem devagar. De novo, e de novo, e de novo, a vibração excita meu clitóris. Quando o vibrador é retirado, pérolas são introduzidas no meu ânus. Mais dedos massageiam óleo entre minhas pernas; em seguida, param. As pérolas são deixadas dentro de mim. Ocasionalmente, um dedo acaricia meu clitóris, mas, fora isso, ninguém me toca entre as pernas. Sinto o toque frio de uma seda na minha pele quente, nos pés, nas nádegas, nas costas, nos mamilos. Depois de alguns minutos, um dos homens desliza por baixo de mim e acaricia minhas dobras com seu pênis totalmente ereto e muito grande. Ele passou um lubrificante refrescante no pau duro, e sinto um ardor quando sou acariciada por ele. A seda para de deslizar sobre meu corpo, e as pérolas anais começam a entrar e sair outra vez, bem devagar. Sinto o homem por baixo empurrar o pênis grosso e comprido até o fim, devagar mas com firmeza. Ele puxa a pele para trás e faz com que meu clitóris fique totalmente exposto, de modo que seus pelos pubianos o acariciam com um roçar suave enquanto o pau entra e sai repetidas vezes.

Meus mamilos estão sendo sugados com força, e o homem atrás de mim bate na minha bunda enquanto enfia e tira as contas anais cada vez mais rápido. Sinto o orgasmo chegando; meus lábios estão bem abertos, de modo que fico bem exposta. O homem embaixo de mim dá estocadas cada vez mais fortes e gira ligeiramente os quadris para atingir meu ponto G. A tensão vai crescendo, crescendo, e de repente todo o meu corpo se incendeia com o orgasmo. Continuo gozando e gozando até quase desmaiar. Então desmonto, completamente saciada. Sinto toalhas úmidas e quentes me limpando e adormeço.

Ao terminar de escrever isto, percebo que tudo está envolto em anonimato. Os homens são desconhecidos – não fantasio com meu parceiro nem com ninguém que eu conheça –, mas me sinto totalmente segura com eles. Como disse antes, acho que ainda não cheguei lá. Ou talvez nunca chegue, e talvez isso seja bom. Minha vida gira em torno de descobrir a verdade sobre quem sou, e sei que este se tornou um momento decisivo nessa busca. Somos seres muito frágeis e complicados. Há muito a proteger e, às vezes, muito a evitar. Essa é a medida do nosso valor. Tenho sorte de ser mulher.

[Asiático-britânica • Agnóstica >R$ 600.000 • Heterossexual • Casada ou em um relacionamento civil • Não]

O trem está lotado, cheio de corpos suados e cansados. Essas pessoas com as quais jamais faço contato visual, muito menos começo uma conversa, passam pela minha mente: penso em seus nomes, fantasio como seria uma vida juntos.

Um homem entra e se senta ao meu lado, sem me olhar nem uma vez. É muito mais velho; grisalho nas têmporas, tem rugas de expressão e uma aparência distinta. Começo a sentir uma certa ansiedade. Será que esse homem ao menos me notou? Será que vai sentir o mesmo tesão que eu da próxima vez que o trem frear e nossos corpos se tocarem? Quando começa a ler as notícias no celular, não consigo deixar de fantasiar com ele colocando a mão no meio das minhas coxas para sentir a umidade e o calor que me provocou – a mão que está apoiada no joelho e que encosta na minha perna toda vez que o trem acelera ou faz uma curva. Começo a me preocupar com o fato de meus pensamentos estarem muito visíveis. Imagino que ele sussurra em meu ouvido para que eu o siga, que pega minha mão e me leva para um lugar escuro e isolado. Ali finalmente nos olhamos, e antes que eu perceba ele está me beijando com força e me pressionando apaixonadamente contra a parede. Ele beija meu pescoço de cima a baixo, rasga minha camisa e expõe meus seios. Seu volume, perfeitamente alinhado entre minhas coxas, torna-se cada vez mais insistente. De repente, o trem para e o homem se levanta e sai do trem sem dizer uma palavra, sem olhar para mim, sem saber das carícias intensas que acabamos de compartilhar.

Apenas mais um desconhecido num trem por quem devo me desapaixonar.

[Branca, australiana/birmanesa • <R$ 180.000 • Bissexual ou pansexual • Em um relacionamento • Não]

poder e submissão

"Degradação, humilhação, perigo. Desejo tudo isso."

"Deite-se e pense na pátria." Este já foi o conselho padrão de uma mãe para uma filha em sua noite de núpcias. Passivas, mansas e castas, esperava-se que as mulheres fechassem os olhos e abrissem as pernas. Um século depois, felizmente as coisas mudaram. E embora as mães mais liberais de hoje possam até não falar francamente com as filhas sobre masturbação, estimulação do clitóris e ponto G, em muitos países, as atitudes em relação ao sexo passaram por uma revolução e existe agora educação sexual básica nas escolas. Este progresso obviamente não aconteceu em nível mundial, e as dinâmicas de poder "tradicionais" persistem em muitas partes do mundo, estendendo-se, sem dúvida, até ao quarto de dormir.

À medida que os papéis das mulheres mudaram no trabalho, em casa e nos relacionamentos, continuamos ganhar atitude, não apenas na expressão da nossa sexualidade, mas também na autonomia sobre o nosso corpo. Talvez não seja surpreendente, então, que nas centenas de cartas que me foram escritas, o tema predominante fosse o do poder: dominação e submissão, e a dança por vezes fascinante entre as duas.

Em algumas cartas, a fantasia de dominação ou submissão é a inversão definitiva do cotidiano. Uma mulher escreve que é profissional, feminista e tem controle sobre todas as áreas da vida, mas todas as suas fantasias giram em torno de ser dominada, degradada e humilhada pelo marido. Algumas cartas descrevem a emoção inerente de "entregar o poder que lutei tanto para conquistar", enquanto, para outras, o inverso tem o mesmo efeito: assumir a liderança com autoridade inabalável e inquestionável é o que gera a carga erótica. Será que submeter-se à vontade de outra pessoa numa fantasia é uma forma de excluir a pressão do constante alto desempenho e da tomada de decisões responsáveis, tanto na nossa vida profissional como privada? Ou atinge sentimentos mais profundos de síndrome do impostor, o que significaria que a degradação em si é, de alguma forma, o que realmente merecemos? Talvez a falta de ambiguidade nos papéis de submissa ou de dominadora ofereça uma liberdade em relação à nossa posição em determinadas situações. Ou será que nossas fantasias de assumir autoridade são a personificação de um poder que pensamos não ter na vida real? Poderíamos pensar nas cartas deste capítulo como um meio de ativar e até de aumentar nossa confiança sexual. Em última análise, seja qual for a motivação subjacente, nossas fantasias nos oferecem um lugar onde a luta pelo poder e pelo controle envolve prazer e não dor, e onde o poder das mulheres é controlado e libertado.

Tive minha própria experiência de assumir meu poder sexual aos 40 anos, quando interpretei uma das minhas personagens favoritas, a detetive superintendente Stella Gibson na série de TV *The Fall*. Permita-me mencioná-la novamente, porque ela teve um impacto profundo em mim. Stella não fazia esforço nenhum para ser confiante física, intelectual e sexualmente. Ela foi buscar o que queria tanto nos homens quanto nas mulheres, e era importante para mim que a víssemos dando as ordens no quarto também. Tenho falado publicamente sobre o fato de que interpretar Stella despertou algo em mim em termos de confiança sexual, e também estimulou um sentido de feminilidade e sensualidade. A maioria de nós não tem o dom de uma Stella Gibson para mudar a nossa própria narrativa sexual, mas se eu conseguir chegar lá pensando no que ela faria e como agiria, talvez percebamos que todas nós temos esse potencial. É emocionante pensar que podemos canalizar as nossas fantasias de poder e dominação para o real empoderamento das mulheres em todo o mundo. E, claro, embora esse seja um projeto a longo prazo, podemos satisfazer as nossas fantasias enquanto isso, como se fossem um prenúncio de um futuro no qual nossas vozes têm poder ilimitado, independentemente da forma que escolhermos usá-lo.

Sou o que se pode chamar de uma mulher histérica. Fico enrolando e desenrolando os dedos dos pés; fico em pé porque não consigo ficar sentada; sonho porque é muito incômodo viver com aquela sensação provocada pelos planos cancelados: Cacoete: "ato ou comportamento que é repetido de modo completamente involuntário ou automático, seja por influência de repetições frequentes anteriores ou devido a algum tipo de impulso, tendência ou predileção incontrolada ou inconsciente". Ninguém jamais foi capaz de me fazer expurgar esse sentimento, mas é assim que imagino que seria:

Ele chega à noite. Enquanto caminha pelos corredores de pedra, sua capa faz um leve ruído. É alto, mas não muito. É forte, mas não demais. É refinado, mas não aristocrático. Os aristocratas não transam como ele. Vira uma esquina. Tem um encontro. Imagina as cenas antes que aconteçam: o rasgar de um tecido, um suspiro urgente na quietude, o tremor de uma perna nua. Minha perna nua. Ele já está duro.

Ele dobra outra esquina e desce uma escada em espiral. Vamos nos encontrar nas masmorras. Espero por ele com a respiração suspensa pela expectativa. Mas não se trata apenas de mim; trata-se de como ele se sente em relação a mim. É aí que reside meu desejo. Consigo ouvi-lo agora, mas o som de seus passos morre quando ele para atrás da porta. Então ele entra sem permissão. Um fogo está crepitando à minha esquerda. Graças ao brilho alaranjado que o fogo lança sobre o ambiente, ele mais parece Hades, o deus grego do submundo. Com o rosto coberto por uma espécie de balaclava rudimentar (solicitada por mim), seus olhos brilham através dos dois buracos negros e não se desviam dos meus. Imagino que arquitetou isto por semanas. Planejou seus movimentos meticulosamente. Rastreou os meus enquanto eu vagava pelo castelo numa solidão ociosa. Estou em suas mãos. Assim como ele está nas minhas. Quem é o caçador nesta fantasia? Imagino que a ideia tenha se instalado em sua mente depois que lhe emprestei um livro de poemas. Empurrei-o sobre a mesa numa noite tranquila. Imagino que seus olhos inteligentes examinaram a capa e que seus dedos finos embolsaram sem palavras o pequeno volume de couro, que, untuoso à luz do fogo, cintilou nesse movimento.

Imagino-o deitado mais tarde nessa noite, com o livro aberto no peito. Imagino que durante 150 dias ele o leu antes de dormir, antes de se lavar, depois de se masturbar. Imagino que, ao longo de todos esses minutos, permaneci deitada em meu quarto, me perguntando se os lábios dele pronunciavam as palavras em voz alta, se estas deslizavam por sua língua da mesma maneira que seu nome deslizava pela minha.

Agora ele está em pé na minha frente.

"Ajoelhe-se", diz ele. Obedeço. A submissão faz parte do prazer. Ele abre as calças e se liberta.

"Chupa", diz ele.

Assim que me aproximo, ele põe a mão na minha cabeça e me interrompe.

"Devagar", ordena.

O diabo mora nos detalhes. A seguir, enfia na minha boca, que se expande à medida que ele geme. Desejo que ele preencha cada parte de mim; todos os orifícios, todas as fendas, todas as saídas possíveis de um universo e todas as entradas em outro; desejo ser subordinada, inundada, rasgada.

"Levanta", diz ele.

Sua voz interrompe meu repouso. Ele me puxa para cima com força e reivindica minha boca com sua língua quente e úmida. Uma parte desse desejo vem do tanto que eu o quero. De quanto o desejei durante semanas. Mas seguir sua sombra pelo castelo é um prazer em si. Ser observada de longe por quem se deseja é um prazer em si. Imagino que está olhando para um retrato meu. Imagino que isso faz o volume em suas calças aumentar. Observar a si mesma sendo observada (eu sei que você me quer), é um prazer em si. Há prazer em esperar. Agora ele puxa meu cabelo para trás, expondo meu pescoço. Gentilmente, me lambe da clavícula até a orelha.

"Incline-se sobre a mesa", ele sussurra.

Obedeço ansiosamente, e sua risada baixa me dá arrepios. Me inclino sobre a mesa e apoio o rosto em sua superfície de madeira lisa como veludo. Ele levanta minha saia. Estou usando uma calcinha rosa-choque – uma transgressão nesta sociedade em que cor é considerada promíscua. Ele faz uma pausa, e tudo para por um instante. Eu me contorço, impaciente, e ele me cala, acariciando de leve a mancha úmida que já aparece através do tecido. "Paciência", ele murmura. Isto é bem-merecido. Então sinto um toque nas nádegas. Couro. Ouço sua risada novamente e um estalo breve quando me golpeia. Gemo, e ele me golpeia de novo, e de novo, e de novo; meus joelhos tremem. "Por favor", suspiro. Já estou completamente encharcada. Ele passa os dedos pela bainha da minha calcinha e a puxa para o lado, soltando murmúrios de satisfação. Empurra minhas pernas para os lados, para que fiquem mais abertas, e abre meus lábios como se fosse meu dono. A seguir sinto sua língua penetrar profundamente em mim, e ficamos assim por um tempo. E então, quando estou prestes a sucumbir, ele para. Separa meus lábios novamente. Não consigo ver o que ele vê, mas me viro e encontro seus olhos cravados em mim: famintos.

"Vou foder você agora", diz ele, e me penetra num movimento fluido.

Não sei dizer o que acontece em seguida. Na minha cabeça, é aqui que a fantasia termina – tudo começa a girar em espiral e as cores se fundem como numa aquarela; é como se eu tivesse caído na proverbial toca do coelho, tal qual Alice no País das Maravilhas. A maior parte do meu prazer está no antes, na espera. A maioria dos meus desejos mais profundos está no próprio desejo. Às vezes, não sei como dizer algo que não seja na forma de poesia, porque é isso que eu quero – ser desejada de modo tão requintado quanto as palavras soam quando dispostas uma ao lado da outra; ser seduzida do mesmo jeito que a leitura de um soneto me seduz. É isto que busco: ser dominada com a mesma perfeição de um poema.

[Cipriota de origem grega e britânica • Agnóstica • <R$ 300.000 • Bissexual ou pansexual • Solteira • Não]

Como sou virgem, nunca tive experiências sexuais, mas já li e vi muitas delas. Gosto de deixar que os outros assumam a liderança e sempre fantasiei estar num relacionamento com meu chefe, alguém que tem autoridade sobre mim, alguém que me daria ordens. E, embora realmente não concorde com isso, a ideia de estar casada enquanto durmo com meu chefe parece ainda mais sedutora.

Tenho a fantasia de transar na sala dele, na casa dele, onde der. Eu o imagino me "punindo" por ter estragado um projeto importante, me pegando com força no final de um dia de trabalho, me provocando e me fazendo implorar por ele. Tenho a fantasia de ser amarrada, numa mesa ou numa cadeira, enquanto sou acariciada nas regiões mais sensíveis do meu corpo. A ideia de mãos grandes, quentes e experientes me tocando enquanto seu dono me dá ordens é o que mais me excita.

[Preta, americana • Cristã • <R$ 90.000 • Heterossexual • Solteira • Não]

Sou uma mulher alta, pansexual e muito dinâmica. A maioria dos homens enxerga em mim uma dominatrix, e a maioria das mulheres também. Mas minha fantasia me permite ser algo diferente. Ela envolve um colega de trabalho do sexo masculino; não se trata de ninguém em particular, mas imagino que seja alguém que me conhece, que me encontra todos os dias, que toma café comigo. Algo que me fascina é pensar em como as pessoas transam ou gozam. Então, sim, deve ser uma pessoa do sexo masculino que encontro todos os dias. Além disso, tenho de ser a supervisora desse colega de trabalho. Agora que penso nisso, um nome me vem à mente, então continuarei minha fantasia com ele.

Ele não é tão alto quanto eu, mas é muito forte e tem um corpo ótimo, pois faz musculação. Estamos numa festa na casa dele, junto com muitas pessoas. É uma noite quente de verão. Bebemos, dançamos, rimos, flertamos. As pessoas começam a se encaminhar para diferentes cômodos para transar. Estamos num sofá perto da piscina. Ele toca casualmente na minha perna, mas logo pede desculpas, pois nosso relacionamento até então tinha sido apenas profissional. Em algum momento, começamos a flertar mais intensamente; estou molhada e posso ver por seu calção de banho que ele está duro. Faço uma piada sobre a situação e ele ri sem jeito, mas me olha com desejo. Digo-lhe que vou buscar algo dentro da casa.

Ele vem comigo. Me agarra e me prensa contra uma parede. Não me beija, apenas me olha. Pergunto: "E agora?", mas ele não responde. Sinto seu pau contra meu corpo. Ele agarra minha mão e me puxa para um quarto vazio, me prensa contra a parede novamente e, dessa vez, me beija apaixonadamente. Agarra minha bunda, me ergue e me joga na cama. Vem por cima de mim e começamos a nos beijar outra vez. Agarra meu seio e aperta o mamilo com força. Como solto um pequeno gemido de prazer, e ele para de me beijar, me encara e sorri. "Nunca imaginei você assim", diz ele e depois me vira bruscamente. Me deixa de quatro. E me dá uns tapas. Uma vez. A música está muito alta. Duas vezes. Verifica se estou molhada – e estou. Outra vez, outra vez, outra vez. Enquanto vai deixando minha bunda vermelha, ele se inclina para baixo e sussurra no meu ouvido: "Você não faz ideia de há quanto tempo quero fazer isto". E bate na minha bunda com força, agarra-a. Ela está queimando.

Faço menção de me mexer, e ele me bate com mais força. "Não se mova!" Me bate até eu começar a gemer de dor.

 De repente, ele para, põe o dedo na minha boceta e encontra meu clitóris. Então volta a me bater lenta mas firmemente enquanto esfrega meu clitóris. Sinto meu corpo arder, quero que ele me foda com muita força. Ele está me fazendo gozar, gritar, enquanto me bate cada vez mais forte. Vem para cima de mim; seu pau duro toca minha bunda vermelha. Agarra meu cabelo, coloca a mão na minha boceta. Está me deixando louca. Sua mão fica molhada com meus fluidos. Devagar, começa a esfregar meu ânus, que está molhado, e um dedo desliza para dentro. Repetidamente, ele sussurra em meu ouvido enquanto segura meu cabelo: "Você gosta?". E toda vez eu respondo: "Sim". Ele enfia dois dedos, eu me mexo e grito. Então ele puxa meu cabelo com mais força e diz: "Eu paro se você quiser". Respondo: "Não para, continua". Lentamente, ele me fode com os dedos. Em seguida, tira os dedos e posiciona o pau ali, sem se mexer no início. Mas eu começo a me contorcer e me esfrego em seu pau. Ele solta meu cabelo, se endireita um pouco e começa a me bater novamente. Então para, volta a agarrar meu cabelo e enfia o pau no meu traseiro. Choro de dor e prazer. Ele me fode, ele geme e sussurra no meu ouvido: "Diz meu nome". Esfrega meu clitóris enquanto me fode com mais força, e eu repito seu nome muitas vezes. Tenho um orgasmo atrás do outro, até que ele goza me chamando pelo meu sobrenome, que é o jeito como me chama no trabalho.

 Recorro a essa fantasia quase todas as noites enquanto me masturbo. É o que estou fazendo agora mesmo.

[Branca, grega • Ateia • <R$ 90.000 • Bissexual ou pansexual • Em um relacionamento • Não]

Minha fantasia mais antiga, que surgiu na época em que fui capaz de entender o que era o sexo, é ser possuída, junto com outras pessoas, por uma figura semelhante a uma imperatriz. Ela ordenaria que eu e outra pessoa transássemos. Muitas vezes, imaginava isso acontecendo perto de uma cachoeira, numa floresta exuberante, e a fantasia sempre tinha um quê de criação de gado. A pessoa com quem estou transando às vezes está ansiosa e faz parte da força sexual dominante. Às vezes, está nervosa e tímida como eu, mas é compelida pela autoridade. A "imperatriz" nos trata como animais de estimação e tem cerca de 4 ou 5 metros de altura. Seu aspecto é o de uma deusa mitológica, e nós somos suas ninfas.

[Branca, americana • Pagã • <R$ 90.000 • Bissexual ou pansexual • Convivente • Não]

Minha fantasia é ser uma modesta taifeira num navio pirata com uma tripulação só de mulheres. Sou heterossexual. Elas são mulheres impetuosas, inquietas, sensuais e lascivas. Ninguém discute com elas, a menos que deseje ser despido e chicoteado. Todas são lésbicas. Quando o navio está ancorado, elas bebem rum e visitam bordéis. Usam blusas soltas para que se possa ver a curva de seus seios, espartilhos vermelhos com calças justas e botas marrons.

Certa noite, sou chamada aos aposentos da capitã. Iluminado por velas tremeluzentes, o ambiente está escuro; vejo silhuetas se movendo ritmadamente. Entro. Há pares de mulheres nuas, chupando e se esfregando umas nas outras, gemendo em êxtase. Sinto uma excitação e começo a me dar conta da razão de estar ali. Tinha ouvido rumores sobre esses encontros e, secretamente, desejava e ansiava pela sensação de uma língua macia em meu clitóris, dentro de mim; ansiava por chupar os mamilos de outra mulher. Meu clitóris começa a latejar.

Há um grupo de mulheres deitadas num círculo, como um relógio. Estão deitadas de costas e se masturbam enquanto observam um casal transando no meio, como se estivessem lutando. Algumas gemem, outras se masturbam furiosamente. A capitã, nua da cintura para baixo, está sentada numa mesa com as pernas bem abertas. Usa o chapéu de capitã, a blusa e o espartilho, mas a blusa está aberta e seus seios fartos estão à mostra – quero chupar seus mamilos. Ela se masturba enquanto observa o grupo. Ordena que uma das piratas tire minha roupa e depois ordena que me deite no meio do círculo. Sinto as faces coradas e a umidade entre as pernas. A capitã observa meu corpo nu e diz à pirata o que fazer comigo. Esta desliza os dedos de leve para cima e para baixo em minha pele, entre meus seios e no meu pescoço. Segura meu rosto e me beija com firmeza, enfiando a língua na minha boca, depois passa os dedos pelos mamilos, pela barriga e por entre minhas pernas. Chupa meus mamilos com força. Eu a desejo muito.

Todas ao meu redor estão transando umas com as outras. Como a capitã ordena que a pirata fique em cima da minha boca, ela obedece e começa a esfregar a boceta na minha língua. Quero fazê-la gozar. Empurro a língua contra seu clitóris e a enfio dentro dela. Estou muito molhada e sinto que preciso de algo entre as pernas. Quero que a capitã esfregue a boceta em mim e quero que me foda como puder; ela parece tão sexy sentada ali, esfregando os mamilos e a vagina! Não me importo que ela lamba, chupe, esfregue ou me foda com alguma coisa – uma vela, uma garrafa, qualquer coisa.

A capitã me chama de putinha safada, diz que estou gostando e tira a taifeira de cima de mim. Em seguida, diz que estava me observando e que deseja me foder. Lambe meus mamilos e esfrega os dela nos meus. Segura minha nuca e me beija. Leva a cabeça até meu clitóris e lambe e suga e enfia a língua em mim. É um êxtase; gemo de prazer enquanto mexo os quadris ritmadamente. Mas estou tentando me segurar para não gozar, porque quero sentir seu clitóris contra o meu. Ela se levanta para me provocar e monta na nuca de outra taifeira, puxa seu cabelo para trás com força e começa a esfregar seu clitóris para cima e para baixo, para se excitar. Ela arfa e xinga. Me olha no fundo dos olhos e promete que em seguida vai me foder com força. Estremece e goza na nuca da marinheira. Então a empurra para o lado e monta em mim. Seu clitóris está molhado e desliza sobre o meu. Estou latejando. Eu a agarro e a puxo para mais perto com força. Passo as mãos por seus seios, aperto, puxo e chupo seus mamilos com força. Gozo muito e grito em êxtase.

[Inglesa • Pagã • Bissexual ou pansexual]

Tenho 22 anos e dizem que sou bastante atraente. Pratico esportes, nado, ando a cavalo e me mantenho em forma. Minha fantasia é que um grupo de seis ou sete homens malhados, na faixa dos 60, 70 e 80 anos, me obrigue a fazer coisas para eles e com eles. Em minha fantasia, esses homens me mandam tirar a roupa e em seguida fazem comentários obscenos sobre meu corpo e me obrigam a andar de um lado para outro enquanto apertam minha bunda e dão tapas nela. Pedem que me sente em seu colo e se revezam passando as mãos por todo o meu corpo. Sou obrigada a me deitar no meio deles e me masturbar até atingir o orgasmo. Uma variação da fantasia é o uso de uma bengala, mas normalmente fico deitada enquanto eles dão vivas e falam sobre mim com palavras de baixo calão. Depois sou obrigada a ficar na casa de um dos homens durante o fim de semana, quando ele e outros amigos se revezam para transar comigo durante horas.

Acredito que essa fantasia se origine de uma vez em que fui flagrada no banho por um homem muito velho e fiquei tão excitada com seu olhar sobre meu corpo nu que parecia que ele estava me tocando. O velho ficou num transe por alguns minutos. A sensação é de submissão completa, mas com total poder, pois dou a eles algo que há anos não têm e que provavelmente nunca mais terão. Isso me faz sentir completamente sensual; é uma liberação da realidade... Talvez um dia.

[Branca, inglesa • <R$ 90.000 • Heterossexual • Em um relacionamento • Não]

Num mundo em que, por ser mulher, dizem que preciso cuidar do peso, das atitudes e da segurança – devo estar sempre em guarda –, quero pura e simplesmente a libertação. No dia a dia sou uma mulher forte que vence no mundo dos negócios. Em meus encontros sexuais comuns, sou a força dominante. Minha fantasia é não ser, é abrir mão de todo o controle e finalmente ceder o poder que lutei tanto para conquistar. Não quero tomar decisões, quero que me digam o que fazer. Minha fantasia é ser cuidada; quero ser amarrada e levada às raias do êxtase repetidas vezes. Desejo ser uma boa menina, uma menina que não sai da linha graças a pequenas punições dolorosas que mantêm o corpo acordado e a mente focada. Ponha-me numa gaiola onde, se eu começar a perder a postura, espinhos passarão a me cutucar. Desejo estar à disposição de meu mestre, choramingar aos pés de alguém por um alívio.

Parece uma obscenidade o fato de eu desejar, ao menos uma vez, ser subjugada, mas gostaria que essa ideia não fosse tão estranha. Revelar esse lado meu é algo difícil e potencialmente devastador. No entanto, anseio por relações sexuais nas quais não se pode nem pensar em ultrapassar os limites porque a dinâmica já está definida. Sexo no qual se importam comigo e ao mesmo tempo tenho permissão para me importar com alguém.

[Latino-americana • Judia • >R$ 600.000 • Bissexual ou pansexual • Em um relacionamento • Não]

Sou uma mulher feminista que trabalha na área jurídica e acredita que as mulheres devem ser tão poderosas quanto quiserem. Tenho grande controle sobre mim e minhas ações: como trabalho, como gasto meu dinheiro, como trato meu corpo e como me visto. Mas quero perder esse controle. E em todas as minhas fantasias meu namorado me subjuga. Desejo que ele me domine da mesma maneira que o homem com quem perdi minha virgindade. Talvez eu deseje o perigo. Um homem verdadeiramente masculino me sufocando enquanto me fode. Um homem que sussurre em meu ouvido que sou uma puta, *sua* puta, que meu pai deve estar orgulhoso de saber quanto adoro ter um pau grande dentro de mim. Um homem que bata na minha bunda enquanto estou de quatro até ela se encher de hematomas. Um homem que enfie um vibrador na minha boceta, que me faça esperar que ele o ligue remotamente enquanto ando pelo supermercado. Degradação, humilhação, perigo. Desejo tudo isso.

[Branca, americana • Ateia • >R$ 600.000 • Bissexual ou pansexual • Convivente • Não]

Há muito tempo venho me perguntando como seria transar com uma mulher. É um pensamento recorrente e, em muitos níveis, terapêutico. Para ser honesta, é um pouco assustador colocar a caneta no papel, pois tenho medo de ser julgada com muita severidade, mas aqui estou eu compartilhando minha fantasia com toda a coragem de que disponho. O que desejo é um sexo realmente selvagem – rude, de certa maneira – com uma mulher (consensual, é claro). Estar à mercê dela para que me monte, me foda com brutalidade. Gosto da ideia de ser dominada por uma mulher com autoridade, de vê-la fazer o que quiser comigo diante de um espelho. Também quero que converse comigo enquanto estiver bem dentro de mim; que enumere todas as coisas obscenas que deseja fazer comigo; que me elogie, me dê ordens, me submeta e me chame de apelidos carinhosos – putinha safada, menininha da mamãe etc. Desejo um pouco de perversão, que me prenda com cordas ou algemas e me deixe imobilizada. Desejo grampos nos mamilos, controle do orgasmo. Desejo ter as mãos amarradas de maneira muito específica atrás das costas, ser inclinada sobre uma superfície ou posta de quatro e ter os cabelos puxados enquanto ela me fode com sua cinta peniana – com força e bem fundo. Desejo que meu clitóris sensível seja superestimulado pelo toque das mãos ou de brinquedos. Que o brinquedo vibre quando menos espero (em especial se estivermos fora de casa). Desejo que me batam por paixão, e não por raiva. Desejo uma confusão chorosa em que minha única reação sejam gestos de segurança. Quero sentir dor quando acabar (de um jeito bom e satisfatório), uma dor boa o bastante para rasgar minha pele. Desejo uma pele cheia de arranhões, mordidas e marcas de amor.

Desejo a conexão emocional e íntima das amizades femininas, que nos deixa à vontade o suficiente para fazer experiências umas com as outras sem julgamentos. Desejo sentir o toque suave e gentil de uma mulher acariciando cada curva do meu corpo. Desejo uma relação sexual completa, mais intensa a cada minuto. Às vezes, desejo apenas sussurros doces, e desejo que tudo seja feito de modo a me causar arrepios visíveis na pele, mas também de modo a me fazer tremer por dentro e implorar por mais. Desejo que minha respiração se acelere entre os suspiros e os gemidos que escapam da minha boca quando os dedos ou a língua alcançam lugares escondidos, que mal veem a luz do sol. Desejo as mãos dela em volta do meu pescoço, me sufocando enquanto me dá beijos desleixados, enquanto me diz que tenho sido uma boa menina por aguentar tudo. À beira do clímax, desejo que meus mamilos sejam apertados e puxados. Desejo que ela os chupe com força até eu não aguentar mais e sucumbir à onda de prazer que percorre todo o meu corpo. É provável que haja uma série de dúvidas persistentes sobre ser tão boa em dar quanto em receber. Desejo nossos corpos nus pressionados um contra o outro numa noite de verão, desejo meus mamilos roçando nos seus. E quando nos separarmos, com a respiração pesada e os lábios vermelhos e machucados, desejo me aproximar para mais uma trepada e fazê-la derreter. Não quero ser sempre totalmente dominada. Na verdade, gosto de variar. Às vezes ela renuncia ao controle e confia que sei tudo o que ela deseja, em que ordem e com que intensidade. Então assumo o poder. É a minha vez de explorar seu corpo, desenhar círculos em cada centímetro de sua pele, sussurrar em seu ouvido as coisas indescritíveis que farei com ela. Ela está deitada na mesa com as pernas bem abertas; sua boceta brilha graças à umidade; está louca para ser acariciada. Quero vê-la foder a si mesma com um, dois, três dedos – sempre olhando para mim. Negar a ela um doce alívio e excitá-la ao longo do dia até que a noite chegue e ela implore por esse alívio. Há algo muito sexy e intenso no fato de as coisas escalarem tão rapidamente que mal tenho tempo de registrar o próximo passo; então sigo o fluxo e as reações do corpo dela. Enfio os dedos bem fundo, massageio até ela gemer, jogar a cabeça para trás e se contorcer pedindo mais. Provo-a com os dedos. Desejo que depois ela se sente no meu rosto para que eu possa lamber suas dobras, chupar seu clitóris e levá-la ao êxtase. Então, depois de gozar em mim, ela desce das alturas alegremente inconsciente do que a rodeia. Porém, como confia cegamente em mim, sabe que estou ali para ela – outro fator de estímulo, devo dizer.

Mais importante ainda, sexo é definitivamente mais do que apenas sexo. Há de haver cuidados posteriores. Reservar um tempo para se recuperar e atender às necessidades emocionais e físicas uma da outra. A vulnerabilidade que nos atinge nos faz sentir expostas e, na maioria das vezes, com vergonha. Daí é bom verificar como cada uma está enquanto nos aconchegamos no conforto da nossa cama fumando um baseado. Comer e beber. Uma carícia no cabelo para nos fazer dormir. Uma das coisas de que mais gosto é lavarmos uma à outra no chuveiro para nos sentirmos mais ancoradas; um passo de volta à realidade.

[Malaia anglo-indiana • <R$ 300.000 • Lésbica • Solteira • Não]

Eis a essência da história: sou amarrada à cama. Às vezes há um vibrador preso à parte interna da minha coxa, de modo que sou obrigada a ter um orgasmo atrás do outro contra minha vontade. Outras vezes não há nada: apenas estou esperando. O objeto do meu desejo assume muitas formas, geralmente inspiradas num ator ou músico sexy com o qual esteja sonhando naquela semana. Ele (quase sempre é um ele, apesar de eu ser uma mulher *queer*) entra e se satisfaz comigo quantas vezes quer. Fico amarrada o dia todo, então ele pode sentir a necessidade de se saciar várias vezes (dependendo de sua resistência!). E não sou nada além de um buraco disponível e me sinto feliz por ser apenas isto: algo para ele foder e se sentir bem. Às vezes, ele me excita como recompensa. Outras vezes, deixa seu esperma escorrendo de mim ou secando no meu rosto, no meu corpo. De qualquer maneira, deliro de felicidade, porque é o meu corpo, a minha boceta e a minha boca que ele está usando. E ele é um amante generoso. Quando o dia termina, se encarrega de me dar um banho e me libertar das minhas amarras, oferece beijos e carícias na pele vermelha e inflamada dos pulsos e dos tornozelos. Me dá banho e depois elogia minha generosidade e me mostra isso com minha própria recompensa: sua boca e seus dedos, agora usados para *me* servir.

[Branca, americana • Católica não praticante • *Queer* • Solteira • Não]

Há muito tempo fantasio com um homem dominante. Um homem rico, com um ótimo emprego, muito, muito bom de cama. Fantasio com um Christian Grey.* Todos os namorados que tive desde os 17 anos eram péssimos na cama e precisavam de algum tipo de cuidado. Em geral, eram pobres e não tinham nenhuma experiência sexual.

Em minha fantasia, entretanto, estou com um homem que me surpreende com reservas em restaurantes. Que compra um vestido novo para mim e o deixa em cima da cama com um bilhete onde se lê: "Use isto". Que vem me buscar num carro caro, paga a refeição, é claro, e depois, no quarto, não preciso fazer nada. Que me domina completamente e me dá um prazer inacreditável. Acho que é disso que alguns homens sentem falta. Não desejo que me perguntem sobre o restaurante e não desejo me envolver no planejamento dos encontros. Desejo apenas que o sujeito tenha renda suficiente para fazer tudo sozinho. Acho que é o aspecto de liberdade que mais me agrada. Não me envolver em nada. Muitos dos homens com quem dormi eram submissos, eu acho. Tentavam ser dominantes, mas na verdade queriam que eu fizesse tudo. Que mostrasse bom desempenho, que fizesse ser bom, que fosse sexy. Mas que tal *você* se encarregar de tudo para variar?

[Heterossexual • Solteira • Não]

---

* Personagem da série de livros *Cinquenta tons de cinza*, de E. L. James.

Reproduzo este filme na minha cabeça quando quero ter um orgasmo. Nunca vejo nenhum rosto. Fui escolhida por um rico empresário para prestar-lhe serviços por um ano. O empresário incumbiu pessoas da maior confiança de encontrar a boceta com sabor perfeito, o orgasmo mais bonito e intenso e a vagina e o ânus que oferecessem a sensação correta. Seus especialistas me lamberam, me enfiaram o dedo, me cheiraram e me foderam. Sou a mulher certa para esse homem por minhas características únicas: o formato dos meus seios e mamilos, a carne e a força das minhas coxas e da minha bunda, as cicatrizes, o cheiro e o gosto. É um corpo que só eu tenho. É uma honra ter sido selecionada para o empresário, e serei tratada com reverência. Na primeira semana, a única coisa que passa pelos meus lábios é o sêmen dele, e a única coisa que ele come é a minha boceta. Sou acordada todas as manhãs com ele abrindo silenciosamente minhas pernas para que possa se banquetear e depois me alimentar com seu esperma. Esse ritual estabelece a conexão e a troca que compartilharemos durante o ano. O empresário escolhe o que vou vestir de acordo com seu humor e seu desejo. As roupas são feitas sob medida, de acordo com suas especificações. Uma camisa de seda creme que cai sobre meus seios sem sutiã e permite que ele veja meus mamilos longos e escuros. Uma calcinha de seda preta com uma abertura para que minha vulva possa ser vista e tocada quando ele quiser. Às vezes me quer depilada. Às vezes pede que eu não tome banho por uma semana para que possa desfrutar do meu cheiro intenso. Com frequência fico de quatro embaixo de sua mesa, com seu pau na boca, até que ele se sinta excitado e me faça chupá-lo.

Durante as reuniões de trabalho em seu escritório, fico ao seu lado para que ele possa alcançar facilmente minha boceta, pedir que eu me sente em sua mão, brincar com meus seios ou chupar meus mamilos. Às vezes ele quer que o cheiro da minha xoxota esteja com ele, então mergulha o dedo dentro de mim e passa um pouco dos meus fluidos embaixo do nariz para respirá-los o dia todo. Com parceiros de negócios valiosos, ele compartilha minha preciosa boceta. Em pequenas colheres de madrepérola intricadamente esculpidas, coleta meus fluidos e os serve aos convidados. Numa negociação comercial de alto risco, sou chamada para fechar o lucrativo negócio. Estou nua e completamente depilada – como é do gosto do outro homem. Óleos foram cuidadosamente esfregados em mim para que meu corpo brilhasse.

A negociação começa comigo de quatro entre os dois homens. Meu patrão se diverte massageando minhas nádegas enquanto abocanho as bolas do outro homem e as lambo gentilmente. A pressão dos dedos do meu patrão me indica que devo aumentar a intensidade. Coloco o pênis do outro homem na boca e começo a chupá-lo enquanto minha boceta é massageada pelo meu chefe. Seus dedos deslizam facilmente dentro de mim, e o belo ritmo criado por seus movimentos eu transporto para o pau que estou chupando. As negociações estão indo bem, então minha vagina e minha bunda são oferecidas ao convidado. A essa altura, meu sexo está vermelho, intumescido e molhado. O hóspede tenta me abrir bem para me tomar por inteiro. Minha vulva está envolta em fluidos turvos. Meu ânus está bem fechado. Ele quer muito abri-lo – e meu patrão sabe disso. Mas até que as negociações avancem a nosso favor, ele só pode me admirar e cheirar.

Enfim chegam a um número que abre a possibilidade de o convidado colocar os dedos dentro de mim. Ele besunta meu cu com meus fluidos – uma dica útil. Leva os dedos à boca e aumenta a oferta para que possa enfiar o pau na minha xota. Meu patrão está gostando desse jogo de poder. Sei disso porque está balançando lentamente o pau dentro da minha boca. Posso sentir o hóspede ficando mais intenso à medida que as negociações avançam. Ele está abrindo meu cu enquanto fode a minha boceta, e eu sei onde ele quer gozar: no fundo do meu cuzinho apertado. Meu patrão lança um número insano e começa a enfiar o pau mais fundo na minha boca. O convidado dá mais algumas estocadas fortes dentro da minha boceta, concorda com o número astronômico, recebe um aceno de cabeça do meu patrão e abre bem o meu cu para empurrar sua pica lá dentro, bem a tempo de todo o seu esperma reprimido me preencher. Meu patrão me põe em cima da mesa, abre minhas pernas, pressiona o rosto contra minha boceta e começa a me lamber de um jeito que só ele sabe fazer. Quando estou chegando ao orgasmo, ele enfia o pau dentro de mim para esvaziar sua bela carga. Sinto o esperma quente dos dois empresários saindo lentamente da minha boceta e do meu cu. O negócio foi fechado com sucesso.

[Europeia, australiana • Judia • <R$ 600.000 • Bissexual ou pansexual • Casada ou em um relacionamento civil • Sim]

Tenho uma fantasia recorrente com um dentista, mais especificamente de ser amarrada na cadeira do dentista. Não sei o que ela significa, e provavelmente ficaria muito contrariada se o meu dentista de verdade tentasse transar comigo; portanto, faça o que quiser com isso. É tudo.

[Branca, americana • Cristã • <R$ 90.000 • Bicuriosa • Solteira • Não]

Estou num hotel muito chique. Tomo um banho, ponho um vestido bacana em tons pastel, tipo lilás ou rosa-bebê, uma lingerie fina com rendas e transparências, meia-calça e lindos sapatos de salto baixo. Estou maravilhosa e meu *date*, um homem alto, de cueca, está ajoelhado diante de uma poltrona confortável. Sento-me ali e o uso como apoio para os pés, enquanto o encaro e me masturbo; ele pede desculpas por ser mais alto do que eu e também por estar com tesão.

Depois de gozar, seguro seu rosto entre os pés calçados com os lindos sapatos. Ordeno-lhe que tire meu vestido sem tocar minha lingerie. Quero pisar no pau dele com meus saltos baixos; ele continua se desculpando pela ereção. Não deixo que olhe para mim; se ele chegar ao orgasmo rápido demais, deverá fazê-lo mais algumas vezes e em seguida o encontro estará encerrado. No entanto, se ele aguentar, estará autorizado a lamber minha xoxota. Ele me agradece por isso; agarra meus quadris e me lambe como se não houvesse mais nada no mundo, e geme quando esfrego minha boceta na sua cara. Quando estou com vontade, vou até a parte da penetração. Ele me diz que não merece a honra, e respondo que tem razão, mas eu não tinha opção melhor. Ele me agradece e me penetra. Ainda estou usando a minha lingerie, inclusive a meia-calça, porque ela não chega até a virilha. Ele goza na minha calcinha e depois limpa-a com a língua. Em seguida, pede desculpas por existir, por estar com tesão e por ser um fracassado imundo; eu o acaricio e lhe digo que até que ele não é tão ruim. Na segunda rodada, ele chora e me agradece por ser tão bondosa e por deixá-lo estar na minha presença. Me fode de conchinha e goza na minha calcinha outra vez, outra vez limpando-a com a língua.

[Venezuelana • Católica • <R$ 90.000 • Heterossexual • Solteira • Não]

MINHA REALIDADE: sou uma mulher tímida que recentemente, aos 46 anos, recebeu o diagnóstico de síndrome de Asperger. Já tive a minha cota de maus relacionamentos, principalmente por causa de uma infância cheia de abusos, e sempre tive dificuldade em confiar nas pessoas por quem me interessava romanticamente, mas também sempre me apaixonei rápida e intensamente e nunca tive coragem de romper quando a relação azedava. Tenho questões com o abandono.

Estou com meu atual parceiro há quatro anos, e ele é minha alma gêmea, combinamos perfeitamente. Ao lado dele, não sinto falta de nada. Nossa vida sexual é muito melhor do que eu jamais poderia sonhar nos meus relacionamentos anteriores.

Quando me masturbo e quero gozar depressa, imagino que sou um macho alfa, dominante, um chefão do crime que, em pé ou sentado numa poltrona de couro, é chupado por uma loira gostosa toda maquiada, de cabelo comprido ao estilo volumoso dos anos 1970, com olhos azuis e extraordinariamente bonita. Ela está de joelhos na minha frente e ansiosa para agradar. É muito submissa, adora quando lhe dou ordens e se enche de tesão quando lhe digo: "Você é minha, puta desgraçada. Faça a merda do seu trabalho!". Então ela faz uma pausa breve, olha para cima, me encara com um olhar amoroso e agarra meu pau com força com suas unhas pintadas de vermelho. Confia que está segura comigo e responde com devoção: "Sim, senhor!". Dou-lhe um tapa na cara e ela reage com a melhor chupada do mundo – gozo como um furacão. Realmente imagino chegar ao orgasmo com um pênis, e não um clitóris. E imaginar a ejaculação enquanto me masturbo torna o prazer real mais intenso.

[Branca, suíça • Teísta/budista • <R$ 600.000 • Bissexual ou pansexual • Em um relacionamento • Não]

É assim que sempre acontece na minha cabeça. Deixam a chave debaixo do capacho, conforme meu pedido. Ela me espera. Fazemos parte de um grande grupo de amigas, mas nos falamos tão pouco que devem imaginar que nem gostamos uma da outra. Não importa o que pensamos, isto é, o que fazemos. Chego em sua casa e vou direto para a escada. Quando olho para cima, vejo-a no alto dos degraus, trajando seu vestido preto. Nenhuma de nós diz uma palavra. Quando a alcanço, passo a mão por sua coxa e percebo que não está usando calcinha. Ela me beija com impaciência. Acaricio seu corpo por cima do vestido; sinto como o tecido desliza por sua pele, sinto seu corpo por baixo do tecido, o corpo que desejo desesperadamente ver. Ainda não dizemos nada.

Eu a conduzo pelo quarto e a coloco na frente de um espelho de corpo inteiro. Fico atrás dela e corro os dedos por sua nuca e seus ombros; em seguida faço o mesmo percurso com os lábios. Sinto-a relaxar. Minhas mãos encontram as suas e as guiam até a abertura na frente do vestido. Ela entende o que desejo ver. Desejo vê-la inteira. Desejo vê-la se tocar exatamente como ela gosta de ser tocada. Ela está deliciosa nesse vestido, e preciso me conter para não o arrancar. Mas a imagem é importante. É um vestido poderoso, porém ela não está no controle. Está cumprindo minhas ordens e o fará até eu ir embora.

Levo-a para a cama, e nos ajoelhamos uma na frente da outra. Beijo-a apaixonadamente e puxo o vestido pelos ombros – não consigo evitar. Quando ela vai abrir meus jeans, afasto sua mão. Não desejo ser tocada. Desejo experimentar o efeito que ela me causa através dos outros sentidos. Desejo vê-la, prová-la, ouvi-la e cheirá-la. Desejo observá-la, desejo entender suas reações físicas sem colocar as minhas no meio. Deito-a na cama e levo seus dedos para onde estavam, só que agora seu clitóris está quente, escorregadio e intumescido. Devagar, desabotoo seu vestido para morder seus mamilos e ouvi-la gemer de prazer. Para evitar que ela tente me tocar, prendo uma de suas mãos acima de sua cabeça. Nossos corpos colados se movem ao ritmo de seus dedos. Ela me enlaça com as coxas fortes. Solto sua mão e me ajoelho entre suas pernas. Posso ver cada centímetro de seu corpo. Corro as mãos por suas pernas e puxo-a de encontro a mim. O movimento de seus dedos se torna mais rápido, assim como sua respiração. Ela arqueja, e fico cada vez mais molhada.

Ela tenta se sentar, mas eu a empurro de volta, pois quero ter uma visão completa. Abaixo-me para saboreá-la, e nesse momento ela chama por mim. Olho para cima e sustento seu olhar enquanto ela enfia os dedos na minha boca. Ela me fita enquanto a contemplo. Pressiono meus lábios suavemente contra os seus e mantenho-me por cima quando sinto que ela vai gozar. Seu corpo começa a tremer e eu enfio meus dedos nela, que arqueia as costas e explode em êxtase. Ela é magnífica. Tem o corpo escorregadio de suor, o rosto corado e a boca desejosa. Beijo-a novamente. Está mais irresistível do que nunca. Não consigo me conter. Minha determinação de permanecer passiva desaparece. Coloco-a de joelhos e viro-a. Quando minhas mãos descem até sua cintura e sinto que ela empurra os quadris de encontro a mim, coloco-a de quatro. Nem preciso tirar seu vestido, pois ele está levantado o suficiente para eu deslizar meus dedos para dentro dela. Ela geme e, sem fôlego, grita: "Mais forte". Sei o que ela quer. É o que ela mais gosta. Mas espero mais alguns segundos para sentir sua umidade.

Rapidamente, alcanço a gaveta ao lado da cama e pego seu brinquedo predileto. Para ser sincera, é um dos meus prediletos também. Aperto as tiras em volta das pernas e da cintura e ouço-a arfar quando enfio o dildo nela. Puxo seus quadris para trás e empurro o brinquedo bem no fundo. Mais uma vez acaricio aquelas incríveis coxas grossas. Por fim, arranco seu vestido. Ela inclina a cabeça para trás e me beija. Enquanto a penetro, ela leva os dedos de volta ao clitóris. Então passa a outra mão em volta do meu pescoço, enquanto movimenta o corpo num ritmo próprio. Eu a seguro com firmeza para manter nossos corpos colados. Agora o tesão vai crescendo mais lentamente: ela paralisa os dedos a cada estocada minha, adia a conclusão de propósito, o que é ótimo para mim. Se fosse possível, eu manteria as coisas assim a noite toda. Ela sussurra repetidamente em meu ouvido enquanto a penetro: "Não para". Não tenho a menor intenção de parar. Levo a mão até sua nuca e aplico uma pressão suave para que ela sinta que não pode se mexer. Enquanto isso, ela geme e treme; sinto sua umidade através dos meus jeans. Deslizo a mão até seu clitóris e sinto-o pingar em meus dedos.

Continuo fodendo, e então ela grita e cai na cama à minha frente. Levo os dedos à boca para sentir seu gosto. Enquanto ela está estirada na cama, desato as tiras e descarto o brinquedo. Beijo-a das costas até o pescoço e puxo o lençol sobre seu corpo exausto. Sussurro que me mande uma mensagem quando me quiser de volta. E vou embora.

[Branca, britânica • <R$ 90.000 • Lésbica • Solteira • Não]

A capacidade de alternar entre perspectivas que costumam ser consideradas mutuamente exclusivas – como abaixo/acima, incapacitado/capacitado, passivo/ativo – está no centro de minhas fantasias mais íntimas. Nasci com uma doença neurodegenerativa grave que me tornou fisicamente fraca e magra, por isso me encaixo bem nas noções predominantes de feminilidade. Só que minha personalidade nunca combinou com minha aparência. Quando criança, eu era barulhenta, de raciocínio rápido, ansiosa, teimosa, tudo o que uma garota não deveria ser no final dos anos 1980 e início dos anos 1990. Na escola, era a única aluna a usar cadeira de rodas, e certamente não havia ninguém como eu na TV para inspirar minhas fantasias adolescentes. Eu não tinha ideia de como combinar a iniciativa sexual com meu corpo, então lancei mão de um improvável recurso cinematográfico: a troca de corpos. No ensino médio, sentia-me atraída por uma de minhas professoras. Como era mais velha, ela possuía a autoridade e a autonomia corporal que eu desejava, e eu não era capaz de pensar em nenhum cenário em que conseguisse me aproximar dela na cadeira de rodas. Então comecei a imaginar que, por meio de alguma intervenção alienígena ou mágica, ela e eu de repente trocávamos de corpo. Em seu corpo, eu podia fazer o que quisesse. Subir escadas, pegar o filho dela na escola, ser capaz, ser sedutora. Com os membros fisicamente aptos, eu podia finalmente transar com ela enquanto ela ocupava meu corpo incapacitado. Era uma maneira de me sentir ativa, a qual pelo menos permitia que meu corpo participasse de atividades sexuais, mesmo que eu tivesse de imaginar que esse corpo pertencia temporariamente a outra pessoa.

Quando afinal comecei a ter experiências sexuais reais, entendi que tudo o que eu acreditava ser verdade em relação a sexo e deficiência era impreciso. Minhas fantasias íntimas ainda giram em torno da mudança de perspectivas e de papéis, mas agora sei que não é necessário trocar de corpo. O assento de uma cadeira de rodas motorizada e outros dispositivos mecânicos podem ser muito úteis (por exemplo, na eventualidade de ser necessário um ângulo melhor para fazer sexo oral), mas, para se engajar em relações sexuais, não é preciso nenhuma habilidade específica. O principal está na mente, então na verdade tudo o que preciso para estar num papel de poder é que minha parceira admita a possibilidade.

Ainda fantasio com a mudança de dinâmica, mas continuo firmemente situada em meu próprio corpo. Posso subverter um clichê – digamos, a enfermeira gostosa que poderia estar cuidando de mim durante uma das minhas muitas internações hospitalares. Ela poderia estar monitorando o ventilador que uso para respirar. Poderia ser noite, e nesse caso eu estaria na cama, e não na cadeira de rodas. É óbvio que eu desempenharia o papel da pessoa passiva que precisa de cuidados, aquela que não consegue nem mesmo levantar os braços direito, ao passo que a enfermeira seria a cuidadora ativa. Mas e se mudássemos a perspectiva? Não os corpos envolvidos, mas o que esperamos deles? Digamos que a enfermeira seja um pouco insegura. Talvez no passado sua autocrítica feroz não tenha permitido que se soltasse com os parceiros, mas agora, comigo, ela pode acolher a própria vulnerabilidade, já que qualquer tentativa de perfeição não tem sentido diante de uma deficiência grave. Digamos que eu a veja como uma pessoa com necessidades, e não apenas com uma função, e como alguém de quem eu possa cuidar. Não sou capaz de levantá-la; não sou capaz nem mesmo sair da cama sem ajuda, mas posso lhe dizer o que fazer. Posso comunicar meu desejo e perguntar o dela; para mim, essa troca é muito excitante. Colocar a intimidade em palavras. Pedir consentimento. Descobrir o corpo uma da outra sem presumir que ele funciona de uma maneira específica. Convido a enfermeira para minha cama. Beijo-a demoradamente quando ela se aproxima. Faço-a sentar-se em meu rosto e lhe proporciono vários orgasmos sem parar para tomar fôlego, pois isso não é necessário quando respiramos por meio de um ventilador. Nesse cenário, sou eu a cuidadora ativa. Mas a enfermeira também é ativa, porque uma coisa que descobri é que tentar definir o que conta como ativo ou passivo, dar ou receber, ajudar ou precisar de ajuda, não tem sentido e é um pouco capacitista também.

Em minhas fantasias, sinto muito prazer em dar prazer a outra pessoa. Então na verdade recebo tanto quanto dou, o que significa que ambas, a enfermeira e eu, somos cuidadoras e cuidadas. Torno-me capaz e forte, não apesar de ser fisicamente debilitada, mas porque os dois estados não são mutuamente excludentes. Ser capaz de experimentar plenamente os dois lados da moeda ao mesmo tempo é a essência do sexo bom. Isso subverte a diferença, supera a distância entre mim e as outras pessoas, uma distância baseada principalmente em preconceito e falta de imaginação. Felizmente, a mente criativa pode superar a ambos.

[Branca, dinamarquesa • Agnóstica • <R$ 180.000 • Lésbica • Casada ou em um relacionamento civil • Não]

Eu só desejo tê-lo. Brincar com ele, tê-lo sob controle. Desejo que me domine, que me faça gemer e perder o fôlego. Quero fustigá-lo, quero vê-lo de joelhos, esperando desesperadamente por minhas ordens. Ele é o equilíbrio perfeito entre feminilidade e masculinidade. É rigoroso, distante, individualista e, ao mesmo tempo, atencioso, amoroso e carinhoso. Me rejeitou muitas vezes; nunca tinha permitido que ninguém fizesse isso comigo, mas eu o desejo. Ele é meu amigo mais querido e desejo vê-lo completamente nu; desejo transar com ele por trás. Desejo que me sufoque. Desejo que se vista como mulher e transe comigo como se eu fosse homem. Desejo que se vista como homem e transe comigo como se eu fosse homem. Desejo que se vista como homem e transe comigo como se eu fosse mulher. Desejo que se vista como mulher e transe comigo como se eu fosse mulher. Na verdade, sou mulher, mas sou algo diferente quando penso nele. Sou mais, sou completa.

Às vezes eu o imagino na arena do Coliseu; porém, em vez de estar lutando, ele está na jaula com as mãos amarradas e a língua para fora. Sentado diante de uma mesa. Sempre que uma mulher se aproxima, eu grito: "Coma a boceta dela até ela gozar". Ele está exausto, com a boca seca, sofrendo, mas não pode parar porque sou eu que dou as ordens. Quando satisfaz todas as mulheres do dia, entro na arena, pois finalmente conquistou o direito de comer a minha boceta. Nunca fui tão feliz. É o infinito. Eu o amo.

[Russa • Judia • <R$ 90.000 • Bissexual ou pansexual • Não]

Como assistente pessoal, sou responsável pelo bom funcionamento do escritório. Meu chefe é bonito e gosta muito de mim. Nesse dia, cometo um erro terrível e perco vários milhares de libras da empresa. Estou esperando ser chamada, mas antes vou até meu armário, pego a roupa que uso para sair à noite e vou até o banheiro feminino para me trocar. Tiro a calcinha e a guardo no armário junto com a meia-calça. Nesse momento, sou chamada. Vou até a sala do meu chefe e bato na porta. Ele vocifera: "Entra". Entro, tranco a porta e me sento na cadeira em frente à mesa dele.

"Você sabe bem o que fez. Deveria ser demitida... mas", ele diz, dando um tapinha no joelho.

Exatamente o que eu esperava. Dou a volta na mesa e me deito em suas pernas. Ele levanta minha saia e se engasga ao ver minhas nádegas nuas. Levanta a mão e me dá uma palmada. Abro um pouco as pernas e ele bate na minha boceta. Gozo em sua mão. Ele geme. Eu me levanto e me enxugo com um lenço de papel que pego na mesa.

"Bem, foi um castigo justo", ele diz.

[Branca, escocesa • Agnóstica • <R$ 180.000 • Heterossexual • Casada ou em um relacionamento civil • Não]

Esta fantasia é um projeto em desenvolvimento. Toda vez que volto a ela, acrescento mais desejos. Mais necessidades. Mais exigências. Começa sempre da mesma maneira: uma mensagem para um homem explicando como quero receber prazer. O homem, que pode ser qualquer um, chega à minha porta e espera até que esteja pronta para deixá-lo entrar. Conforme instruído, ele está de banho tomado, elegantemente vestido e com um presente nas mãos. Algo inesperado... qualquer coisa, menos flores. Eu o observo da janela do andar de cima enquanto acaricio meu clitóris. Ele toca a campainha e se afasta. Olha para cima e me vê. Ficamos nos olhando. Ele não sabe o que estou fazendo com as mãos nem que já estou molhada. Não digo nada ao abrir a porta. Não ofereço nenhuma parte do meu corpo para recebê-lo. Não há necessidade de ser gentil. Nós dois conhecemos as regras. Ele me segue em silêncio, observando como estou bonita. Como meu vestido roça a parte de trás das minhas coxas. Como meus pés descalços são delicados. Murmura uma espécie de elogio: mal pode esperar para me tocar, me abraçar, me sentir. Não retribuo o sentimento. Sento-me no sofá e tomo minha taça de vinho. Não lhe ofereço uma bebida. Ele sabe que não deve esperar por isso. Aguarda com os braços cruzados, com aquele olhar que diz: "Farei tudo que você me pedir, mas só enquanto *eu* quiser".

Digo-lhe para se ajoelhar. Ele obedece e viro seu queixo para cima; depois enfio o polegar dentro de sua boca e puxo a bochecha para um lado. Abro as pernas e digo a ele para beijar minha boceta. Ele o faz: puxa a calcinha para um lado e desliza a língua para dentro. Puxo sua cabeça e agarro seu cabelo. Pergunto se o gosto é bom, e ele responde que é perfeito. Empurro-o para trás, até o chão. Me esfrego nele – adoro essa fricção. Ele sorri, porque acha que está quase na hora da troca. Dou-lhe uma bofetada, agarrando-me ao poder pelo máximo de tempo possível. Ele sorri, e eu lhe dou outro tapa. Seu corpo fica tenso. Não falta muito. Agarrando meus pulsos, ele me diz para não o provocar. Dou uma risada e me liberto. Estendo a mão para trás e sinto que seu pau está duro. Ele está pronto. Eu também. Agarro suas bolas com força. Ele se encolhe e se senta, provando que meu peso não é suficiente para contê-lo. Sinto seu hálito quente quando ele agarra minha nuca.

Então ele diz que agora é a vez dele e empurra meu corpo para trás, tentando me fazer deitar. Resisto, mas sei que quero ceder. Ele me deixa lutar por um momento e depois me força a me deitar de costas. Está me dominando agora, e seu peso me prende ao chão. É a perfeita inversão de papéis, coreografada para meu prazer.

Ele me diz para me virar e levanta os quadris para me dar espaço para me mexer.

Mas mordo o lábio. "Me obrigue."

Ele balança a cabeça, impressionado por eu ainda estar resistindo. Repete a ordem num tom de voz mais grave. Mais alto também. É um aviso de que está prestes a perder o controle. Quando dou uma risadinha, ele me agarra, me vira de barriga para baixo e geme. Não consegue mais se conter. Sinto o chão frio contra o rosto, ele solta o cinto e levanta meu vestido. Eu puxo o vestido para baixo de novo, mas imediatamente ele volta a puxá-lo para cima.

"Chega."

Por enquanto. Ele me bate com o cinto. A dor de cada chicotada é cada vez melhor. Ele para de vez em quando para verificar se estou bem e se a pressão está forte o suficiente. Repetidamente. Acaricia meu cabelo e diz que sou muito boa. Então, aproxima a boca do meu ouvido e sussurra: "É um privilégio ser submissa, sabia?"

Ele tem razão. Meu corpo sucumbe, e ele sente. Deixa que eu me vire. Suas faces estão coradas. Ele passa as mãos pelo meu corpo, abre minhas pernas, me pergunta como eu quero. Eu o enlaço com as pernas. Ficamos olhando um para o outro, respirando fundo. Dois iguais. Prontos para transar.

exploração

"Não consigo tirá-la da cabeça nem mesmo quando estou transando com meu marido."

A curiosidade e a brincadeira estão no centro da exploração. Embora sejam características que estimulamos ativamente nas crianças, muitas vezes são suprimidas quando somos adultos, especialmente quando se trata de sexo. Parece que o medo e a apreensão ainda existem na intersecção da curiosidade, do sexo e da sexualidade. Na verdade, alguns especialistas dizem que estamos vivendo uma recessão sexual, na qual, década após década, assistimos a um declínio constante no tanto de sexo que as pessoas praticam. Como disse brilhantemente um artigo na *Esquire*, "o sexo é como uma moeda fraca" – muita oferta, pouca demanda. E, quando a oferta é chata ou simplória, não é de admirar que as mulheres procurem encontrar prazer em lugares incomuns.

E depois há a "lacuna do orgasmo" – a diferença que existe entre as taxas de orgasmo relatadas por homens e mulheres –, que demonstra de forma bastante consistente que as mulheres em relações heterossexuais têm muito menos orgasmos do que os seus pares masculinos. Pode ser por isso que muitas das cartas nesta seção mostram claramente o grau de sofisticação em que as mulheres fantasiam e chegam ao clímax por conta própria.

Uma pesquisa que promovemos para minha marca de bebidas G Spot mostrou que apenas uma pequena porcentagem de mulheres declarou ter a mesma probabilidade de atingir o clímax com e sem o parceiro – e 63 por cento dessas mulheres disseram que isso acontecia porque conheciam melhor o próprio corpo. Se, por um lado, isso aponta para uma falha de comunicação, por outro também mostra uma falta de diversão e, na verdade, de exploração. Eu me pergunto: se alguém está mais satisfeita e se diverte mais com o parceiro ou a parceira, isso aumenta ou diminui o desejo de explorar com alguém ou algo totalmente diferente? Se as mulheres se sentissem mais à vontade para orientar seus parceiros sobre a melhor forma de lhes proporcionar prazer, será que a fantasia de explorar fora do relacionamento seria menos frequente? Ou seria mais fácil trazer o parceiro para essa fantasia?

Acredita-se também que a lacuna do orgasmo tem menos a ver com diferenças biológicas ou anatômicas, e mais com a maneira de homens e mulheres heterossexuais atingirem o pico do prazer. Os filmes e a pornografia convencionais mostram mulheres tendo orgasmos avassaladores através de relações sexuais com penetração, cultivando a crença predominante de que esse sexo é "sexo real" e todo o resto são apenas "preliminares". É difícil para as mulheres e seus parceiros não absorverem isso e não presumirem que ela "deveria" ter orgasmo apenas com a penetração. Mais uma vez – parece-me – tudo se resume à comunicação.

Assim, algumas mulheres recorrem à exploração inerente à fantasia para preencher essa lacuna; orgasmos, prazer, liberação e clímax abundam nessas cartas, seja nas mãos, na língua ou nos órgãos genitais de um parceiro, seja em objetos ou mesmo em robôs. Leremos neste capítulo sobre pessoas que abraçam seus desejos e mapeiam novos territórios sem medo. Este território por vezes beira o surreal, como acontece quando testemunhamos a visão de uma mulher de fazer sexo com uma segunda versão de si mesma, talvez numa tentativa de maior autoconhecimento erótico. "No momento que faço amor comigo mesma nesta fantasia", diz ela, "tudo o que faço é perfeito." Em nossos mundos imaginários, não existe a lacuna do orgasmo.

Sou casada com um homem, mas estou apaixonada por uma mulher que mora na minha rua. Vamos chamá-la de Edith. Ela se mudou para cá há pouco mais de um ano, junto com sua esposa. Não a conheço muito bem, mas ela é o ser humano mais bonito que já vi. E não faz ideia de como me sinto. É sempre cordial e atenciosa, mas... como eu gostaria que me notasse, que me desejasse como eu a desejo! Sempre soube que me sinto atraída por mulheres até certo ponto, mas não pensava que fosse possível me sentir desta maneira por causa de alguém do mesmo sexo. Nem sei se tem a ver com gênero. Trata-se apenas dela.

Jamais transei com uma mulher. Tudo que fiz foi tocar meus próprios seios, minha própria vagina. Desejo saber como outra mulher se sente. Desejo saber como *ela* se sente. Quero aprender a fazer amor com uma mulher, especificamente com ela. Ela poderia me ensinar tudo o que sabe. Não consigo parar de pensar nela, em estar nua em sua cama, no que eu gostaria de fazer com ela. Desejo tocar sua pele lisa, beijar seus lábios macios, sentir seus seios contra os meus. Desejo dar prazer a ela, fazê-la gemer, fazê-la gozar. Sentir seus músculos se contraírem sob minha língua, sob meus dedos. Ter o poder de fazê-la se sentir completamente saciada. Desejo que ela me deseje como eu a desejo. Porque sei que ela teria o poder de me proporcionar muito prazer, mais prazer do que jamais experimentei na vida; mais prazer do que qualquer homem – não, mais do que qualquer outra pessoa – jamais poderia me proporcionar.

Sonho que nossas pernas estão entrelaçadas, que estimulamos o clitóris uma da outra. Sonho com sua língua acariciando lentamente todo o meu corpo e terminando entre minhas pernas, enquanto passo as mãos por seu cabelo castanho. Ela se aproxima para acariciar meus seios, e isso me leva ao limite. Grito em êxtase, enquanto meus sucos fluem em sua boca. Ela me beija com paixão, e sinto meu gosto em sua língua. Então ela alcança minha virilha. No início, passa os dedos lentamente na parte externa da vulva. Ainda estou sensível e molhada por causa do orgasmo. Gemo quando sinto uma nova onda crescer. Ela circunda meu clitóris com o polegar e insere lentamente o dedo médio dentro de mim. Primeiro, entra e sai lentamente, o que é uma tortura. A seguir, abocanha um dos meus seios e vai aos poucos acelerando o ritmo do dedo que entra e sai. Solto um gemido mais alto ao sentir o calor dentro de mim aumentar até explodir mais uma vez. Quando acabo de gozar, ela retira o dedo devagar e o leva à boca, sugando meu suco. Também sonho em fazer tudo isso com ela. Desejo enfiar um dedo nela enquanto ela faz o mesmo comigo. Desejo que gozemos ao mesmo tempo. Desejo que usemos vibradores uma na outra. Desejo que ela use uma cinta peniana. Gosto de transar com pênis. E não quero perder essa sensação quando estiver transando com ela. Entretanto, não consigo me imaginar usando uma cinta peniana. Não tenho certeza se iria gostar. Mas só há uma maneira de descobrir, acho eu! Penso que a deixaria fazer o que quisesse comigo e que faria qualquer coisa por ela, para lhe agradar. Talvez eu usasse um vibrador que desse prazer a nós duas ao mesmo tempo, para que pudéssemos gozar juntas.

Será que isso vai acontecer? Provavelmente não. Não suporto vê-la tão feliz com sua esposa! Não suporto vê-la na rua, sorrindo e acenando, conversando educadamente, sem poder tê-la, sem poder estar com ela. Sei que fico vermelha toda vez que a vejo, graças às fantasias loucas que passam pela minha mente. Tento esconder meu constrangimento, pois temo que ela perceba meus sentimentos, que a esposa perceba, que meu marido perceba. Não consigo tirá-la da cabeça nem mesmo quando estou transando com meu marido.

[Branca, britânica • Agnóstica • Bissexual ou pansexual • Convivente • Não]

Tenho 62 anos e meu desejo/fantasia sexual é que meu marido seja mais aberto a coisas novas e assuma o controle. Que seja um pouco bruto, que use brinquedos como plugues anais ou que, pela primeira vez, faça sexo anal. Também fantasio com duas mulheres desfrutando meu corpo, chupando meus mamilos, colocando os dedos bem fundo dentro de mim, tudo com a participação do meu marido. Desejo que todos tenham controle total sobre meu corpo, meu prazer. Que puxem e torçam meus mamilos enquanto me enfiam um dedo bem no fundo ou me fodem com força. Desejo paixão total e intensa, desejo experimentar tudo sem pedir desculpas.

[Branca, americana • >R$ 600.000 • Heterossexual • Casada ou em um relacionamento civil • Sim]

T enho a fantasia de estar num bar em algum lugar de Berlim onde a *bartender* me convida para uma sala de descanso. A sala é banhada por uma luz vermelha. A *bartender* me pergunta se eu gostaria de fazer parte de seu clube de sexo (na verdade, trata-se de algo muito mais picante). Aceito. Ela então me entrega uma carta com um endereço e me diz para ir até lá mais tarde, à noite. Chego a uma mansão misteriosa. Lá dentro, vejo cerca de dez mulheres de todas as raças, cis e trans, vestidas com lingerie. Elas perguntam se eu gostaria de ser o brinquedo sexual delas por uma noite. Consinto, e assim é. Quero dizer, fazemos praticamente tudo. Penetração vaginal, anal e dupla, sexo oral, BDSM, o que se possa imaginar. Sou dominada até o amanhecer! Mas o mais importante é que todas as minhas parceiras são atenciosas e tenho total confiança nelas. Na vida real, sou uma mulher cis que se identifica como pansexual, mas nunca tive a chance de explorar esse lado, pois estou num relacionamento sério com um homem (que amo e com quem pretendo me casar) desde os 18 anos. Acho que, na minha fantasia, além de poder explorar minha orientação sexual, também não se espera que eu tenha experiência em transar com pessoas de outros gêneros. Porque não sei nada sobre vaginas além da minha. Essa e outras fantasias contribuem para afirmar minha sexualidade mesmo que eu não tenha tido – e talvez nunca venha a ter – nenhuma relação sexual com mulheres. Quem diria que uma fantasia de orgia lésbica poderia ser tão fortalecedora?

[Branca, americana • Ateia • <R$ 600.000 • Bissexual ou pansexual • Em um relacionamento • Não]

Sou uma jovem lésbica e namoro alegremente a pessoa com quem provavelmente vou me casar. Por que então minha fantasia sexual mais recente (e mais "eficaz") é com meu chefe, que está chegando aos 60 anos? Não entendo a razão. Temos um relacionamento muito cordial e normal, e nunca tive fantasias com homens nem com qualquer outro colega de trabalho no passado.

A fantasia começa assim: estamos juntos num bar de hotel, bebendo, rindo e nos divertindo. Toques leves e um clima de flerte nos levam ao seu quarto, onde nos beijamos avidamente e ele me despe, beijando e acariciando meu peito. Desabotoo seus jeans e um pênis ereto se revela; levo-o à boca e começo a fazer-lhe um boquete (algo que não sei fazer, pois só conheço vaginas... mas, ei, um clitóris é apenas um pênis minúsculo, certo? Não pode ser tão diferente). Ele agarra os lençóis com uma das mãos e a parte de trás da minha cabeça com a outra e me força a engoli-lo mais fundo, o que o deixa perto do orgasmo. Ele acha que sexo oral é tudo que terá de mim. Me afasto, e ele fica alarmado. Então puxo-o para cima de mim e tento guiar seu pênis. Quando percebe que está dentro de mim, atira-se com vontade, forte e profundamente, até gozarmos juntos.

Também tenho algumas versões da clássica fantasia da "sala do professor". A minha favorita é aparecer para uma reunião de vestido e sem calcinha. Enfio a mão do professor por baixo da minha roupa para que ele sinta minha nudez, e acabamos trepando na cadeira ou na mesa, comigo por cima.

Essas fantasias não me causam nenhum problema no mundo real. Para ser sincera, nunca penso nelas quando estou no trabalho com meu colega. Estou apenas perplexa com a existência delas e precisava compartilhar.

[Branca • Agnóstica • <R$ 300.000 • Lésbica • Em um relacionamento • Não]

Há a imagem deste homem (embora eu tenha jurado que só sairia com mulheres) que mal conheço... Nós nos vimos pouquíssimo anos atrás... E... bem, ele está atrás de mim, dentro de mim, com as mãos no meu cabelo, me rasgando e me puxando. O rímel escorre por meu rosto, o quarto cheira a maconha boa e a desodorante ruim. Ainda há um grama de cocaína espalhado na mesa, mas atrás dele – dentro dele – há outro homem, maior e mais alto, fodendo-o com mais força do que ele está me fodendo. Sem camisinha, pele com pele. Estamos ao mesmo tempo envoltos em suor, dor e glória – uma grande confusão.

Há outra fantasia, mais recôndita, que viola um valor moral pessoal tão secreto e íntimo que jamais seria capaz de revelar a alguém. Moro nos arredores da cidade lençóis limpos, casa grande e limpa. Um homem de uma beleza convencional me toca suavemente com suas mãos ásperas do trabalho (nenhum homem jamais fez isso). Ele me acaricia com cuidado e diz que me ama (fala sério). Depois adormecemos juntos (eu também o amo). Essa fantasia me faz sentir muito mal. O que ela diz sobre sexualidade? Sobre mim?

[Branca, americana • Não convencional mas criada como batista do Sul • <R$ 300.000 • Bissexual ou pansexual • Solteira • Não]

Sou uma jovem adulta e já mantive relacionamentos com homens e mulheres. Minha relação com sexo e gênero é confusa, uma jornada com um destino em constante mudança. Antes, fantasiava com o que desejava durante o sexo, com o que eu fazia ou com o que desejava que alguém fizesse comigo, mas isso mudou há alguns meses, depois que transei pela primeira vez. Foi com um homem, uma completa decepção. No início, estava excitada, mas transamos duas vezes e em ambas não senti nada. Para a surpresa de ninguém, porém, ele gozou duas vezes.

Segui em frente e conheci uma mulher adorável com quem estou conversando há algum tempo. Ainda não transamos, mas obviamente espero que venhamos a transar. E é aí que surge minha confusão com o gênero. Transar com mulheres não é nada estranho para mim; já vi muitas vezes e, embora saiba que a pornografia pode ser ilusória, ainda acho que saberia como agir. No entanto, na minha cabeça, transar com uma mulher significa penetrá-la com um pênis. Não tenho pênis, e não estou me referindo a um vibrador ou a uma cinta peniana. Tentei me masturbar imaginando que estava transando com uma mulher com uma cinta, mas nunca é igual a imaginar que tenho um pênis preso ao corpo. Em minhas fantasias, a única coisa vívida é meu pênis, pois não tenho certeza se sou um homem completo ou se ainda tenho o resto do meu corpo feminino. O que eu sei é que trepo com uma mulher de maneira bastante bruta, e com meu pênis.

Isso me fez refletir se eu seria transgênero, mas cheguei à conclusão de que, no meu mundo mágico de tesão, apenas quero transar apaixonadamente com uma mulher, como uma mulher, com *meu* pênis imaginário. Apenas garanto que me esforçarei muito mais para agradar a mulher do que aquele cara com quem transei pela primeira vez.

[Branca, holandesa • Ateia • <R$ 90.000 • Bissexual ou pansexual • Solteira • Não]

Às vezes, ainda penso num rapaz doce com quem namorei certa vez. Ele era francês, jovem e loiro; tinha um rosto feminino, e seu sorriso era capaz de derreter geleiras. Foi há muito tempo, e perdemos contato – não sei se está namorando, não sei se está casado, não sei o que faz e também não tenho ideia de onde mora. Com o passar do tempo, estou perdendo a lembrança de suas feições; seu sotaque e seus traços delicados, que outrora me eram tão caros, vêm desaparecendo da minha memória e agora se fundem num alourado indistinto, e o que me lembro dele se transformou num sentimento de ternura.

Quando namoramos, ele tinha pouca experiência sexual, e eu estava contente de ser sua professora. Há uma coisa que sempre quis fazer com ele, mas que nunca ousei pedir, e com a qual ainda sonho depois de todos esses anos. Tudo começou durante o Carnaval: eu estava passando batom vermelho nos lábios. Ao me olhar no espelho, vi por trás do meu reflexo que meu parceiro francês me olhava: "Você não precisa de batom para ficar bonita", disse ele. Eu sorri: os rapazes sempre fazem questão de elogiar a garota sem maquiagem. Mas, naquele exato momento, pensei que gostaria muito de passar um pouco de batom nos lábios dele. Fique à vontade para imaginar o que aconteceu em seguida, mas o que mais me interessa é o que *não* aconteceu; ou, digamos, o que aconteceu na minha fantasia.

É assim: com uma música ao fundo e uma taça de vinho tinto nas mãos, abro meu armário para experimentar roupas – para mim e para meu parceiro. É claro que só tenho roupas de mulher, mas, como é Carnaval, ele entra na brincadeira. Que tal uma saia? Ou aqueles sapatos de salto alto? Tento convencê-lo a escolher entre minha seleção de roupas, que vão de peças escuras e cintilantes até outras amarelas. Algo sexy, algo curto, algo feminino. Por favor. Depois que ele escolhe a roupa, também visto a minha: uma cinta peniana que comprara havia muito tempo e que estava sem uso e tristonha. Então faço amor com meu garoto francês de um ângulo diferente. Oh, sim, jogo-o na cama, puxo sua saia para cima... Imagino-me penetrando-o com a mesma ternura com que ele me penetrara, imagino-me sussurrando palavras de amor em francês, acariciando sua pele branca e sedosa. Poderia passar horas acariciando seu cabelo loiro, seu pescoço fino, seu cuzinho suculento. Acima de tudo, gostaria de fazer com ele o que os homens fizeram comigo, como uma espécie de reciprocidade, para experimentar o outro lado da coisa.

[Branca • Ateia • <R$ 90.000 • Heterossexual • Em um relacionamento • Não]

Minha fantasia sexual mais secreta tem sido apenas isso, secreta, pois contá-la me parecia uma vaidade. No entanto, ela é apenas abrangente. É por isso que estou tão entusiasmada por finalmente dizer em voz alta: minha maior e mais secreta fantasia sexual sou *eu mesma*. Há alguns anos, tive um sonho lúcido muito vívido. Estava numa convenção de trabalho num hotel. Havia bastante bebida e as pessoas estavam a fim de se relacionar. Voltei para meu quarto de hotel sozinha. Tinha desistido de achar alguém para passar a noite comigo, o que condiz com minha vida real e aumentava a sensação de lucidez do sonho. Quando estava me preparando para dormir, ouvi uma batida na porta. Atendi. E na minha frente estava... *eu*. Não uma gêmea, não um clone. *Eu*. Mas, do outro lado da porta, eu também era "eu". E me deixei entrar, me deixei sentar na cama comigo. E me seduzi muito bem, como era de se esperar. Beijei minha boca, beijei meu pescoço. Toquei-me em todos os lugares certos, com muito vigor e lascívia. A essa altura não há como diferenciar qual versão minha estava à porta ou no quarto. Sou as duas, embora seja apenas uma pessoa. Sinto tudo o que acontece comigo tanto na posição de quem dá como na de quem recebe. Tiro a roupa e descubro que tenho um pênis lindo e bem ereto, mas também tenho uma vagina ansiosa. Cada versão minha tem um deles, mas eles se alternam. Na cama, empurro meu corpo e ao mesmo tempo o devoro, sugando cada pedacinho. Posso sentir como é penetrar a mim mesma e ao mesmo tempo desfrutar do que já conheço. Os suspiros e os gemidos são estranhos e assustadores, pois são sons que antes disso só ouvia em minha mente. Faço amor comigo mesma com muita delicadeza e paixão, e trepo comigo com muita força, me sufoco, puxo meus cabelos. Grito por mais; digo: "Vai mais devagar"; peço a mim mesma para acelerar... mas não preciso. Apenas faço *exatamente* o que eu quero. Estou encostada numa parede. Estou de quatro, com os joelhos esfolados. Penetrei-me tão profundamente e com tanta força que dói, mas é incrível. É mais do que incrível, é sobrenatural. Quando gozo, nem sei o que fazer. É mágico chegar ao orgasmo duas vezes ao mesmo tempo.

Tentei entender esse sonho; tentei transformá-lo numa metáfora. Mas o sonho é o que é. *Ser capaz de ser exatamente quem se é e receber exatamente o que se deseja*. Sentir o que está dando, e não apenas o que está recebendo. Nessa fantasia, quando faço amor comigo mesma, todas as minhas ações são perfeitas. Na vida real, quando estou fazendo amor com meu parceiro, faço com ele o que gostaria que fizesse comigo. Quando ele fica satisfeito, sinto inveja. Quero saber o que ele sente. Quero saber se as emoções que envolvem nossa relação amorosa ou nossas transas são as mesmas ou não. Isso não importa. Só desejo o conhecimento, a sensação. Minha fantasia secreta é ser ambos e eu mesma.

[Branca, americana • Pagã/budista • <R$ 600.000 • Bissexual ou pansexual • Em um relacionamento • Não]

Descobri, mais tarde do que o ideal, que sou bissexual, tendendo a me sentir mais atraída por mulheres. Casei-me com um homem antes de me permitir saber mais sobre minha sexualidade. Também era virgem quando começamos a namorar, e só tive intimidade verdadeira com esse único homem. Eu me excito mais com o corpo feminino do que com o masculino, me masturbo fantasiando que estou com mulheres e prefiro a pornografia lésbica à heterossexual. Sou grata por meu rico mundo interior, que me permite fantasiar sobre algo que talvez nunca tenha a chance de experimentar na vida real.

Entretanto, a dificuldade é que às vezes fico triste ou deprimida de aceitar a eventualidade de jamais ter intimidade com uma mulher. Muitas vezes essa percepção me atinge enquanto tenho relações sexuais com meu marido. Por exemplo, se ele chupa meus seios, tento imaginar uma mulher no lugar dele. De vez em quando meu cérebro coopera e me permite sentir prazer com a fantasia e com o ato em si, ao mesmo tempo. Em outras ocasiões, porém, a fantasia me tira completamente do momento e da disposição erótica. Voltando ao exemplo, me incomoda muito o fato de talvez nunca conseguir chupar os seios de outra mulher. Desejo muito saber qual é a sensação de colocar o mamilo de uma mulher na boca ou de mergulhar a língua em seu sexo. Desejo passar as mãos pelas curvas suaves enquanto minha cabeça está aninhada entre suas pernas, desejo dar prazer a outra mulher. Não sou muito ousada na cama, mas acho que seria se estivesse com uma mulher. Quando meu marido expressou o desejo de experimentar o sexo anal, concordei com relutância, deixando que ele me lambesse ali e me penetrasse com os dedos. Achei muito estimulante e gosto quando estou na posição passiva. Mas não tenho nenhum desejo de retribuir ao meu marido, e ele entende. Pouco depois de introduzir essa nova possibilidade em nossas relações sexuais, tive também a percepção de que provavelmente jamais sentirei esse prazer com uma mulher. Então veio outra epifania desanimadora. Se tivesse a oportunidade, com certeza praticaria sexo anal consensual (passivo e ativo) com uma mulher usando brinquedos, mas a ideia de fazê-lo com um homem não me agrada. Penso que demonstraria melhor o meu amor e o meu afeto com uma mulher. Se não tivesse me comprometido com um homem cedo na vida, poderia ter uma atitude totalmente diferente em relação ao sexo. Na maioria das minhas fantasias, tenho uma *persona* que é livre para explorar os desejos sexuais com quem quiser. Acredito firmemente que na maior parte das vezes escolheria mulheres em vez de homens se tivesse essa liberdade. O que me leva a uma visão bastante sombria do meu futuro romântico e sexual.

Confesso que tenho a fantasia de me divorciar do meu marido para sentir esse tipo de liberdade, mas isso não passa de fantasia mesmo. Também tenho a fantasia de ser viúva. É claro que não desejo perder meu marido, mas às vezes penso num futuro em que ele morre e ainda sou relativamente jovem ou fisicamente capaz de me envolver em atividades sexuais. Sonho como seria flertar abertamente com uma mulher ou sair com ela, mas na maioria das vezes fantasio que trepo com mulheres. Como seria ter um encontro sexual fortuito, ir para casa com alguém que acabei de conhecer? Quero muito experimentar um relacionamento lésbico em seus vários níveis, mas talvez nunca esteja em condições de fazê-lo. Assim, minhas fantasias estão imbuídas de um desejo particular, um anseio por um caminho que, quando era mais jovem, não sabia que existia. Para mim, o ato de fantasiar é complicado e agridoce, mas também faz parte da minha identidade. É muito melhor saber tudo isso a meu respeito do que não saber, pois assim me entendo num nível mais profundo e compassivo, o que é importante, pois estou vivendo uma vida que, hoje, não escolheria.

[Americana de origem italiana e portuguesa • Ateia (criada como católica) • <R$ 600.000 • Bissexual ou pansexual • Casada ou em um relacionamento civil • Sim]

mais, mais, mais

"Sou uma usina de prazer! Eles se revezam,
estimulando-se na minha boca."

Como a artista britânica Marie Lloyd cantou certa vez, "Um pouco do que você gosta faz bem". Bem, "um pouco" não importa; parece que muitas mulheres em todo o mundo estão excitadas com a ideia de ter *muito*.

Recebemos tantas fantasias sobre sexo a três, quatro ou mais – com todas as combinações imagináveis de identidades de gênero – que elas superaram em número todos os outros temas deste livro. Será que esse interesse em múltiplos parceiros tem origem no desejo de revigorar o sexo em uma parceria de longo prazo, de modo a trazer de volta um pouco da insaciável excitação de um novo amante? Ou talvez seja uma expressão do desejo de se aventurar fora dos limites de um relacionamento, sem ciúmes ou repercussões, para experimentar e descobrir? Ou talvez seja simplesmente o desejo de uma experiência sexual que seja apenas *mais*: mais corpos, mais desejo, mais sensações, mais gratificação?

Durante as filmagens de *The Crown*, em que interpretei a primeira-ministra Margaret Thatcher, recebi um texto de *fan fiction* erótico envolvendo a Sra. T, o líder trabalhista Neil Kinnock e o presidente soviético Mikhail Gorbachev. Fiquei impressionada com o fato de que alguém pudesse achar aquele cenário fantástico minimamente estimulante. Mas, assim como aconteceu com outras fanfics de sexo grupal sobre as quais fiquei sabendo ao longo dos anos (em especial as que envolviam minha personagem em *Arquivo X*, a agente Scully, em parceria com o agente Mulder e o diretor assistente do FBI Walter Skinner), sei que existe todo um universo ativo no qual as pessoas dedicam a vida a criar essas fantasias surpreendentes, se não desconcertantes, e compartilhá-las em fóruns públicos. Como tudo na vida, tem gosto para tudo.

Para algumas mulheres, as fantasias com grupos envolvem pessoas que elas conhecem: seu parceiro e um amigo, uma série de ex-amantes que conhecem seu corpo e sabem como excitá-las, ou até mesmo os vizinhos. Para outras, a alegria dessas fantasias é que elas podem ser realizadas em qualquer lugar, com qualquer pessoa – em um mosteiro, dando prazer aos monges, ou em um tipo especial de comunidade onde cada homem tem três esposas. Para algumas, o sexo é um fim em si mesmo, mas para outras é parte de um estilo de vida poliamoroso, como uma mulher que diz: "Quero vários maridos que se conheçam e gostem uns dos outros. Quero que eles tenham outras esposas. Ninguém é dono de ninguém".

Os seres humanos são uma das poucas espécies para as quais a monogamia é a norma. Isso pode inevitavelmente afetar o desejo sexual e diminuí-lo com o tempo; a familiaridade e a repetição podem promover a intimidade, a ternura e o cuidado, mas nem sempre cultivam o erotismo, que prospera com o novo e o inesperado. A injeção de novidade oferecida pelo sexo grupal é propícia à fantasia e tem uma história de longa data. Aqui encontramos uma fome insaciável e uma busca interminável pelo orgasmo. Embora a vida moderna possa parecer uma maratona em direção a mais sucesso, dinheiro ou status, o prazer nessas fantasias é o próprio objetivo. Como explica uma mulher: "Quando estou numa reunião chata ou, às vezes, no ônibus, mergulho em minhas fantasias sexuais e me transporto para muito, muito longe, onde sou fodida sem parar". Há algo de libertador e puro na ideia do prazer pelo prazer, e essas fantasias representam uma rara oportunidade de estar total e intensamente presente nesse momento de prazer extraordinário.

Na aparência, sou uma mulher de 50 e poucos anos com problemas de peso. Levo uma vida comum e tenho os interesses e os hobbies típicos de uma mulher americana de meia-idade. Minha vida sexual atual reflete a triste trajetória de muitos casamentos de longa duração. O sexo é raro e, quando acontece, é como se meu marido tivesse esquecido completamente o que são as preliminares. Ele é impotente, e os medicamentos ajudam pouco, por isso vivo carente de penetração. A ideia de que provavelmente nunca mais terei um sexo bom me deprime tanto que sou compelida a me distanciar da realidade. As pessoas provavelmente ficariam chocadas se tivessem apenas um vislumbre das minhas fantasias vívidas, e esse pensamento me faz sorrir.

No meu mundo de fantasia, não fico me lamentando por estar envelhecendo e mais cheinha, pois sou jovem e curvilínea, com seios fartos e pernas longas. Linda e sexy. Meu *alter ego* não sente vergonha e não esconde de ninguém sua libido e seus desejos. Nenhum ato ou parceiro está fora de cogitação. Graças às fantasias, sacio meu apetite sexual entregando-me a relações incríveis com homens bonitos cujo único desejo é me agradar. Em minha mente, sou penetrada o tempo todo e, de alguma maneira, isso compensa o que me falta na realidade.

Minha fantasia mais básica é ser penetrada por um grupo de homens numa orgia – todo pau duro que eu puder aguentar, sem descanso e certamente sem impotência. Estou numa casa grande e bonita, onde homens e mulheres perambulam, alguns com pouca roupa, outros nus, todos usando máscaras. A iluminação é suave, e o ar cheira a incenso e tesão feminino. Gemidos e suspiros de prazer são a música de fundo. Estou vestindo um roupão sobre um baby-doll e uma lingerie preta; rendas e cetim se apegam às minhas curvas, meu cabelo comprido cai sobre o ombro. Os homens são grandes, robustos, têm mais de 1,80 metro de altura e pênis gigantes. Eles me rodeiam enquanto estou deitada numa cama; suas mãos macias tocam meu cabelo, meus seios e minha xoxota. Um homem me enfia um dedo enquanto chupo o pau de outro; um terceiro faz sexo oral em mim enquanto masturbo outros dois. Um homem bonito se inclina e acaricia meu rosto, depois me beija de um jeito muito sensual. Finalmente, quando estou tão excitada que mal consigo suportar, um deles abre minhas pernas e empurra lentamente seu pau gigante dentro de mim. No início ele me penetra languidamente, tocando-me em todos os pontos certos – e eu estremeço. Os outros me acariciam e beijam todo o meu corpo, revezando-se na apresentação dos pênis para eu chupar; a cada poucos minutos dou prazer a alguém diferente. O homem que está me fodendo geme de tesão e diz que minha boceta é gostosa, enquanto agarra minhas coxas e me puxa para mais perto, tentando ir ainda mais fundo. Seus gemidos ficam mais altos e então ele goza dentro de mim em jatos longos e quentes. Sinto seu esperma sair da minha boceta e escorrer até a bunda. Depois de recuperar o fôlego, ele se retira e se afasta.

Outro homem toma seu lugar, abre minhas pernas e desliza para dentro de mim. Ele também tem um pau enorme, mas a sensação agora é diferente, e me deleito com os prazeres proporcionados por sua ereção em cada saliência e cada sulco do meu sexo. Ele golpeia com tanta força que me desloco um pouco para cima, e então ele me puxa de volta pelas coxas. Digo que quero gozar; ele põe o polegar no meu clitóris e o esfrega em círculos. Meus gemidos abafam seus grunhidos. Estou escalando a montanha até aquele lindo lugar de luz, paz e êxtase, e ele sobe comigo. Chego ao pico e grito, estremeço e me entrego ao orgasmo. Quando estou começando a descer a montanha, ele tira o pênis de dentro de mim e goza em grossos jatos brancos sobre meus seios.

Ao recuperar o fôlego, afasta-se e deixa outro homem entrar entre minhas pernas; depois desse há outro esperando na fila, e outro, e outro. A fila de homens é longa e, a cada vez, não demora mais de um minuto até eu ser penetrada por um pênis enorme.

Esses homens e seus belos paus surgem para mim quando uso o vibrador e quando estou tentando transar com meu marido, mas também aparecem com frequência em outros momentos. Quando estou numa reunião chata ou, às vezes, no ônibus, mergulho em minhas fantasias sexuais e me transporto para muito, muito longe, onde sou fodida sem parar. Portanto, da próxima vez que você vir uma mulher simples, corpulenta e de meia-idade, não seja tão rápido em ignorá-la ou supor que ela tem uma vida comum e entediante. Talvez ela tenha, mas por dentro pode ser tão livre e safada quanto eu, cheia de tesão e de loucas fantasias.

[Branca, americana • Bruxa • >R$ 600.000 • Heterossexual • Casada ou em um relacionamento civil • Não]

Minha fantasia não é segredo. Desejo vários maridos que se conheçam e gostem uns dos outros. Desejo que tenham outras mulheres. Ninguém é dono de ninguém. Ninguém é obrigado a ficar com ninguém. Todos se sentem seguros o suficiente para serem honestos. A amizade é o primeiro compromisso; o engajamento sexual cresce a partir desse respeito mútuo. Compartilhar afeto em vez de monopolizá-lo faz com que haja mais amor para todos. A energia sexual pode ser a mais curativa.

[Outros/mestiça • Igreja da Arte Americana • <R$ 90.000 • Poliamorosa • Em um relacionamento • Sim]

Como uma entre muitas mulheres transgênero, percebi que a terapia hormonal exerce um efeito enorme em nossa libido. Basicamente, obriga nosso corpo a passar pela puberdade duas vezes, com todas as suas consequências. No meu caso, durante a terapia hormonal, tive uma espécie de segundo despertar da fantasia e do desejo. Passei de uma situação em que nem sequer pensava em homens para uma em que vivia cheia de desejo por seu equipamento sexual e pelo fluido maravilhoso que eles produzem. A maioria das minhas fantasias girava em torno de transar com vários homens ao mesmo tempo! Às vezes, até SETE. SETE! Não é algo a que esteja acostumada... passar de uma pessoa de modos contidos para alguém que gosta de acabar parecendo um bolo coberto de merengue.

[Branca, americana • Agnóstica • <R$ 90.000 • Bissexual ou pansexual • Em um relacionamento • Não]

Em minha fantasia, tenho um estilo de vida glamouroso como o da minha bisavó. Sou uma exploradora sexual na Nova York da década de 1930. Sou uma cantora renomada num bar clandestino e infrinjo todas as regras impostas às mulheres da época. Não tenho pudor, sou confiante, complexa e enigmática. Exalo sensualidade com roupas de veludo rubi e pérolas reluzentes, e minha voz, também ela sensual, hipnotiza os clientes que vêm por mim, e somente por mim. Termino minha apresentação. Um casal atraente se oferece para me pagar uma bebida, mas minhas bebidas são por conta da casa, então peço uma rodada para cada um. O homem é cordial, tranquilo e contido, tem cabelo castanho penteado para trás e um estilo descolado. A mulher é tímida e parece atemorizada. Talvez esteja maravilhada. Talvez esteja se perguntando se é suficiente para mim. Conduzo o casal pela escada em espiral até meu apartamento, onde lhes asseguro que, na piscina aquecida, estar vestido é opcional.

Entramos na água juntas e desfrutamos da companhia uma da outra; a mulher admite que sempre teve vontade de me beijar. Diz isso enquanto nossas pernas se entrelaçam e eu a satisfaço com a pressão de meus lábios inferiores. O homem está muito feliz com o rumo que a noite tomou, mas só pode me tocar quando eu quiser. Ele nos serve mais um pouco de vinho. Ainda nuas e molhadas da piscina, a mulher e eu dançamos ao som de Ella Fitzgerald, à meia-luz. O homem assiste à dança inspirando profunda e desesperadamente; eu o chamo e ele vem por trás da mulher, movimentando-se ao nosso ritmo. A mulher não está nem um pouco interessada nele, pois sua atenção está voltada apenas para mim. Em seguida, passamos para a sala de estar, onde minha coleção de arte, máscaras e esculturas envolvem uma grande lareira. Nós nos aconchegamos sob os cobertores e nos aquecemos junto ao fogo, e o homem pergunta se pode acariciar minhas costas. Eu concordo, e ao mesmo tempo a mulher começa a beijar e lamber meus seios. Ela morde com suavidade e depois suga até o ponto em que sinto uma contração na virilha. Ela beija meu ventre e minha vulva, enquanto o homem pega meus seios e continua a acariciá-los. Sinto seu pau roçar em mim, mas ele ainda não me conquistou. Digo-lhe para fazer sexo oral na mulher, e ele obedece. A mulher não tira os olhos de mim, mesmo quando está gozando. Ela diz que só quer a mim, então subo em cima dela e a deixo chupar minha boceta enquanto chupo o homem. Quando ele está à beira do orgasmo, me joga no sofá e puxa minhas pernas sobre seus ombros. Ele me penetra com facilidade e me golpeia até eu praticamente explodir com a força de seu pau. Escuto quando ele goza. Seu orgasmo é como música. A mulher está em lágrimas porque achou lindo ver o marido me foder sem restrições. Impressionada e tremendo de prazer, visto um roupão luxuoso e ofereço torradas com patê para contrabalançar o vinho. O casal é gentil e deseja ficar, mas não posso me comprometer com seu amor. Pode ser que volte a vê-los, mas há outros fãs que buscam meu afeto. Até que alguém me dê motivos para retribuir seu amor, permaneço livre e esquiva, compartilhando minha cama *king size* apenas com meus muitos amigos felinos.

[Judia russa, americana • Pagã • Bissexual ou pansexual • Solteira •Não]

Tenho 20 e poucos anos e ainda sou virgem, o que às vezes me envergonha bastante, pois parece que todo mundo teve sua primeira vez na adolescência. Mas isso não significa que eu não seja um ser sexual, nem que nunca tenha tido um orgasmo. Enquanto me masturbo, tenho fantasias – às vezes com mulheres, às vezes com homens, às vezes até com ambos. Portanto, por enquanto, minha vida sexual consiste basicamente em fantasiar. Sou bastante insegura em relação à aparência e não me sinto nem um pouco à vontade na minha própria pele. Dizer que odeio meu corpo talvez seja um pouco demais, mas certamente estou perto disso. Acho que essa é a razão de ainda não ter transado com ninguém: se não consigo amar meu próprio corpo e me sentir bem nele, como vou acreditar que outra pessoa o considere bonito e sexualmente atraente?

Minhas fantasias versam sempre sobre encontrar alguém que goste de mim com todas as minhas cicatrizes, minha celulite, minhas estrias, minha flacidez... alguém que me faça sentir atraente e sexy a ponto de esquecer minhas inseguranças. Em uma delas, encontro um casal adorável num hotel lindo e aconchegante; não são pessoas que eu conheça de verdade, mas queremos experimentar algo novo em matéria de sexo.

Quando os vejo pela primeira vez, fico atônita. Eles são mais ou menos da minha idade, talvez um pouco mais velhos. Ele é alto, esportivo, mas não muito musculoso; tem olhos castanho-esverdeados e cabelo loiro-escuro, curto. Ela é pequena, magra, mas muito feminina; tem grandes olhos azuis e cabelo loiro, comprido. Um desses casais que não se pode deixar de notar. Imediatamente me sinto mais atraída pela mulher, por causa de sua autoconfiança, de sua elegância, de sua feminilidade. Tomamos um drinque no bar do hotel para descontrair um pouco e subimos para o quarto espremidos num elevador pequeno... Sinto minha excitação aumentar ao examinar mais de perto a mulher, seu nariz elegante, seus lábios convidativos. E ela tem um cheiro divino. Percebo que a estou encarando e desvio o olhar, mas ela sorri para mim, inclina-se e me beija; seus lábios macios, suavemente pressionados contra os meus, têm um sabor maravilhosamente doce e levemente parecido com a bebida que ela acabou de ingerir. Eu poderia ficar assim para sempre, mas o elevador para e nós nos encaminhamos para o quarto. Minhas pernas estão um pouco bambas e meu coração está batendo acelerado:

parece até que percorremos quilômetros. Assim que fechamos a porta, a mulher e eu nos beijamos com mais paixão, esquecendo tudo ao nosso redor por um momento, até mesmo o homem, que nos observa. Mas havíamos planejado algo diferente para esta noite. Eles sempre tiveram a fantasia de transar na frente de alguém. Já eu fantasiava em observar um casal transando.

No quarto há uma cama enorme, uma poltrona e uma mesa. Sento-me na poltrona e os observo beijando-se e despindo-se lentamente na cama; não consigo deixar de me tocar. Ela está por cima, no controle, o que realmente me excita. Conforme vão se aproximando do orgasmo, meu coração passa a bater cada vez mais rápido, tamanho o tesão.

Depois disso, troco de lugar com ele. Olho para ela, nua e sem fôlego, literalmente brilhando. Autoconfiante e satisfeita com seu próprio corpo. Ela sorri para mim, feliz e sedutora, e então me beija. Com paixão. Ela me despe, e eu desejo ficar ali para sempre, nesse quarto, nesse momento, beijando essa linda mulher. Nem percebo que o homem está sentado na poltrona, nos observando. Ela olha por um momento para meu corpo nu: seus lábios esboçam um sorriso, seus olhos expressam desejo. Então, ela me puxa e continuamos a nos beijar, explorando o corpo uma da outra com as mãos e a boca, completamente soltas, aprendendo rapidamente o que a outra gosta, apertando os botões certos – e tendo maravilhosos orgasmos juntas. Sinto-me muito à vontade comigo, sem julgamentos. Estou confiante e sou capaz de pedir o que preciso e quero. Meu corpo parece estar em chamas, sinto que poderia voar.

[Branca, alemã • Agnóstica • <R$ 90.000 • Bissexual ou pansexual • Solteira • Não]

Na minha fantasia, os vizinhos convidam a mim e a meu marido para visitá-los. Não os nossos vizinhos de verdade, mas vizinhos de fantasia. Tomamos um drinque e comemos alguns petiscos. Então eles dizem que gostariam de fazer um *ménage à trois* comigo. Estou disposta, e começo a beijar a mulher enquanto o marido nos observa. Meu marido parece ter ido embora, então começo a transar com a mulher e depois com o marido. Nunca fiz um *ménage à trois* de verdade e duvido que algum dia o faça, pois estou na casa dos 70 anos. Mas, bem, fantasia é outra coisa.

[Branca, australiana • Judia • >R$ 600.000 • Heterossexual • Casada ou em um relacionamento civil • Sim]

Na adolescência, sentia-me sexualmente atraída por homens, mas nunca me relacionei muito com eles porque minha família era muito rígida. Isso acabou me dando tempo para pensar mais sobre como eu gostaria de transar. Desejo que meu homem me acorde e toque meu corpo lentamente, que me diga que sou bonita. Que beije meu pescoço enquanto se esfrega em mim. Mas, ao mesmo tempo, desejo beijar uma garota e transar com ela enquanto meu homem se masturba. Desejo um trio, mas não quero compartilhar o pau do meu homem. Desejo chupar uma garota enquanto ele me chupa. Desejo que ela me toque em todos os lugares enquanto o pau dele está dentro de mim apenas. Enganchada nela, quero usar um vibrador em mim para gozar enquanto meu homem goza fora. Desejo ser compartilhada, mas não desejo compartilhar.

[Mexicana • Heterossexual • Em um relacionamento • Não]

Uma de minhas fantasias favoritas, que sempre me excita, é quando sou seduzida por um casal de lésbicas. Há muitos, muitos anos, eu estava em uma festa chique e me perdi do meu namorado. Fui parar na pista de dança, onde um casal muito atraente e muito sexy começou a dar em cima de mim. Eu estava dançando com outras pessoas e, antes que eu percebesse, essas duas lindas mulheres começaram a se roçar em comigo. Ficou claro quais eram as intenções delas... E se eu tivesse sido mais corajosa, mais aventureira, se não estivesse em um relacionamento? Quem sabe, talvez tivesse ido para a casa delas. Desde então, quer eu esteja sozinha, me masturbando, ou com a cabeça do meu parceiro entre minhas pernas, tenho fantasiado sobre o que teria acontecido se eu tivesse seguido em frente naquela situação.

Começa com a gente ainda na pista de dança, cercadas por corpos suados, todos se movendo em um ritmo sensual. Uma das mulheres está atrás de mim, seu corpo inteiro pressionado contra o meu, e seu hálito quente em meu ouvido. A outra está com seu traseiro firme se movendo contra minha virilha no mesmo ritmo. Dois pares de mãos seguram meus quadris e nos movemos como uma só.

A morena sussurra algo sobre sair dali e me pega pela mão. Agarro a mão da loira e nos dirigimos para a saída e para a caminhonete que elas estacionaram do lado de fora. Deslizamos para o longo banco da frente e, enquanto dirigimos, as duas me tocam constantemente, acariciando, provocando. Estou nervosa. Estou empolgada. Aquilo é incrivelmente excitante. Deixei meu namorado para trás!

No apartamento delas, conversamos um pouco. A morena me traz uma bebida e, depois que a tomo, ela se inclina e encosta seus lábios macios nos meus. Ficamos de pé no meio da sala de estar e nos beijamos, primeiro suavemente, quase castas, e depois mais profundamente, mais rápido e mais quente, uma língua explorando o interior da boca da outra, nossas mãos começando a explorar as curvas uma da outra. Percebo que uma música de jazz começou a tocar, as luzes diminuíram e então... a loira se junta a nós. Ela pega o drinque da minha mão e se pressiona contra mim por trás, com as mãos nos meus quadris, os lábios na minha nuca, os dedos passando lentamente pela minha bunda, subindo suavemente por baixo do meu vestido e entrando na minha calcinha. Estou encharcada.

Ela geme em meu ouvido quando desliza um dedo para dentro de mim e se abaixa até o chão, enterrando o rosto na minha bunda. Posso sentir seu hálito quente através do meu vestido leve, seu dedo entrando e saindo enquanto movo meus quadris contra ele. Enquanto isso, a morena, que estava se deliciando com meu pescoço, desce até meus seios, sua língua lambendo meus mamilos. Meus joelhos estão ficando fracos. Juntas, elas deslizam minha calcinha para o chão e me colocam de joelhos. A loira se posiciona embaixo de mim, com minha boceta na boca. Estou muito perto de gozar. Sua língua quente e macia lambe e pulsa suavemente em meus lábios. A morena se move entre meus seios, meu pescoço e minha boca, seus dentes mordem gentilmente aqui e ali, enquanto me contorço, gemo e gozo loucamente, mais do que nunca na vida.

[Branca, americana • Nenhuma • Pansexual • Em um relacionamento • Sim]

Em minha fantasia, fui acolhida pelos monges num eremitério isolado. Como única mulher, tornei-me a feliz participante de muitas atividades. Algumas são ordenadas pelo monge mais velho, que parece ser o líder. Tenho tarefas domésticas no antigo edifício de pedra que todos compartilhamos. Quero que todos os membros sejam felizes (trocadilho intencional), e todos eles se preocupam com minha felicidade também. Cumpro "deveres" diários que incluem chupar qualquer monge que passe por mim no corredor e acordá-los pela manhã esfregando minha xoxota em sua boca ou seu pau ávido. Trato de garantir variedade em nossas "atividades" diárias e, no final do dia, conto ao abade tudo o que fiz. Enquanto desfio as histórias, ele me masturba, e meu orgasmo é o ponto culminante de uma fantasia muito agradável.

[Branca, canadense • Ateia • <R$ 300.000 • Heterossexual • Em um relacionamento • Não]

Minha fantasia surgiu numa viagem de férias com amigas, uma despedida de solteira, para ser exata. No aeroporto, estávamos todas empolgadas com a ideia de que naquelas férias "tudo valia", pois, tecnicamente, era a última vez em que a futura noiva poderia se divertir sozinha sem nenhuma consequência. Quando embarquei no avião para Marrakech, depois de já ter tomado duas taças de vinho, sabia que seria uma aventura inesquecível. Acho que foi no quarto dia que as coisas começaram a ficar paradas. Já tínhamos feito de tudo: beber até cair; dar um mergulho no mar, peladas; compartilhar a história de nossas relações sexuais mais loucas; mandar mensagens de texto, bêbadas, para antigos namorados. Estávamos sem ideias de como "nos superarmos" quando alguém sugeriu que fôssemos a uma orgia – não sei quem foi. "Vamos só dar uma olhada, é claro", "Só por curiosidade, é claro". Então fizemos uma pesquisa e encontramos em Marrakech o equivalente ao Distrito da Luz Vermelha*. Quando chegamos lá, havia uma tensão no ar. Era emocionante, mas desconhecido. E nenhuma de nós sabia como se comportar. Ficamos sentadas, paradas, apenas observando o local. No íntimo, cada uma esperava que as outras fizessem alguma coisa. Mas ninguém fez nada. Nas salas privadas, a maioria dos homens estava se masturbando. E até mesmo as mulheres que estavam lá pareciam obrigadas a dar prazer a um homem. Então, fomos embora. Mas eu não conseguia parar de pensar no que vi naqueles ambientes. E me vi desejando que tudo tivesse sido diferente. Que houvesse mais mulheres. Que alguém me recebesse na porta para dar as boas-vindas à novata nervosa. Que tivessem fornecido brinquedos esterilizados aos mais constrangidos. Em determinado momento, tinha criado uma fantasia completa na minha cabeça.

Desde aquela noite, tenho tido a fantasia recorrente de abrir meu próprio negócio de sexo para despedidas de solteira. Todos os detalhes estão planejados. Eu anunciaria que se trata de um evento exclusivo para grupos, que é necessário documento que comprove a idade e consentimento explícito. Daria as boas-vindas às convidadas normalmente,

---

* Bairro localizado no coração da cidade de Amsterdã, mundialmente conhecido pelas vitrines iluminadas por neons e luzes vermelhas nas quais profissionais do sexo se exibem aos clientes e turistas.

ofereceria a todas uma bebida e talvez um boá de plumas, para dar um toque de bom humor. Em seguida, encaminharia a noiva para uma sala privativa e diria que seu grupo de amigas havia organizado uma massagem particular. Se ela concordasse, eu a massagearia e, por fim, perguntaria se gostaria que eu fosse mais longe. Viria equipada com brinquedos e me certificaria de que ela tivesse seu final feliz. Depois, cada integrante do grupo teria a chance de experimentar meu quarto particular, enquanto as outras continuariam a beber e a se divertir no salão principal. Seria uma noite de êxtase total para todas, uma celebração do prazer das mulheres. Talvez você esteja se perguntando onde está o meu prazer nessa fantasia. Bem, eu teria grande satisfação em dar prazer a cada mulher e, ainda por cima, ser paga para isso. E, se alguma delas quisesse ir um pouco mais longe sem os brinquedos, teria prazer em atendê-la.

[Preta, britânica do Caribe • Agnóstica • <R$ 300.000 • Heterossexual • Solteira • Não]

Demorei muitos anos para me permitir ter fantasias durante o sexo. Décadas, na verdade. Em todo esse tempo, achava que qualquer fantasia significasse deslealdade com o homem com quem estivesse; por isso, conscientemente, silenciava até mesmo o primeiro indício de que minha imaginação estivesse indo para outro lugar. A partir dos 60 anos, entretanto, uma fantasia consistente começou a surgir. O interessante é que ela sempre inclui meu marido, além de dois outros homens, amigos queridos que sei que realmente me valorizam. Nessa fantasia, os três me acariciam e me amam de todas as maneiras, ao mesmo tempo: com a língua, com o pênis, com as mãos. Me acariciam, me penetram, me estimulam e me deleitam. O impacto coletivo de sua alegre colaboração: me sinto linda, adorada. Sem culpa! Quando criança, me sentia pouco amada e sem valor; já adulta, ainda tinha de lutar contra esses sentimentos. Agora, aos 72 anos, sem nenhum remorso, minha vida é enriquecida por três homens maravilhosos, que me amam de todo jeito, com entusiasmo, deliciosa e simultaneamente.

[Branca, americana • Judia • >R$ 600.000 • Heterossexual • Casada ou num relacionamento civil • Sim]

A fantasia começa como eu gosto que termine: estou na cama, dormindo, com todos os melhores amantes do passado – os respeitosos, os gostosos, os que sabem do que eu gosto e como me dar prazer. Homens lindos, lindos. Há talvez quinze, talvez mais. Quando acordo, um deles está puxando minha calcinha para um lado, abrindo meus lábios e sentindo minha umidade. Vejo que está com tesão por mim, por meu corpo, minha presença. Ele enfia os dedos em mim e se masturba ao mesmo tempo. Lentamente, os outros vão acordando, como leões que, sonolentos, observam a presa que sabem que será seu jantar. Gostam do espetáculo. Um deles traz um pedaço de corda e amarra minhas pernas juntas até os joelhos, devagar, com respeito. Posso ver que está duro, que sente prazer nesse momento. Sinto a corda dura na minha pele enquanto outro se delicia com minha boceta, com meu traseiro. Ele sacia sua sede comigo.

Passo os dedos sobre meus lábios inferiores para lhes mostrar que são carnudos e que logo vou querer seu pau ali. Mesmo amarrada, *eu* estou no controle. *Eu* sou o objeto de desejo. Adoro isso, assim como adoro todos esses homens que sentem prazer ao me dar prazer. Orquestrei a situação e escolhi estes espécimes para a jornada. Agora estou de frente, com as pernas ainda amarradas, esfregando um pau na boca, um pau bem duro, um belo pau. Eu o esfrego na boca e no rosto. Gosto muito disso. Dou uma lambida nele, abocanho a glande e me movimento para a frente e para trás; de vez em quando o engulo inteiro e depois recomeço. O homem geme e se contorce de prazer. Eu o estimulo. Levo-o à beira do êxtase e paro. Os outros observam com as mãos no pau.

Sinto mãos me acariciando, uma palmada, dedos dentro da minha boceta, agora muito molhada, dentro do meu ânus. Outra palmada. Minhas coxas brilham com meus fluidos. Uma terceira palmada, e uma quarta. A corda que me prendia é removida. Recebo uma chuva de carícias e beijos nos pontos em que ela apertava a carne. Sentir as marcas da corda me deixa ainda mais excitada. Beijos no meu pescoço, mordidas que me imobilizam, como um gatinho, dedos que apertam meus mamilos já duros, paus à esquerda e à direita, esperando por mim, me desejando. Dedos dentro de mim, dedos fora de mim, massageando-me. Sou o centro do prazer; fui reduzida – ou elevada – à condição de puro sentimento, de alegria. Lentamente, me penetram; às vezes na boceta, às vezes no cu, às vezes em ambos. Os homens sentem grande prazer em me ver transando com outro. Têm prazer com meu prazer. Eu gozo, repetidamente, surfando as ondas de excitação – minhas e deles. Gozo com seus paus, seus dedos, seu corpo em cima de mim. Às vezes gozo só de olhar para eles. De vez em quando me coloco no alto da cama, me toco e os contemplo me contemplando, me desejando. Alguém enfia os dedos com mais força e minha boceta jorra; adoro essa sensação de *lâcher-prise*, esse momento em que perco o controle, em que, por um breve instante, fico à mercê dos outros. É uma alegria ser desejada, tocada, acariciada por todos esses homens maravilhosos. Há muito riso, muita ternura. Brincamos de amantes. Nem todos chegam ao orgasmo – esse não é o objetivo final –, mas um deles esfrega o pau entre minhas nádegas até gozar. E outro goza enquanto me observa transar com um terceiro, que acaricia meus seios. Outro ainda pode gozar em meus seios ou em minha boca, mas não todos. A jornada pode durar horas, até mesmo o dia inteiro. Há intervalos para uma soneca. Então sou acordada para transar de novo. Ao final, todos voltamos a dormir juntos, enrolados como gatinhos numa cesta, exaustos e cheios de oxitocina.

[Branca, francesa • <R$ 90.000 • Heterossexual • Casada ou em um relacionamento civil • Sim]

Minha maior fantasia é algo que realmente espero que se concretize um dia. Eu a imagino acontecendo enquanto estou de férias com o homem com quem sou casada há dez anos. Estamos hospedados num *resort* praiano com vistas incríveis do oceano. Sentados num bar à beira da piscina, bebemos e conversamos com outros hóspedes. Em certo momento, começamos a conversar com uma mulher que está sozinha. Ela é maravilhosamente curvilínea e tem uma bela bunda. Nos divertimos muito conversando com ela e levantamos juntas para dançar quando ouvimos músicas que não dá para deixar passar. Meu marido observa enquanto essa mulher e eu nos acariciamos, mexendo os quadris em perfeita sincronia. Depois de dançar uma música com muita paixão, estamos suadas e nosso cabelo, uma bagunça. Tentamos tirar os fios uma do rosto da outra. O fato de estarmos tão sintonizadas nos faz sorrir. Ficamos nos olhando por um tempão. Nossa respiração se acelera e, inconscientemente, ambas lambemos os lábios. Com uma das mãos ainda pousada na minha cintura, ela arfa e morde o lábio.

Olho para o meu marido, que sorri. Ele se levanta e coloca a mão na parte inferior das minhas costas, como se quisesse me dizer que não havia problema em levar aquilo adiante. Volto a olhar para ela e mal consigo recuperar o fôlego. Passo a mão nela lentamente, mantendo o contato visual, e puxo-a suavemente para mais perto. Apenas o suficiente para que saiba até onde eu gostaria que fosse, mas não tanto a ponto de ela não conseguir romper a tensão e a conexão que podem ser sentidas ao nosso redor. Seus lábios carnudos estão ligeiramente abertos e brilhantes. Ela suspira quando fazemos contato total. Seios contra seios e pelve contra pelve. Mantenho a mão em sua cintura e a seguro de leve. Com a mão livre, acaricio seu rosto enquanto me aproximo para que nossos lábios se toquem. No início os movimentos são delicados e sensuais. Afasto-me um pouco para ver seu rosto. Quero ter certeza de que deseja o que eu desejo. Ela olha para mim com tanto ardor que sinto que vou derreter. Acaricia meu rosto e depois agarra meu cabelo com firmeza, na base da nuca, e puxa minha cabeça para perto. Quer que eu entenda que assumiu o controle. Quando ela puxa meu cabelo com um pouco mais de força, suspiro e esfrego meu corpo no dela. Ela me beija. Nossas línguas estão enganchadas e me contorço contra ela, enquanto ela me puxa com mais força e me dá uma doce mordida. Sei que se ela levasse a boca a meus lábios inferiores eu sentiria puro êxtase. Depois do que parece ser uma vida inteira de felicidade, ela se afasta e me olha fixamente. Há fome em seus olhos, e sinto uma contração na virilha. Sei que o desejo que vejo em seus olhos é direcionado a mim. Nos viramos para meu marido, que respira pesadamente – está excitado. Ela pergunta se devemos ir para o quarto dela ou o nosso. Olho para meu marido, para ter certeza de que está ali, e ele responde: "O nosso".

Enquanto nos encaminhamos para o quarto, ela mantém o corpo colado ao meu, como se não suportasse perder o contato. À espera do elevador, me beija com paixão e passa as mãos lentamente por minha cintura e meus seios, como se tentasse memorizar meu corpo através do toque. Felizmente, o elevador está vazio. Entramos. Assim que a porta se fecha, a mulher e eu nos olhamos. Dou um sorriso malicioso, e voltamos os olhos para meu marido. Sorrimos uma para a outra e, devagar, nos aproximamos dele, como animais famintos que cercam furtivamente uma presa. Agarro a bunda dele e o puxo de encontro a mim, para ver se está excitado. Consigo ler seu corpo com facilidade e sei que ele está presente no momento e feliz com a situação. Gentilmente, puxo a mulher para perto também. Ela pressiona o quadril contra o dele, deixa que os seios rocem seu tórax; vai testando as águas. A seguir, dou a ela um sorriso deliciosamente malicioso e a puxo mais para perto, para que saiba que por mim está tudo bem. Ela se esfrega nele com força e começa a gemer. Sua respiração fica mais rápida. Sei que está perto de gozar, então a puxo de volta para mim. Quero que o orgasmo dela seja explosivo, e não que acabe num instante num elevador.

Entramos rapidamente em nossa suíte. Jogo meu marido contra a parede e começo a lamber seu pescoço. Eu o sinto estremecer. Ela ainda está um pouco insegura para tocar meu marido, pois não quer me chatear, então lhe dirijo um olhar lascivo e a puxo de modo que sua pelve fique pressionada contra o pau dele e os seios contra seu peito. Eu grudo nela por trás e passo a mão na parte inferior de suas costas, enquanto sussurro em seu ouvido: "Quer se divertir conosco?". Ela acena freneticamente com a cabeça enquanto passo meus dedos por seu corpo como se tivesse todo o tempo do mundo. Quero que saiba que dedicarei o tempo que for necessário para que seja uma experiência incrível para todos nós

Continuo me esfregando nas costas e na bunda dela. Ao mesmo tempo, acaricio meu marido, para estimulá-lo. Ele começa a beijá-la e passo minhas mãos pela parte superior do corpo dela. Aumento a pressão enquanto enfio uma mão por baixo da camisa e a outra por dentro do sutiã, para acariciar seu seio. Meu marido beija sua boca. Seus mamilos são muito sensíveis, sinto que está excitada. Pego um de seus mamilos e o aperto gentilmente entre o indicador e o polegar. Ela interrompe o beijo e se contorce, gemendo alto. Começo a beijar e chupar seu pescoço, agarro o quadril do meu marido e o puxo para o nosso abraço, certificando-me de que estamos todos conectados. Nós dois nos esfregamos contra ela em total sincronia, fazendo-a gemer e choramingar. Deslizo a mão para dentro de sua calcinha; ela está encharcada e arfa quando roço seu clitóris e em seguida enfio dois dedos dentro dela. Curvo os dedos a cada vez que avanço, de modo a atingir seu ponto G. Ela geme porque quer gozar, mas ainda não é o suficiente. Trabalho com os dedos para deixá-la realmente à beira do orgasmo, mas paro logo antes que ela consiga. Retiro os dedos de sua boceta, e ela grita em protesto. Levo meus dedos encharcados com os fluidos dela até meu marido, que suga lentamente aquele mel com um gemido profundo. Sento-me na cama. Ele a pressiona contra a parede, bem ao lado da porta. Ela gira e agora é ele quem está contra a parede. A mulher está enlouquecida. Ele passa a mão entre as pernas dela, esfrega seu clitóris e a deixa à beira do êxtase. Meu marido olha para mim, mas digo não com a cabeça. Ele para. Ela geme de frustração. Então ele a leva para a cama e a coloca ao meu lado, ainda se esfregando nela para deixá-la louca. Olha para mim quando começo a acariciá-la e a me esfregar nela. Eu lhe faço um aceno sutil com a cabeça. Ele a beija e se afasta. Beijo-a docemente e então nós duas observamos, desejosas, meu marido se despir. Quando ele está nu, ela e eu nos olhamos e passamos a nos despir devagar. Em seguida ela chupa minha boceta como se fosse o pêssego mais suculento e saboroso do mundo. Grito de prazer. Enquanto isso, meu marido a penetra por trás. Gozo rapidamente com sua língua mágica. Ela se deixa montar. Sobe pelo meu corpo, fica em cima de mim, frente a frente. Me olha nos olhos enquanto é fodida. Continuo acariciando-a e segurando seus ombros contra as investidas do meu marido. Ela grita que foi fundo e é muito bom. Encosta a pelve na minha e me beija, agarrando-me a nuca. Com os dedos da outra mão me penetra; graças a isso e à força das estocadas do meu marido, gozo outra vez.

Ela olha para mim desesperada. Também quer gozar, e muito. Mordo seu pescoço e seguro seus ombros para forçá-lo a penetrá-la mais profundamente. Então ela agarra meus quadris e goza mais forte do que nunca. Meu marido chega ao orgasmo, e ficamos todos deitados juntos por um momento, como um sanduíche sensual.

[Branca e asiática, americana • Agnóstica/pagã • >R$ 600.000 • Bissexual ou pansexual • Casada ou em um relacionamento civil • Não]

Em minha fantasia, sou uma mulher recém-chegada a uma comunidade na qual há certas regras e diretrizes para viver a sexualidade e os relacionamentos. Quem acaba de chegar deve cumprir um período de iniciação sob a orientação do líder masculino (o homem mais poderoso da comunidade), uma iniciação pela qual passo e que envolve extensa abertura sexual e práticas tântricas, seguidas de um ritual em que todos os homens da comunidade fazem amor comigo como uma espécie de boas-vindas e confirmação da rede de relações da qual agora faço parte. Na segunda fase, devo usar algum tipo de acessório que me identifique como alguém que pertence aos homens que desejam transar comigo. Como mais novo membro da comunidade, estou ciente de toda a atenção que recebo e dos homens que me cobiçam. E também da tensão com as outras mulheres, que sentem ciúme do marido que vem me visitar durante o dia. Na fase final da iniciação, sou "ofertada" a um homem para ser uma de suas três parceiras. O resto da minha fantasia se desenrola em meio ao intenso tesão e à carga emocional de não ser a "única", de ter de esperar a minha "vez". O que mais me excita é a fantasia de que sou a esposa do "meio" e de que há uma esposa mais velha que tem ciúme de mim e uma esposa mais jovem que está grávida. Dessa sou eu que tenho ciúme, ao mesmo tempo que me sinto excitada pelo apetite sexual e pela fecundidade que ela compartilha com o homem a quem sou dedicada.

[Branca, alemã • <R$ 180.000 • Hétero • Em um relacionamento • Não]

Pouco tempo depois de nos conhecermos, meu marido e eu começamos a ver pornografia juntos. Há um vídeo do qual nunca me esqueci, de um homem compartilhando a mulher com um amigo. Esta é a minha fantasia. Estou de joelhos, amarrada à ilha da cozinha. Meu marido e um amigo nosso estão ali também. Eles são *chefs* amadores e há algum tempo vêm combinando fazer um assado juntos. Espero pacientemente enquanto eles discutem como vão trabalhar juntos. O amigo se aproxima de mim e sorri, puxa minha blusa para baixo e expõe meus seios, arrancando-os com força do sutiã e ajeitando-os de modo que se destaquem. Com gentileza, puxa, belisca, esfrega e estimula meus mamilos durante alguns minutos, enquanto ele e meu marido terminam a conversa. Sua virilha está na altura dos meus olhos, de modo que posso ver que está ficando excitado. Isso me deixa com tesão. Em seguida, ele dá alguns tapas nos meus seios, coloca uma uva em minha boca e se vira para cortar alguma coisa. Então meu marido se aproxima e põe uma venda em meus olhos. Ele se livra das calças, encosta o pênis no meu queixo e eu, obedientemente, abro a boca. Agarrando meu rabo de cavalo, ele endurece e incha em minha boca. Segura minha cabeça com firmeza, desliza para dentro e para fora da minha boca e depois se afasta. Sou recompensada com um gole de vinho. Sou uma usina de prazer! Eles se revezam, estimulando-se na minha boca. Um de cada vez, acariciam, apertam e batem em meus seios, provocando-me prazer e um pouco de dor, de modo que me vejo desesperadamente excitada. Quando o assado vai para o forno, me soltam e me levam para a sala de estar. Me colocam de quatro num banco largo para os pés. Sabem que me deixaram com tesão. Meu marido fica de pé diante de mim e enfia o pênis na minha boca outra vez. Nosso amigo observa nas sombras, masturbando-se. Ele se aproxima de mim e me penetra por trás. Os dois me batem, me acariciam, me provocam e me fodem até eu sentir que vou gozar sem ajuda. Então nosso amigo começa a esfregar meu clitóris com os dedos enquanto me fode, e meu marido aperta meus mamilos com força enquanto enfia o pau na minha boca e eu gozo; eles também. Ser usada dessa maneira é algo intenso, me deixa trêmula. Só então eles tiram a venda dos meus olhos. Depois, nos aconchegamos no sofá e esperamos o jantar ficar pronto.

Sinto-me maravilhosamente usada, mas inebriada e poderosa. Ser desejada e tratada do jeito que desejo ser tratada por dois homens que respeito é (acredito) libertador. Satisfeita, vou ficando sonolenta enquanto eles planejam a sobremesa...

[Irlandesa • Heterossexual • Casada ou em um relacionamento civil • Sim]

Eu costumava pensar que era estranho gostar de sexo anal. Que somente as mulheres que desejavam agradar aos homens faziam isso. Como poderiam gostar? Mas então comecei a namorar alguém com quem tinha muita compatibilidade sexual. Experimentamos coisas novas, e comecei a entender por que algumas pessoas gostam. Também gostei da sensação dele dentro de mim com um brinquedo sexual. E agora desejo dois pênis. Imagino isso. Às vezes, sonho com isso.

Minha fantasia é ter dois homens dentro de mim ao mesmo tempo, na frente e atrás. Tenho certeza de que existe uma palavra para isso, embora não saiba qual é. Já vi a cena em filmes pornográficos. Na imaginação dos homens, o *ménage à trois* sempre tem duas mulheres a serviço deles. Mas eu desejo dois homens. Desejo a dupla penetração. Não sei quem seriam esses homens. E não sei se isso realmente importa. O fato de não me importar talvez signifique que esteja objetificando os homens, que esteja interessada apenas em seus pênis, como as mulheres são objetificadas por seus seios, sua bunda, seu corpo. Mas sei que esses homens são gentis e pacientes, me perguntam se estou bem, prestam atenção aos meus sinais. Respiração e corpo sucumbindo ao prazer. Estimulação lenta e gradual. Sem movimentos bruscos, sem surpresas. Eles também gostam, é claro. Isso é muito importante para mim. Todos nós desfrutamos, sem mentiras, sem *performances*. Começa com massagem e óleo corporal. Massagens tântricas para troca de energia, como *yoni* e *lingam*, todos tocando todos. Paus sedosos, vulvas brilhantes. Tão relaxados e disponíveis que o desejo fica estampado no rosto. Desejamos saborear e desfrutar uns dos outros, quase com desespero. Uma sede profunda é saciada. Passamos para as línguas, os lábios e as lambidas. Desfrutamos de chupadas e lambidas em corpos distintos. A tensão cresce, se avoluma; caminhamos para o delicioso final, mas realmente aproveitamos a jornada.

Em minha fantasia, sou completamente preenchida. Seguro meu pequeno vibrador em cima do meu clitóris. É tudo o que eu queria há muito tempo. Gozamos os três ao mesmo tempo. Uma descarga física e mental tão poderosa que dura para o resto da minha vida. Euforia residual. Não sou mais insaciável, estou satisfeita.

[Branca, britânica • Ateia • <R$ 600.000 • Heterossexual • Convivente • Não]

observar e ser observada

"Eles têm permissão para olhar e tocar onde quiserem, tudo com o objetivo de estudar o corpo feminino."

Uma das muitas mudanças inegáveis que ocorreram desde a publicação de *Meu jardim secreto*, de Nancy Friday, em 1973, é o papel que as mídias sociais agora desempenham na nossa rotina. Nós nos tornamos, num espaço de tempo muito curto, uma sociedade dividida entre observadores e observados. Alguns de nós queremos que o mundo esteja sempre atento ao que fazemos, mostrando, exibindo e expondo tanto o mundano quanto o extraordinário da nossa vida. Essa pseudointimidade e os picos rápidos de dopamina que vêm na forma de curtidas e seguidores fazem de todos nós voyeurs obsessivos da vida de outras pessoas. E com o clique de um botão, qualquer um com acesso à internet também pode assistir a qualquer tipo de pornografia, se assim desejar. Não é de admirar que a nossa imaginação e nossas fantasias sexuais sejam alimentadas por uma incontável variedade dessas imagens acumuladas. Mas em nosso filme pessoal e privado, somos simultaneamente público e artista, sujeito e objeto. As fantasias, tal como os sonhos, não precisam se adequar às regras rígidas de um elenco real: podemos alternar entre papéis dependendo dos nossos desejos; podemos nos imaginar como seres sexuais altamente irresistíveis. E podemos brincar de estar em ambos os lados da lente – sendo observadas e observando os outros.

    Como alguém que ganha a vida sendo observada o tempo todo, tenho uma relação complicada com a privacidade. Quando estou desempenhando um papel, fico completamente à vontade em ser observada, enquanto na minha vida pessoal me sinto constrangida e constantemente atenta ao olhar dos outros. Alguns dias eu lido bem com isso, mas em outros parece um fardo. Se eu pudesse, andaria invisivelmente pelo mundo. E, de fato, no cerne de todas as minhas fantasias, sou a observadora, não a observada. Ou às vezes alterno entre observadora e participante, mas sou definitivamente a diretora do filme. A privacidade da minha mente é o único lugar onde estou verdadeiramente no controle de quando, como ou mesmo se sou observada. Fica bem claro nessas cartas que não estou sozinha, não apenas em meu desejo de estar no controle e ter a palavra final sobre meus desejos, mas, talvez o mais importante, de ser vista através do olhar feminino.

Tenho a fantasia de ver meu marido transando com outra mulher. Jamais compartilharia essa fantasia com ele, porque não sei como me sentiria se ela realmente se concretizasse. Mas é sempre a mesma coisa. Cerca de catorze anos atrás, estávamos num cruzeiro, num passeio fora do navio, junto com uma linda mulher que estava flertando com ele. Mais tarde eu a vi no navio: usava um vestido branco justo. Fantasio que a levo à nossa cabine e digo ao meu marido que lhe trouxe uma surpresa. A mulher abre o zíper do vestido e fica totalmente nua, e digo que ele pode fazer com ela o que quiser. Então ela diz ao meu marido que passou o dia sonhando em transar com ele, e ele responde que quer ver o que ela andou imaginando. Eu a vejo chupar seu pau e depois montar em cima dele até ele gozar. Essa é a minha fantasia preferida quando ele está me chupando, e sempre tenho um orgasmo só de pensar nela.

[Branca/indígena, americana • Cristã • >R$ 600.000 • Heterossexual • Casada ou em um relacionamento civil • Sim]

Minha maior fantasia sexual é ser usada como ferramenta de estudo por estudantes de medicina. Estou no centro de um grande palco, com cerca de trinta universitários de medicina de ambos os sexos ao meu redor. Eles têm permissão para olhar e tocar onde quiserem, tudo com o objetivo de estudar o corpo feminino. Todos olham para a minha vagina. Seu objetivo é observar e aprender sobre as diferentes áreas, por isso a tocam e cutucam, suavemente. Chego ao orgasmo com todos eles me observando profissionalmente e fazendo anotações.

[Asiático-britânica • <R$ 180.000 • Bissexual ou pansexual • Solteira • Não]

Como uma mulher que está chegando aos 30 anos, casada e sem filhos, tenho minha cota de problemas de relacionamento. Estou acima do peso, e meu marido não se sente sexualmente atraído por mim. Na maioria das vezes, o sexo se resume a tentar agradar-lhe com um boquete e depois, quando ele sai do quarto, me masturbar com meu vibrador. Como estímulo, fantasio que amarro meu marido e o faço ver seu melhor amigo me foder. Acho que, como o sexo é mais importante para mim do que para ele, meu estado mental é mais masculino e desejo que ele se submeta a mim. Do mesmo modo, também desejo ser a figura feminina que é cobiçada, jogada contra uma parede e fodida por alguém forte e carinhoso.

[Branca, americana • <R$ 90.000 • Bissexual ou pansexual • Casada ou em um relacionamento civil • Não]

Como mãe de três filhos pequenos, casada e trabalhadora, para mim o sexo é um ato rápido e superficial, a portas fechadas, num quarto mal iluminado, com o grito abafado de "mamãe!" no cômodo ao lado. Vivemos mergulhados em obrigações do trabalho, consultas médicas, práticas esportivas, troca de fraldas, limpeza do nariz, preparação do jantar e lavagem da louça. Meu alívio noturno depois de colocar as crianças na cama é dobrar a roupa lavada, uma tarefa que costumava desprezar, mas que agora quase aprecio, porque finalmente a casa está em silêncio. Nas noites frias de inverno, já pensei em me enfiar na secadora, porque lá é quente e tranquilo. Às vezes, se eu tentar, em meio à cacofonia de pensamentos e à logística de atender às necessidades de todos, vislumbro minha voz, eu mesma. Penso no que desejo e até no que *preciso*. A ideia de ficar doente e de cama passa pela minha mente como um bom jeito de conseguir alívio, mas o navio inteiro afundaria sem a minha presença.

Onde entra o sexo então? A resposta honesta é: não entra. Atualmente, não tenho nenhum tipo satisfação sexual. O sexo se tornou unilateral e obrigatório, literalmente um item na minha lista de tarefas. Estamos fisicamente muito próximos – ele está dentro de mim – mas estou emocionalmente distante e mentalmente a quilômetros de distância. Fico grata quando dura pouco.

No entanto, me divirto com o gramado exuberante em minha mente e posso me satisfazer em questão de minutos fantasiando com um casal numa transa rude e desesperada. O homem segue o clichê alto, moreno e bonito. É comprido, magro e musculoso. Tem abdome definido, peitorais bonitos, bíceps delineados, mas não excessivamente – é naturalmente atlético. A mulher é pequena e tem o corpo bronzeado. O dele também é bronzeado, mas não muito. São realisticamente bonitos. Diria que ela se parece comigo, mas numa versão melhor e mais tonificada, com seios maiores e mais empinados. Ela não tem as estrias e a barriga flácida de uma mãe de três filhos. Não está claro se sou ela ou se sou apenas uma observadora. Na verdade, ainda não defini o ponto de vista, porque isso é irrelevante para a fantasia. Se sou ela, gosto de me ver com esse Adônis. Há algo nesse casal que torna seu amor proibido. Há um clima de "te desejo, mas não posso tê-la" – ou tê-lo. São amantes malfadados, e o sexo é seu fruto proibido. Isso torna o momento mais intenso e urgente.

Às vezes ele está por cima, às vezes é ela quem está. Seja como for, há um ato que me excita. No momento mais crucial, ele encosta a testa na dela; então os dois se afastam um pouco, e, apesar do reflexo de sentir o orgasmo internamente, ele a força a manter os olhos abertos. Seus corpos estão conectados e agora a intensidade do olhar de cada um une as almas. Chegam ao êxtase quase simultaneamente. Molhados de suor, saciados, quem está por cima relaxa o corpo e enterra a cabeça junto ao pescoço do outro. Sei que parece coisa de filme, mas é a conexão emocional desesperada e ardente entre eles o que mais me dá tesão.

Tenho certeza de que meu marido adoraria conhecer esse segredo que me excita, mas prefiro guardá-lo para mim.

[Bissexual ou pansexual • Casada ou em um relacionamento civil • Sim]

Imagino que um dos meus diretores-executivos me chama a seu escritório. Estou usando uma saia lápis, blusa branca e nenhuma calcinha. O escritório não tem nada além de paredes e janelas de vidro. Qualquer pessoa que passe por ele pode ver seu interior. Meu diretor me coloca de frente para sua mesa e fica atrás de mim. Lentamente, abre o zíper da minha saia enquanto desabotoa as próprias calças. Puxa o pênis duro para fora e o enfia dentro da minha boceta molhada, porque sabe que eu o desejo muito. Fode-me sem parar até o esperma escorrer por minhas pernas.

[Hispânico-americana • <R$ 600.000 • Heterossexual • Em um relacionamento • Sim]

Tenho 60 anos e o que fantasio desde muito jovem é o seguinte: vou ao cinema com meu namorado. Estamos na última fileira. Quando o filme começa, começamos a nos beijar e a nos acariciar. Meu namorado começa a me despir e a me tocar por toda parte. Não me oponho, pois estou gostando. Antes que me dê conta, ele já tirou a maior parte da minha roupa, mas de repente há um intervalo no filme e as luzes da sala se acendem. Nesse momento, percebo que o restante do público é composto apenas por homens. Sinto um pouco de pânico, e então meu namorado me pega pela mão e me leva até o palco. Estou nua na frente de todos aqueles homens. Meu namorado declara que vai me "exibir" para que todos possam ver minhas partes íntimas e depois vai convidá-los a me examinar de perto. Todos podem olhar, mas não podem tocar. Ele também me diz que vai escolher vários homens para deitar em cima de mim e se satisfazerem até ejacular – e que poderão escolher onde ejacular. Estou assustada, mas ao mesmo tempo animada; sinto-me vulnerável por estar nua, mas protegida pelo meu namorado, que claramente está excitado em exibir sua linda namorada.

É aí que termina, pois a essa altura já terei chegado ao orgasmo e estarei satisfeita. Nunca contei a ninguém sobre essa fantasia. Ela sempre foi meu segredo e o lugar para onde vou quando quero um orgasmo. Nunca tive orgasmos durante o sexo, pois nunca consegui me soltar completamente com outra pessoa, nem mesmo com meu marido. Estou com ele há quarenta anos, mas não transamos há cerca de doze anos devido a problemas de impotência causados pelo diabetes. Não recorro a minha fantasia há algum tempo, pois comecei a ter orgasmos durante o sono (não com frequência, mas com frequência suficiente!), os quais considero absolutamente sensacionais.

[Branca, inglesa • Protestante • <R$ 180.000 • Heterossexual • Casada ou em um relacionamento civil • Sim]

Amo minha mulher, mas ela parece ter perdido a libido. Portanto, o que penso durante o sexo é, na verdade, o que penso durante a masturbação. Nem mesmo minha mulher está ciente de minhas fantasias sexuais, embora ela saiba que gosto de alguns homens. Nas fantasias, quase sempre me relaciono com homens. Talvez não pareça tanto uma traição porque fico com um homem, e não uma mulher. Talvez eu goste do fato de, em geral, os homens se mostrarem bem mais libidinosos do que as mulheres. Seja como for, em minhas fantasias raramente estou com uma mulher, apesar de me sentir mais atraída por elas tanto física quanto intelectualmente.

Com o passar do tempo, a fim de me excitar, minhas fantasias evoluíram para encontros sexuais mais extremos, envolvendo coisas que não necessariamente gostaria de fazer na vida real. Tenho que imaginar que sou observada com cobiça, que há vários espectadores, que tenho vários parceiros: exibicionismo, voyeurismo e uma leve submissão. Uma sessão típica começa com um encontro com um homem conhecido, no qual confio. Estou vestida de maneira um pouco provocante demais para o gosto médio, mas na medida certa para virar cabeças. O fato de meus mamilos estarem visíveis através da roupa é um dos meus detalhes preferidos. (#liberteomamilo e tudo o mais; como fico muito excitada com os seios das mulheres, então imagino que seja igualmente excitante para os homens heterossexuais.)

Às vezes meu parceiro me leva a uma festa vestida assim só para observar os outros me olhando. Às vezes convida amigos e desconhecidos para irem ao local onde estamos só para ver a reação deles. Os entregadores de pizza desavisados são divertidos. Vamos continuar com essa fantasia. Quando o entregador chega, sou instruída a atender a porta. Há um acordo tácito entre mim e meu parceiro de que farei tudo o que ele mandar. É aqui que entra a submissão. O entregador fica surpreso com meus mamilos visíveis e com o que normalmente é uma saia curta com uma calcinha bonita e uma cinta-liga por baixo. Sou instruída a deixar cair o cartão e a me curvar de forma reveladora para recuperá-lo – outro mimo para o entregador. Quando ele está devidamente seduzido, meu parceiro vem até a porta para negociar. O entregador prefere dinheiro como gorjeta ou algo mais interessante? Ele, é claro, escolhe o que (a princípio) é uma espiada em meus seios. Na entrega seguinte (sim, esta é uma história longa), a gorjeta que ele escolhe é tocar meus seios com as mãos. Na outra, tocar meus seios com a boca. (Ignore a frequência com que comemos pizza. Apesar de a história acontecer ao longo de várias semanas, na minha cabeça é uma sucessão rápida.) A gorjeta progride e ele agora pode ver minha boceta, depois tocá-la, culminando com a possibilidade de eu chupar seu pau na frente do meu parceiro. Por que não termina com a opção de ele transar comigo? Porque esse é um privilégio do meu parceiro.

Às vezes invento situações que o irritam, de modo que preciso ser punida com uma palmada, que é sempre um esporte para espectadores. Só levo palmadas quando outras pessoas estão lá para assistir, e às vezes elas são convidadas a participar. Quando finalmente chega a hora de meu parceiro me foder, também há vários espectadores. É o prazer final de todos e também o meu. Quando chego a esse ponto da fantasia, estou totalmente excitada e pronta para gozar.

[Branca, americana • <R$ 180.000 • Bissexual ou pansexual • Casada ou em um relacionamento civil • Não]

Minhas fantasias geralmente se desenrolam comigo no papel de homem, o que é bastante estranho. A libido do meu marido é muito baixa. Se me esforçar para excitá-lo quando não estiver cansado nem ocupado, funciona. Mas, para minha vergonha, na maior parte do tempo nem me dou ao trabalho. É mais fácil e mais prazeroso simplesmente fantasiar. Eu me masturbo várias vezes por semana. Acho muito erótico imaginar como um homem se sente quando está prestes a gozar. Também adoro a ideia de ser observada e de observar os outros.

Minha fantasia atual é sobre um homem cuja mulher está se apresentando num show de sexo ao vivo, num pequeno palco. Imagino que sou o marido e que observo a ela e à plateia. Os assentos estão começando a ser ocupados por casais e indivíduos, todos muito entusiasmados com o espetáculo que vão ver. Minha mulher aparece por trás da cortina e me faz um pequeno aceno. Seus olhos estão brilhando, e percebo que já está excitada com a ideia de fazer sexo na frente de uma plateia.

Volto minha atenção para um casal na primeira fila. O homem já exibe uma grande protuberância na parte da frente das calças justas – e a mulher notou. Ela levanta as sobrancelhas e passa um dedo sobre o pau ereto. Ele sorri, um pouco envergonhado, e se inclina para beijá-la apaixonadamente. Ela se aproxima do homem, que acaricia brevemente um de seus seios. A cena faz meu pau pulsar dentro dos jeans. Percebo que outro homem atrás deles também está observando o casal e acariciando o pau por cima das calças.

As luzes se acendem no palco e minha mulher entra num uniforme de copeira. Seus peitos magníficos se projetam para fora da blusa, e a saia preta é tão curta que, se ela se abaixar, vai expor a xoxota. Espero que não esteja usando calcinha. Meu pau endurece quando a vejo. Ela levanta o espanador de penas para que se possa ver a parte superior de suas meias sete oitavos. Em seguida, dá a volta numa cama e se abaixa para tirar o pó do rodapé. Meu coração dispara quando vejo o brilho dos lábios de sua xoxota sob as luzes do palco. Ela já está molhada. Lambo os beiços, e meu pau lateja nos jeans, mas ainda resisto a me tocar.

Um jovem sobe no palco, mas ela parece não notar, pois continua com a "limpeza". O jovem é muito bonito, musculoso; veste calças justas que delineiam seu membro grosso. Ouço um suspiro vindo da esquerda: é a senhora de aparência tensa. Seus olhos estão grudados no jovem, e sua bolsa está agora enterrada na virilha. Outra mulher, na fileira de trás, enfia a mão por dentro da blusa para tocar os seios, puxando os mamilos e mordendo os lábios. Meu pau pulsa ao ver que todas essas pessoas estão sendo excitadas por minha mulher.

No palco, o jovem pigarreia, e minha esposa dá um pulo, fingindo estar horrorizada, tentando puxar a saia para baixo. Ele sorri e pede que ela se aproxime. Ela obedece, parecendo apreensiva. Ele passa a mão em seus seios, na bunda, na coxa, depois sobe lentamente pela parte interna das pernas – o suspiro que ela solta me informa que ele acabou de chegar à boceta. Os olhos dela se arregalam, e ele lhe diz que ela é muito safada, pois foi trabalhar sem calcinha. Será que queria ser pega? Ela diz: "Não", mas seu peito está arfando e posso ver os mamilos pressionados contra o tecido do uniforme. Está muito excitada. Meu pau já está doendo, e eu o esfrego por cima dos jeans. Sei que se o puser para fora agora e começar a me masturbar, vou gozar rápido demais, então me forço a tirar a mão.

O jovem manda minha mulher se curvar sobre a cama. Ela obedece e deixa ver os lábios intumescidos e brilhantes da xoxota. Ele empurra o pau duro contra a perna dela. Ela treme um pouco. Ele se aproxima e aperta seu peito; ela geme. Seu pau está totalmente ereto agora. Ele diz que dá para ver que ela está com tesão e dá uma palmada em sua bunda desnuda. Ela grita. Ouço um gemido vindo da mulher com a bolsa, que está se contorcendo na cadeira. Todos os homens na plateia têm uma ereção visível; a maioria está se acariciando por cima das calças, mas alguns já puseram o pau para fora. O homem na primeira fila leva a mão da parceira até seu membro e ela o acaricia, enquanto ele enfia a mão por baixo da saia dela; suas pernas se abrem um pouco e sua cabeça se inclina para trás quando ele acha seu clitóris.

No palco, o jovem puxa minha mulher com força e a põe de frente para ele. Será que gostaria de sentir seu pau, já que é tão safada? Ela diz um sim vigoroso com a cabeça e se abaixa para apalpá-lo através das calças; suas mãos tremem quando ele se aproxima para beijá-la com paixão. Sinto um lampejo de ciúme, mas estou excitado demais para dar atenção a isso. Ele abre o zíper do uniforme dela, que cai a seus pés. Exceto pelas meias e pelo sapato, está nua. Tal visão me faz gemer; não consigo mais me conter. Ponho o pênis latejante para fora e começo a acariciá-lo. Olho fixamente para a senhora na primeira fila; ela pisca para mim e volta a atenção para o palco.

Agora minha mulher está despindo o jovem, passando as mãos por seu corpo bem-cuidado. O pau dele salta quando ela o puxa para fora. Minha mulher se ajoelha e dá uma lambida nele. Um homem na plateia geme; ouço os ruídos frenéticos de sua masturbação e vejo o sêmen jorrar quando ele goza. A senhora com a bolsa balança ritmadamente para a frente e para trás com as pernas abertas, socando a bolsa na virilha, esfregando-se nela e gemendo baixinho enquanto observa minha mulher lambendo e chupando o pau latejante do jovem.

Bombeando meu próprio pau e desejando que fosse ele na boca da minha mulher, sinto que meu orgasmo está chegando, então diminuo o ritmo. Não quero gozar cedo demais. Os dois foram para a cama, e minha mulher está com as pernas bem abertas para que o jovem possa fazer sexo oral nela. Ela geme e empurra os quadris contra o rosto dele; quando ele finalmente passa a língua em seu clitóris, ela agarra os lençóis com força. Ela está se contorcendo, sei que está perto do orgasmo. Meu pau cresce na minha mão, lateja. É uma agonia. O casal na primeira fila mudou de posição; ela levanta a saia e se senta no pau duro, que entra até o fundo. Ele move os quadris dela para a frente e para trás e brinca com seu clitóris.

O jovem no palco para de chupar e mordiscar o clitóris de minha mulher, deita-se e a instrui a ficar por cima. Ela desistiu de fingir que não deveria estar fazendo aquilo, e eu a vejo se abaixar avidamente sobre aquele imenso pênis duro, centímetro por centímetro, desejando ardentemente que fosse o meu pau dolorido que estivesse entrando nela. Ele brinca com seus mamilos ingurgitados. Ela joga a cabeça para trás e começa a acompanhar o impulso dos quadris dele, esfregando-se contra ele. Não consigo me conter e pego meu pau outra vez. Ouço a senhora com a bolsa gemendo alto agora. Ela vai gozar. O casal na primeira fila está transando com mais força. Ele está agarrando os peitos dela e ela está esfregando o clitóris, cada vez mais rápido. O jovem põe minha mulher de costas na cama e volta a penetrá-la; ela está com as pernas em volta da cintura dele, e pede para ele fodê-la com mais força, para fazê-la gozar. Agora estou me masturbando freneticamente, quase ejaculando. Ouço os ruídos da plateia, os gemidos e os suspiros quando os orgasmos chegam.

De repente, minha mulher grita que está chegando. Olha diretamente para mim, vira a cabeça para trás, fecha os olhos, abre a boca – não consigo mais me conter. O orgasmo vem em ondas de prazer.

[Branca, britânica de origem indiana • Igreja Anglicana (não praticante) • <R$ 300.000 • Heterossexual • Casada ou em um relacionamento civil • Sim]

Quando falamos de fantasias, pensamos em algo que nunca poderíamos contar aos nossos entes queridos e, principalmente, aos nossos parceiros ou parceiras. Nesse caso, a bissexualidade e as orgias são o que me deixam com tesão, sem fôlego e excitada. Não só isso, mas também a ideia de que os homens deixam sua masculinidade tóxica na porta e não refreiam nada, nem mesmo os gemidos guturais que soltam para o mundo ouvir (ou os vizinhos). Fantasio que estou assistindo à transa de homens; me deleito com seus ruídos e com a luta pelo poder. Desejo que me chamem, desde que possa ser o centro de sua atenção sem tocá-los. Desejo ser caçada. Desejo ser chupada, sentir-me adorada – tudo isso enquanto assisto a um grupo de homens idolatrando uns aos outros de uma maneira com a qual não posso competir. Não há nada mais sexy do que ouvir um homem gemer alto. Imagine o som de vários deles juntos!

[Preta, britânica de origem caribenha • Espiritualizada • <R$ 180.000 • Bissexual ou pansexual • Solteira • Não]

Às vezes imagino que estou numa sala com uma parede de vidro, como nas delegacias das séries de TV, nas quais há uma plateia atrás do espelho. Imagino que homens olham para mim e se masturbam enquanto estou sendo fodida por um robô. Às vezes eles têm dispositivos de controle; outras vezes, algo semelhante a um equipamento sonoro com o qual conseguem controlar a velocidade e as ações do robô. Eles geralmente excedem o limite de velocidade em momentos de grande excitação.

[Ucraniana • Ateia • <R$ 90.000 • Bissexual ou pansexual • Em um relacionamento • Não]

Em minha fantasia sexual mais íntima, vejo-me num quarto, nua, com o ex-parceiro com quem mais fantasio – é sempre ele. A iluminação do quarto é baixa, o que lhe confere uma atmosfera onírica. Estou à mostra. Não uso nada além de uma coleira no pescoço. Ele se senta e eu me enrosco em seus joelhos, abraçando-os com força enquanto ele passa os dedos para cima e para baixo no meu corpo. Sem aviso, ele começa a me bater. Eu me contorço, suspiro, choramingo – e vou ficando mais molhada a cada tapa forte em minha bunda. Ele me cumprimenta, me elogia, diz que sou uma boa menina por estar me comportando tão bem. Sinto vergões e hematomas surgindo em minha pele, mas mesmo assim ele continua. Com a mão livre, acaricia meu queixo e desliza dois dedos até o fundo da minha boca; mergulho num espaço mental que não consigo definir, a não ser dizendo que me sinto livre, flutuando, sem peso. Quando ele termina de desferir golpes nas minhas costas nuas, passa a esfregar minha pele com ternura, massageando suavemente as marcas. Tira os dedos da minha boca e me pergunta o que eu desejo. Minha resposta é sempre a mesma: ele, meu desejo é ele. Desejo ser tocada, devorada, usada por ele. Desejo ser dele.

Ele me tira de seu colo enfiando um dedo comprido na argola da minha coleira e me colocando em pé, de frente para ele, quase colada em seu corpo. Ele me olha de cima a baixo, deixando os dedos me percorrerem: meu pescoço, minhas clavículas, meus seios, minha barriga lisa, meus quadris arredondados. Ele me absorve, e sua fome me deixa de joelhos bambos. Ele me beija a boca com toda a força, pressionando a língua contra meus lábios, implorando para entrar. Eu me derreto com seu beijo, com suas mãos duras em meu cabelo e na minha nuca. Estamos andando; meus pés se arrastam para trás sob o impulso do corpo dele, até que sinto algo duro nas costas. Ele interrompe o beijo, segura meu rosto e vira minha cabeça para que eu veja a parede de vidro.

Quando as luzes se acendem, percebo que o vidro é transparente e que atrás dele há dezenas de observadores sem rosto. Uma plateia extasiada me observa, observa a ele, a nós. Ouço murmúrios abafados mas animados através do vidro. Uma onda de energia palpável incide na superfície às minhas costas. Dou uma olhada no meu parceiro: o sorriso em sua boca é inconfundível. Ele não diz uma palavra, mas me pressiona contra o vidro e se ajoelha. Meu coração dispara, desanda. Com uma das mãos, segura minha bunda, passando os dedos pelos vergões ainda frescos que deixara ali; com a outra mão, coloca uma perna por cima de seu ombro, abrindo-me, o que lhe permite pressionar o rosto contra mim. Ele me chupa como um homem faminto: lambe, suga, engole. Ao mesmo tempo, enfia os dedos em mim, fazendo círculos, entrando e saindo, esticando, machucando-me. Arqueio as costas e jogo o pescoço para trás, o que me permite ver as cabeças na minha plateia. A energia vai crescendo atrás do espelho, numa onda de murmúrios que se transforma num rugido. Suspiro com abandono e passo as mãos pelos cachos dourados do meu parceiro. À beira do êxtase, estremeço em seus braços. Ele pressiona os dedos dentro de mim como se estivesse buscando meu orgasmo e ao mesmo tempo trabalha perfeitamente com a língua. Agarrada ao seu cabelo, começo a gozar, enquanto ele continua a me estimular com a boca e os dedos até o ápice do prazer. Em meus ouvidos, sinto o pulsar do meu sangue, mas também o som dos aplausos estrondosos que vêm de trás do vidro.

 Ele se levanta e me beija na boca, deixando que eu sinta meu próprio gosto antes de me virar e pressionar meu corpo nu contra a parede de vidro. Sua silhueta comprida se comprime por trás de mim. Sinto sua ereção e desejo-o desesperadamente. Minha boca está esmagada contra o vidro, quase babando por causa da urgência que sinto entre as pernas. A parede esquenta, percebo que a plateia se aproxima e tenta me tocar. Não consigo sentir o toque da pele deles na minha, mas o calor de suas mãos famintas está lá mesmo assim. Enquanto eles brincam de me tocar, ele passa as mãos por meus quadris e minhas coxas. Sou dominada por sensações, meu rosto está afogueado, corado diante de tantos estranhos encarando meu corpo nu enquanto meu amante me acaricia à espera de que eu implore por aquilo que desejo. Eu me rendo e imploro que me tome ali mesmo, na frente do público. Ele sussurra um elogio na minha orelha, e em seguida suas mãos envolvem minhas coxas como ferro, puxam minhas pernas para trás e dobram meu tronco para a frente, deixando-me com o rosto, os braços e os seios esmagados contra a frágil barricada entre mim e minha plateia. Ele encosta o pau na minha vulva, me faz implorar novamente e então empurra os quadris e me penetra completamente. Grito enquanto ele me fode com a perícia de um homem que já experimentou meu corpo mil vezes e o experimentará mil vezes mais. O ritmo que ele sabe que eu preciso. O estímulo, a cadência de seus quadris contra os meus, suas mãos, sempre se esfregando em mim, sentindo-me, cobrindo-me, eletrificando-me, enquanto estremeço, balanço, suspiro e gemo. O público sussurra palavras que mal entendo, tal o estrondo do sangue em meus ouvidos. A mão do meu amante desliza pela parte da frente do meu corpo e seus dedos se movem ao ritmo de seus quadris. Sinto olhos e mãos por todo o corpo, observando, sussurrando, quase posso sentir o bafo de suas palavras. Meu amante sussurra meu nome e palavras de elogio, incentivo e desejo. Sinto um fogo crescendo no estômago. Mal respiro, enuncio meu prazer e o nome do meu amante. Gozamos juntos, explodimos e nos fundimos um no outro, trêmulos, abalados. Novamente, um aplauso estrondoso, palavras de admiração e espanto, a sensação fugaz de seu toque desaparecendo do vidro, as luzes se apagando, nós sozinhos novamente. O vidro muda de cor, fica escuro por um momento e depois volta a refletir nossa imagem. Vejo meu rosto, relaxado de prazer, corado. O rosto dele aparece quando ele passa os braços em volta do meu peito e me puxa. Nosso corpo quente queima um contra o outro. Seu olhar de satisfação me deixa sem palavras. Ele me beija mais uma vez, e a fantasia termina.

[Branca, americana • Ateia • >R$ 600.000 • Bissexual ou pansexual • Em um relacionamento • Não]

sempre tive uma queda por...

"Sempre me senti atraída por mulheres poderosas, com uma vida bem organizada."

Assim como eu, você provavelmente já ouviu a velha pergunta: "Qual é o seu tipo?". Por mais redutora que essa pergunta sempre pareça, as cartas deste capítulo mostram que muitas de vocês definitivamente gostam de fantasiar sobre um tipo muito específico de pessoa e/ou cenário.

Para umas, a fantasia está evidentemente enraizada no passado ou na memória de alguém que um dia amaram ou desejaram. Para outras, a noção de uma "coisa" específica no centro da sua excitação é muito mais indistinta ou mesmo amalgamada, talvez inspirada por uma pessoa desconhecida ou por um personagem fictício. Uma mulher descreve que os uniformes são um clássico para ela: "Tenho fantasias sexuais desde os 8 anos de idade. A primeira foi com o carteiro, que eu imaginava enviando uma carta para o meu quarto com um grande beijo de cinema. Desde então, os uniformes sempre foram minha porta de entrada para a excitação sexual". Para a maioria de nós, descobrir de onde veio esse "tipo" pode ser uma armadilha emocional; pode parecer transgressor fantasiar sobre alguém do passado, alguém que você não pode ter. ou alguém de quem você não gosta, digamos, e talvez seja isso que o torna excitante.

A maioria de nós aceita que os relacionamentos exigem compromissos, mas nossas fantasias não têm tais limitações. Muitos dos personagens dessas fantasias diferem enormemente das reais parcerias românticas das autoras. No entanto, não há razão para que sejam vistos como uma ameaça; o que queremos nas nossas fantasias não é necessariamente o que queremos na vida real. Uma fantasia ideal também pode ser única. Uma das colaboradoras chega ao ponto de convidar seu parceiro para suas fantasias, e eles começam juntos a cocriar seu "terceiro imaginário", levando a narrativa para o próprio quarto deles.

Eu não teria imaginado que a agente Dana Scully de *Arquivo X*, que interpretei durante grande parte dos anos 1990, se caracterizaria como um "tipo" considerado erótico: Scully usava terninhos deselegantes e era uma *nerd* de carteirinha. Mas claro que há décadas a figura da bibliotecária sexy habita o imaginário, a qual, depois que solta o cabelo e tira os óculos, transforma-se em uma mulher selvagem e confiante sob os lençóis, e Scully parecia se encaixar perfeitamente nesse tipo, provocando décadas de obsessão erótica e uma grande parcela de *fan fiction*. Mais recentemente, quando interpretei a primeira-ministra Margaret

Thatcher em *The Crown*, os pesquisadores históricos me lembraram de que ela também constituía um tipo erótico específico, e que havia todo um grupo de pessoas que tinham uma "queda" por ela – e pelos seus tornozelos! – apesar de sua ferocidade respeitável. Sem dúvida ela foi objeto das fantasias dos membros do Partido Conservador da década de 1980!

Há algo de maravilhoso na construção perfeita das fantasias deste capítulo e o prazer aqui certamente está nos detalhes. Cheiros, gostos, sabores e sensações; descrições que podem ser intensamente pessoais e, em alguns casos, obscuras. Qualquer que seja a sua predileção de alguém – seja um uniforme ou um encontro com uma personagem do tipo da Sra. Robinson, seja um robô sexual perfeitamente programado –, a natureza hiperespecífica destas fantasias é parte integrante do seu apelo.

Não tendemos a questionar preferências por "tipo" no nosso dia a dia, em que a vida moderna oferece uma quantidade desconcertante de opções. Será que estas fantasias são, de alguma forma, uma resposta a esse excesso de opções? Será que o que realmente queremos é ir direto ao ponto com uma fantasia específica que nos tire do sério? Talvez seja a versão sexual de ir ao seu restaurante favorito e pedir sempre o mesmo prato, porque está sempre no ponto certo e sempre te deixa satisfeita.

Sempre tive uma queda por homens em posição de poder, mais especificamente por professores de meia-idade. E durante toda a vida tive a fantasia de fazer parte de uma turma cheia em que o professor tem conversas particulares com os alunos. Espero ficar por último, para termos mais tempo a sós; quando chega a hora, ele me pede para permanecer depois da aula para discutir um trabalho atrasado. Então me leva para seu escritório, e ambos fingimos que não o ouvi trancar a porta. Nos sentamos à mesa, e ele me olha brevemente enquanto lê o meu trabalho. Depois de algumas frases, pego sua mão; ele olha para cima e me encara com tanto ardor que sinto meus joelhos tremerem. Me puxa pela nuca e me beija, enquanto me coloca em cima da mesa. Suas mãos estão no meu cabelo, e tento desesperadamente tirar sua camisa. Ele arranca minhas roupas, os papéis da mesa voam para todo lado. Então ele tira a minha calcinha e me chupa com tal entusiasmo que nunca fiquei tão satisfeita. Quando termina, me pega no colo e trepa comigo apaixonadamente contra a estante de livros pelo que parece ser uma eternidade. Quando afinal terminamos, acaricia meu cabelo e me dá um último e demorado beijo.

[Branca, dinamarquesa • Ateia • <R$ 180.000 • Heterossexual • Em um relacionamento • Não]

Esta fantasia foi ampliada ao longo de vários anos, à medida que amadureci sexualmente. Ela envolve uma mulher um pouco mais velha do que eu (40/50 anos), heterossexual, casada ou num relacionamento com um homem, mas que tem curiosidade de transar com mulheres. Ela é confiante e bem-sucedida profissionalmente. (Sempre me senti atraída por mulheres poderosas, com uma vida bem organizada. Para mim, não há nada mais bonito.) A mulher e eu nos encontramos num quarto de hotel com a intenção apenas de transar. Devo dizer desde o início que meu principal objetivo nesta fantasia é que ela experimente o sexo com uma mulher e que tenha o máximo de prazer. Começo beijando seus lábios, primeiro com suavidade e depois com mais força, introduzindo minha língua em sua boca enquanto minhas mãos enlaçam sua cintura e depois sobem até o cabelo. Beijo suavemente seu pescoço e deslizo as mãos por suas costas. Sento-a na cama e começo a despi-la devagar, olhando em seus olhos e me deslumbrando com sua beleza. Agora que está nua, beijo e acaricio seu corpo: a nuca, os seios, os mamilos. Lambo-os e depois os mordo com delicadeza; minhas mãos avançam por seus quadris. Sigo beijando seu corpo: barriga, parte externa das coxas. As mãos arranham a parte de trás de suas pernas com pressão suficiente para que ela aprecie a sensação, mas não sinta dor. Ela agora respira pesadamente, ansiando pelo que está por vir, mas faço-a esperar um pouco. Volto à sua boca e a beijo apaixonadamente antes de perguntar onde ela quer que eu a acaricie. Ela me diz que quer sexo oral e me mostra onde devo agir. Beijo a parte interna de suas coxas e chupo gentilmente os lábios de sua vulva antes de começar a lamber seu clitóris em movimentos lentos. Ela arqueia as costas e geme de prazer. Meus movimentos ficam mais rápidos e, ao mesmo tempo, enfio os dedos dentro dela. Sua respiração se acelera e sei que ela chega ao orgasmo enquanto a estou chupando porque percebo que ficou mais molhada. Deixo que ela se recupere e passo um tempo acariciando seu corpo nu e quente. Desejo que relaxe enquanto desfruta do meu toque. Estamos deitadas lado a lado e eu a beijo com força, agarro seu cabelo, passo a mão em sua coxa e volto a enfiar os dedos nela. Ela pede que eu a foda com força, o que faço enquanto minha outra mão segura seu cabelo. O orgasmo vai se aproximando, e eu lhe peço para olhar para mim enquanto goza. Enfio os dedos bem fundo e sinto seus músculos se contraírem enquanto ela chega novamente ao clímax. Retiro a mão e deixo-a relaxar na cama. Tomo um banho, beijo-a delicadamente e vou embora. Na parte final da minha fantasia, estou num restaurante com amigos quando a mesma mulher entra com o marido e se senta numa mesa próxima. É intenso o momento em que percebemos que compartilhamos o segredo de termos estado juntas...

[Branca, britânica • Cristã • <R$ 600.000 • Lésbica • Casada ou em um relacionamento civil • Não]

Durante o sexo, tenho uma fantasia específica à qual sempre retorno e que parece aumentar e acelerar meu caminho para o orgasmo. Visto um traje de época, um uniforme de criada ou, talvez, governanta. É uma função humilde numa residência. Um filho adulto da família de meu patrão retorna de algum tipo de expedição militar. Nós nos encontramos na estrada, quando ele voltava para casa. Espero na traseira de uma carruagem; ele entra e fecha a porta atrás de si, embora ela não trave. Puxo as saias para cima e ele desabotoa as calças; como ele já está duro, transamos rapidamente, dizendo quanto sentimos falta um do outro. Não sei exatamente o que me atrai nesse cenário de fantasia: acho que é a repressão exterior da época, as camadas de roupa, a urgência, o risco, a natureza semipública do encontro e o fato de me sentir muito desejada por esse cavalheiro gostoso, de o ver como é de fato, de o sentir dentro de mim, de sermos quem queremos ser. Seja como for, é muito excitante e sempre funciona!

[Branca, britânica • Cristã • <R$ 180.000 • Heterossexual • Casada ou em um relacionamento civil • Sim]

Tenho 18 anos (quase 19) e até hoje quase não beijei, que dirá transar! Não é que eu não queira. Pelo contrário, posso dizer que penso em sexo com muita frequência. O sexo ocupa bastante espaço em meu cérebro. Me masturbo desde os 9 ou 10 anos – antes mesmo de saber o que significava a palavra masturbação e muito antes de saber o que era um orgasmo. Só sabia que a sensação era boa.

Foi somente quando eu tinha quase 12 anos que reconheci que desejava mulheres. Estava sentada no banco do passageiro do carro, ao lado de minha mãe, a caminho de compromissos na cidade. O rádio estava ligado e tocava a música "Wild Horses", dos Rolling Stones. Sei que parece estranho, mas pensei em mim mais velha, na cama, beijando outra mulher. Eu me deitava todas as noites e não conseguia dormir sem antes pensar em ser acariciada, beijada e despida de todas as minhas roupas por uma mulher.

Hoje tenho a fantasia de ser dominada por essa mulher que inventei. Ela tem a pele macia e bronzeada, cabelo castanho encaracolado e curto. Penso nela me levando para uma antiga cabine de projeção. Sempre quis ser fodida numa cabine de projeção. Entramos quando ela vai exibir o filme (sim, sei que a profissão de projecionista não existe mais). Desejo que ela me domine. Desejo que saiba tudo sobre mim, para que me renda completamente. Ela sabe que sou sua. Uma cena de sexo de um filme antigo está sendo exibida. *(Eu, tu, ele, ela? Corações desertos?)* Estou usando meu vestido amarelo favorito. Estou em pé, observando pelo vidro. A cena começa. E ela vem por trás. Tira meu cabelo do caminho, beija minha nuca, alcança minha calcinha. Me chama de sua. Eu gemo e suspiro um pouco, viro a cabeça para poder beijar sua boca. Sua língua está no meu rosto. Ela me experimenta. Estou tão molhada que encharquei meu vestido. Ela me vira para que fiquemos de frente uma para a outra. Estou encostada na parede. Ela se ajoelha e se aproxima. "Vem, amor, quero provar sua fruta." Eu obedeço. Ela abre minhas pernas e levanta meu vestido, mas não vai direto ao meu sexo nem tira minha calcinha. Primeiro, me estimula um pouco. Beija a parte interna das minhas coxas, morde-as. Passa as mãos pelas pequenas estrias em minhas coxas e bunda. Digo que me sinto um pouco constrangida por elas, mas ela responde que adora cada centímetro do meu corpo. Tira minha calcinha e passa a mão pela faixa de pelos grossos. Encontra meu clitóris e o chupa com muita delicadeza. Inclino a cabeça para trás. É bom demais. Ela quase o morde. Então enfia a língua na minha boceta e agarra a minha bunda. Descobre meus pontos mais sensíveis. Gozo em sua boca. Por fim, ela se levanta e me beija outra vez. "Está vendo como você é gostosa? Está vendo por que não consigo resistir a você?" Enfia os dedos em mim. Enlaço-a com as pernas. Ela encontra o melhor ponto. E pela primeira vez gozo por dentro. (Nunca tive orgasmo com penetração, mas sempre quis ter.) Ela me olha fixamente. Eu a seguro com força. E ela não me solta. Isso é o mais importante. Ela diz que não vai me soltar nunca mais. Recupero o fôlego por um minuto. Ela beija meus seios, meus mamilos. Diz que sou macia. Agora está se esfregando na minha coxa, mas, antes que eu perceba, já a prensei contra a parede. Me ajoelho, assim como ela fez. Solto seu cinto e coloco minha boca em seu sexo. Adoro o gosto dela (não faço ideia do gosto das mulheres, mas imagino que seja maravilhoso). Meu Deus! Ela sabe que não sou muito experiente e por isso me guia e me elogia quando acho os pontos certos. Eu a acaricio com as mãos. Está quente por dentro, molhada como eu.

Não sei o que mais poderíamos fazer. Penso em deixá-la fazer o que quiser comigo. Também penso que ela podia usar uma cinta peniana. Deslizo meu corpo sobre o dela; ela segura meus quadris e beija meus seios. Desejo que me descubra. Desejo conhecer os pequenos universos inexplorados dentro de mim. Não me importo se não for o sexo dela. Ainda é ela. Às vezes imagino que sou espancada e que depois ela me fode com a cinta peniana, enfiando-a dentro de mim até eu gritar de prazer.

O problema dessa mulher é que, até onde sei, ela não é real. Fica comigo apenas na minha cabeça, à noite, até eu cair no sono. E está lá de manhã. Ela é tudo que sonhei, tudo que eu poderia querer de uma pessoa. É isso que eu desejo. Desejo que ela beije meus ombros pela manhã. Desejo que me leve para dançar toda sexta-feira à noite. Desejo preparar seu café com leite pela manhã. Desejo que ela me faça rir a ponto de doer. Desejo que me abrace quando eu chorar. Fantasio com muitas coisas. Metade da minha vida foi vivida dentro da minha cabeça. Mas essa mulher invisível é a pessoa com quem mais fantasio. Só queria saber seu nome.

[Mestiça, brasileiro-americana • Agnóstica? • Lésbica • Solteira • Não]

São apenas três frases que repito para mim mesma quando me deito e afasto a calcinha para o lado. Minha cabeça está virada para a esquerda e meus olhos estão fechados. Mordo o lábio inferior (li em algum lugar que isso aumenta a sensação na xoxota; será que é verdade?). Franzo a testa enquanto tento me concentrar, trazer minha atenção de volta para a pulsação entre as pernas. (Isso é o que dizem para fazer na meditação, voltar ao presente. Tenho certeza de que mais pessoas teriam sucesso na meditação se vislumbrassem um orgasmo no horizonte.) Já se passaram doze anos desde que meu ex-namorado disse essas palavras, essas três frases que me proporcionaram o maior orgasmo da minha vida. Mas continuo a repeti-las enquanto faço círculos firmes no meu clitóris. Mordo o lábio com mais força ao dizê-las em minha mente, balançando-me agora sobre os calcanhares de modo a esfregar a bunda nos lençóis.

"Você gosta, não gosta?" (Imagino seu pênis grosso sendo esfregado lá embaixo.)

"De gozar com meu pau grande e duro..." (Ele me penetra, me rasga, e sinto seu bafo na orelha enquanto ele alonga as sílabas... go-zaaaar.)

"De eu fazer você gemer." (Empurra com força, puxa meu cabelo e morde minha boca.)

E eu gemo. Gozo. Três frases. Doze anos. Uma lembrança. Ainda é o único jeito de eu meditar.

[Branca, australiana • Ateia • >R$ 300.000 • Bissexual ou pansexual • Em um relacionamento • Não]

Sou uma garota filipina de 18 anos. Entendo que minhas opiniões sobre sexo podem ser facilmente desconsideradas por causa da minha idade, mas, mesmo assim, aqui estou. Desde os 12 anos, percebi que achava homens e mulheres atraentes, embora preferisse os homens na maioria das vezes. Sou virgem. Crescer numa comunidade predominantemente católica afetou muito a maneira como encaro a feminilidade e a sexualidade, e, desde que aprendi a me masturbar, tenho um sentimento persistente de vergonha. Anseio por conexão. Devoção até. O sexo pode ser uma união de almas, mas a maioria das mulheres se sente descartável depois que ele termina. Agora estou com medo. Tenho uma preferência por homens mais velhos. Isso já virou piada entre amigos e familiares, mas é verdade e me consome sempre que encontro alguém da minha idade minimamente atraente. Parece que fui feita para tentar encontrar alguém que me permita preencher o papel de cuidadora e amante.

Minha maior fantasia é ser arrebatada por um homem mais velho apenas para que me sinta desejada por alguém que a sociedade provavelmente respeitará. Parece um desejo insensível, já que é prejudicial para mim e desrespeitoso com as vítimas de aliciamento. Talvez o que me excite seja a emoção de fazer algo controverso. Imoral até. Férias em família em que converso com os turistas que tropeçam nas palavras quando uma garota "exótica" os olha de cima a baixo. Contato visual no ônibus com o sujeito em trajes de escritório – até mesmo um sorriso. Sei muito bem o que os homens pensariam de mim se soubessem disso. Que sou uma puta, uma devassa, uma sirigaita, uma vagabunda que merece ser molestada ou assediada. Não é isso que eu desejo, e é triste saber que há uma chance muito real de que as pessoas pensem assim. Tenho um coração enorme, que já foi magoado diversas vezes, e tudo que consigo fazer é juntar os cacos e buscar amor em lugares impróprios. A pequena quantidade de amor que existe na paixão e nos olhares roubados. Ainda não sei quem sou e tenho um longo caminho a percorrer, mas gostaria de poder sentir, nem que fosse por um segundo, que alguém me olha como se eu fosse mais do que apenas uma amiga, colega de classe etc. Quero que alguém me *veja*. Quero abrir meu peito e entregar minha alma. O sexo é poderoso e aterrorizante. Não me vejo deixando de lado esses desejos tão cedo. Talvez eles apenas mudem. Quando esse dia chegar, espero que não seja porque eu deseje amor, mas porque já o tenho.

[Filipina • Católica • <R$ 90.000 • Bissexual ou pansexual • Solteira • Não]

Anseio por atenção sexual. Sou casada com um homem convencional e conservador. Tenho pouco mais de 50 anos, mas pareço vinte anos mais jovem. Anseio pela atenção de homens de 20 e poucos anos. Desejo ter a sensação de ser jovem e desejada. Não consigo abrir mão disso. Não desejo envelhecer. Não desejo murchar. Não desejo ficar com alguém da minha idade. Ou mais velho. Desejo ficar com homens jovens e viris para sempre. E sei que não posso.

[Branca • Cristã • >R$ 600.000 • Heterossexual • Casada ou em um relacionamento civil • Sim]

O envelhecimento é algo peculiar. Por fora, sou uma mulher de meia-idade, muitas vezes um pouco parecida com minha mãe, com raízes grisalhas e pés de galinha. Por dentro, entretanto, a história é completamente diferente. Minha mente, meus desejos e minhas fantasias permanecem inalterados desde os anos 1990, quando me casei, aos 23 anos. Meu marido é o único homem com quem já transei, mas parece que chegamos ao fim (não sou tão velha assim, só não o quero mais), e agora preciso aceitar o fato de que provavelmente nunca mais terei um relacionamento íntimo. É provável que morra a apenas um passo da virgindade, o que não transmite uma ideia muito precisa de quem sou. Devo dizer que fui muito gostosa e muito voluptuosa. Estava *sempre* com tesão.

Em minhas fantasias, ainda sou essa versão mais jovem de mim. Os homens de que gosto estão quase todos na faixa dos 20 ou 30 anos, e tenho um tipo específico: pele macia, cabelo bem penteado, corpo magro e membros longos. Adoro olhos grandes e castanhos, lábios cheios, dentes bons e mãos fortes, com dedos compridos. Há um em particular que conheço de longe. Ele personifica a perfeição para mim e, independentemente de quem mais possa "entrar no bate-papo", é para ele que sempre volto. Como sei que minha fantasia nunca será realizada, posso deixar a imaginação correr solta – e ela já me levou a lugares magníficos.

Meu sonho recorrente envolve um belo hotel boutique no lago de Como, na Itália, e um quarto com uma porta-balcão que se abre para uma sacada como a de *Romeu e Julieta*, com vista para o lago. Não sei bem como chegamos lá, mas estou no estágio hedonista da embriaguez e ele está afastando meu cabelo do rosto enquanto me dá beijos suaves e sensuais, dos olhos até a face, da boca ao pescoço. Aos poucos, suas mãos descem pelo meu corpo e ele tira meu vestido. Quando levanto os braços, ele os segura acima da minha cabeça e entrelaça suas mãos fortes nas minhas. É uma sensação de liberdade e abandono, apesar de seu aperto carinhoso.

Ele solta as mãos, e elas descem até meus ombros nus enquanto ele continua a beijar meu pescoço e entre os seios. De alguma maneira, sem parar, voltamos para a cama. Tiro a camiseta dele; um corpo macio e tonificado se revela. Passo as mãos por seu peito e seus ombros musculosos e arranho suas costas; ele me beija com mais força e depois, com delicadeza, pousa os lábios carnudos num mamilo e dá uma lambida. Gemo baixinho de prazer; ele continua a jornada, chegando à barriga e, finalmente, à minha virilha.

Com o joelho, afasta minhas pernas e enfia a língua em mim. Lentamente. Com carinho. Toca meu clitóris com a ponta da língua, mordisca e suga. Tenho os olhos fechados e as costas arqueadas. Sinto as ondas se aproximando, mas tento me conter quando ele faz uma pausa e, em seguida, me penetra. Ele tem o ritmo de um bailarino e é muito bem-dotado, de modo se torna cada vez mais difícil retardar o orgasmo. Apesar de toda a sua sensibilidade juvenil, esse garoto sabe foder. Dá estocadas profundas, fortes e lentas, enquanto se inclina para me beijar. Passo as mãos em suas costas firmes, sinto os músculos se flexionarem, até atingirmos ao mesmo tempo as alturas do êxtase. Sua respiração se altera quando goza. Ficamos assim por um minuto, saboreando o momento. Depois ele se deita ao meu lado e acaricia meu rosto e meu cabelo. Durante toda a noite, conversamos, ainda nus, mas enrolados num cobertor diante da porta aberta, com a brisa fresca do lago soprando sobre nós. Por fim, adormecemos ao amanhecer, com minha cabeça em seu peito e seus braços ao meu redor.

Mais tarde nos aventuramos num restaurante. Encontramos uma pequena *trattoria* e pegamos uma mesa num canto escuro; sentamos lado a lado. Comemos macarrão com tomatinhos e bebemos vinho enquanto conversamos e nos beijamos. Em determinado momento, ele chama minha atenção para duas mulheres numa mesa do outro lado do restaurante. Elas falam baixo, com as cabeças próximas. Examino a cena e vejo que, por baixo da mesa, uma está enfiando o dedo na outra, em silêncio.

Ele se aproxima para me beijar; seus dentes brancos mordem suavemente meu lábio inferior e sua mão acha o caminho entre minhas pernas. Enfia a mão por dentro da minha calcinha e me acaricia com os dedos. Jogamos algum dinheiro na mesa, e, sem dizer nada, ele me puxa para fora do restaurante, para a rua escura e silenciosa. Sabemos exatamente o que queremos. Entramos num beco, onde ele me empurra contra uma parede, beijando-me com ímpeto. Desafivelo seu cinto e abro seus jeans, enquanto ele puxa minha calcinha para o lado e me penetra. Tenho uma perna flexionada atrás de sua coxa e as mãos em sua bunda; seus quadris se movimentam com força. Não demora muito para chegarmos ao orgasmo. Não me importo de ser flagrada. Ele é tudo que eu sempre quis e não sinto vergonha. Estou orgulhosa.

[Branca, britânica • Católica • <R$ 300.000 • Heterossexual • Casada ou em um relacionamento civil • Sim]

Praticamente todas as minhas fantasias têm raízes na minha história. A maioria envolve a dor da traição. Esta é a minha favorita.

Marquei uma hora com a pedicure para ir até minha casa, mas estou atrasada no trabalho e, em vez de pagar pelo cancelamento do serviço, meu namorado diz que quer experimentar para ver como é. Ele nunca fez uma sessão de pedicure antes e a coisa toda o faz rir. Ele está nervoso. Ainda mais quando uma linda garota de 20 e poucos anos entra pela porta. Ela o deixa à vontade, dizendo que faz as unhas de homens o tempo todo, que ele deveria se sentar no sofá e relaxar. Ela enche uma bacia com água morna e sabão e se ajoelha no chão para colocar delicadamente os pés dele nela. Sua saia fina sobe pelas pernas bronzeadas e, quando ela se abaixa, ele pode ver por dentro da blusa dela, e a garota não está usando sutiã. Ele literalmente não consegue acreditar na sua sorte. Ela pega uma das mãos dele e a vira para olhar suas unhas. Depois de colocar uma toalha no colo dele, ela começa a trabalhar nelas com uma tesoura e uma lixa. Está ajoelhada diante dele, segurando suas mãos – e não tem nada de errado com isso.

Ele fica sem jeito, então começa a perguntar quantas pessoas ela atende por dia, de onde ela é, se gosta de trabalhar com aquilo. Ela responde com uma voz suave e confiante e depois trabalha em silêncio, um dedo de cada vez, enquanto ele observa, sem palavras e surpreso por aquela linda mulher o estar tocando. Ele olha para o cabelo dela, para os ombros lisos, para os lábios. É a mulher mais bonita que já prestou atenção nele.

Quando ela termina de lixar as unhas, ela aplica o creme hidratante nas mãos e começa a massagear, suave mas firmemente, até o cotovelo e de volta; entre os dedos, massageando as palmas. Ele consegue ver seus mamilos através da blusa, sente-se no paraíso. Ele começa a ficar duro, porque seu pau está a poucos centímetros de onde ela está trabalhando. Ele está mortificado e move o braço livre para disfarçar. Não consegue nem olhar para ela.

"Tudo bem", ela diz, "isso acontece o tempo todo."

"Ah é?!", ele diz e pede desculpas.

"Não se preocupe." Ela coloca as mãos do meu namorado no colo dele e se levanta. Tirando os pés dele da bacia, secando-os delicadamente com a toalha. Quando ela coloca um dos pés sobre sua coxa nua e começa a inspecionar as unhas, ela diz: "Tem gente que me paga um extra".

"Como assim?", ele pergunta.

"As pessoas me pagam a mais por coisas extras."

"Tipo o quê?", ele pergunta, nervoso, enquanto ela começa a cortar e depois lixar as unhas dos pés.

"Algumas me pagam para fazer topless, outras me pagam para fazer o trabalho completamente nua." Meu namorado não consegue acreditar no que ouve. Ele não consegue acreditar no que está acontecendo. Sua respiração se acelera. Ela continua: "E algumas pessoas me pagam para *finalizar o serviço*". Ele se mexe no sofá, tentando aliviar a pressão de sua ereção pulsando contra sua calça jeans.

"Isso não te incomoda?"

"Náááo!", ela responde. "Gosto de ver o que acontece com as pessoas quando me ajoelho a seus pés." Ela sorri maliciosamente e olha para ele. "Você quer que eu fique sem blusa?" Meu namorado gagueja, ele não tem ideia do que dizer, mas antes que possa emitir um som, ela tira a blusa. "Essa é por minha conta", ela diz, "você é uma graça." Ele olha para os lindos seios pequenos e os mamilos carnudos, movendo a mão distraidamente sobre seu pênis protuberante. "Você pode se tocar, não me importo", diz ela. Ele olha profundamente nos olhos dela; ela realmente acabou de dizer isso? Ele deixa o olhar passear sobre a bela forma da garota, seu cabelo delicioso, sua pele macia, enquanto ele lentamente desabotoa a calça jeans, desce o zíper e coloca a mão sobre sua ereção latejante. "Assim é melhor", ela diz enquanto passa creme nas próprias mãos e começa a massagear os pés dele, pressionando os polegares na sola dos pés e esfregando entre os dedos. Ele não aguenta. Nunca esteve tão excitado. Ela passa para o outro pé, cortando e lixando. Ele enfia a mão sob a cueca e começa a acariciar com mais força. Sente que ela está pressionando seu calcanhar na virilha dela enquanto lixa. Ele está tão perto de gozar. Ela passa o creme no pé dele e entrelaça os dedos dela entre os dedos dos pés dele. Sexy pra caralho. Agora meu namorado já está acariciando o pau com a mão firme, movendo para cima e para baixo, cada vez mais rápido, ele está prestes a explodir. Mas antes que perceba, ela se move entre as pernas dele, empurrando a mão dele para fora do caminho, e leva os lábios carnudos e a boca molhada até seu pau. Para cima e para baixo, cada vez mais fundo, cada vez mais molhado enquanto os dedos acariciam suas bolas. Ele acha que sua cabeça vai explodir, mas de repente ela está de cócoras, puxando a calcinha para o lado enquanto desliza a boceta encharcada sobre seu pau, sua cabeça a centímetros da dele, o cabelo caindo sobre seu rosto. Ela fixa os olhos castanhos escuros nos dele e se move habilmente para cima e para baixo em seu pênis latejante, suas coxas firmes pressionando as dele. Ele envolve um dos mamilos dela com a boca e chupa e lambe suavemente enquanto ela esfrega os dedos no clitóris e continua a estocar. Ele a olha nos olhos quando ela o beija e enfia a língua profundamente em sua garganta, cada vez mais rápido, mais fundo e mais forte e mais acelerado, até que ambos explodem juntos.

    Uma hora depois, chego em casa. Nenhum sinal de nada disso. Meu namorado tomou banho. "Foi tudo bem", ele diz. Mas, para variar, ele me preparou o jantar.

[Branca, americana • Nenhuma • Pansexual • Em um relacionamento • Sim]

Mal posso esperar pelos robôs masculinos perfeitamente construídos, totalmente realistas e sexualmente ativos. Tenho sólida formação em tecnologia e sei que isso acontecerá – muito depois do surgimento dos robôs femininos, mas acontecerá. Talvez quando o mercado de robôs sexuais femininos esteja saturado. Também sei que provavelmente isso não vai acontecer enquanto eu estiver viva, ou só vai acontecer depois que meu interesse por sexo diminuir.

Imagino que eu manteria meus robôs num grande espaço, onde poderia explorar minha sexualidade sem reservas em absoluta segurança e privacidade. Os robôs são necessários para essa fantasia porque um grupo de homens reais jamais conseguiria se concentrar numa mulher o suficiente, muito menos um único homem. (Nosso planeta vive num estágio primitivo. O ego masculino intimida o ego feminino, e ponto-final. Trata-se de um fenômeno mundial que remonta aos primeiros registros históricos. A revolução sexual foi ótima, e fico muito feliz por tê-la aproveitado, mas, quando olhamos o quadro geral, percebemos que ela afeta apenas um pequeno número de mulheres e não passa de um pontinho no mapa histórico. Além disso, há fortes indícios de retrocesso – e absolutamente nenhuma razão lógica para presumir que as conquistas serão mantidas. Em caso de dúvida, consulte os elementos conservadores em jogo na política atual, que emitem fortes sinais de tentativa de iniciar uma nova Gilead.)

E o que eu faria com meus robôs? Eu os programaria, é claro, para executar minhas fantasias sexuais. Criaria uma *playlist* de papéis e cenários, e escolheria a fantasia e os atores dependendo do humor. Por exemplo, tenho muitas fantasias em que transo com vários homens em muitos cenários diferentes. Posso ser a professora deles ou uma babá – a esposa não está em casa e o grupo de homens que está prestes a sair decide ficar e brincar comigo.

Todos os robôs são amantes maravilhosos; seu maior prazer é me dar prazer. Eles saberão o que isso significa porque eu terei fornecido as instruções! Poderia falar das minhas fantasias sem parar... Me masturbo pensando nelas. Também os usaria para que me dessem prazer individualmente. Quando digo que os robôs são realistas, falo sério – sinto seu pênis pulsar quando eles gozam (quando eu quero), sinto o calor de sua ejaculação dentro de mim.

Meu maior desejo é que os homens leiam isto e fiquem espantados. E possivelmente enfrentem seu medo. Do que exatamente eles têm medo? Por falar nisso, do que as mulheres têm medo? É tudo tão devastador e ridículo. É muito triste que o planeta seja tão primitivo.

[Branca, canadense • Budista • >R$ 300.000 • Heterossexual • Solteira • Sim]

Tenho fantasias sexuais desde os 8 anos de idade. A primeira foi com o carteiro, que eu imaginava enviando uma carta para o meu quarto com um grande beijo de cinema. Desde então, os uniformes sempre foram minha porta de entrada para a excitação sexual; os homens que mais me atraem são médicos, bombeiros, marinheiros, soldados e guardas-florestais. Talvez deseje fazer amor com todos eles – às vezes todos ao mesmo tempo – por me sentir muito agradecida por sua alma engenhosa, corajosa e compassiva.

Durante a pandemia, comecei a conversar abertamente com meu marido sobre o que eu pensava enquanto transávamos. Quando tenho um orgasmo, muitas vezes é o soldado de ombros largos e cabelo castanho na altura dos ombros que está entre minhas pernas, e não meu marido. Deitada em sua tenda em meio a ataques de mísseis, o resto do esquadrão nos observa dos beliches. Para minha surpresa, meu marido ficou com tesão diante da minha honestidade. Senti-me fortalecida e encantada quando me pediu para contar mais. Consequentemente, brincar com a ideia de haver uma terceira pessoa em nosso relacionamento se tornou uma fantasia sexual fascinante – e em evolução. O cenário a seguir é o mais recente, e a descrição é semelhante à que compartilho com ele entre quatro paredes. Nós o chamamos de Billy, o Terceiro.

Nosso soldado caído chega inesperadamente numa manhã escura e gelada. Nosso acordo é fazê-lo feliz. Abro a porta, ele tira a balaclava cáqui, que já está gasta, e enche a varanda como um tanque blindado. Ele não me cumprimenta, mas eu o cumprimento e o conduzo para dentro. Ele passa direto, sem tirar as botas repugnantes, e encontra meu marido. Os dois se cumprimentam e sigo pelo corredor, inalando o cheiro de querosene e metal que ele deixa atrás de si. Ofereço uma torrada na cozinha (não tínhamos conseguido montar a nova mesa de jantar a tempo). Ele ignora a torrada e pede para dar uma volta com meu marido. Uma hora depois eles voltam para casa com uma truta, e meu marido se deleita em dizer que Billy a pescou com as próprias mãos. Billy limpa o peixe com o canivete que traz no bolso e não se importa que eu fique ali, observando-o cozinhar. Ele divide o peixe pronto em três partes, e comemos em silêncio.

Quando terminamos, Billy pergunta por que há galhos por todo o gramado, e lhe digo que não havíamos limpado desde a tempestade.

Ele sai e acende uma fogueira usando apenas os galhos caídos, a pederneira e a lâmina que levava no pescoço. Enquanto lavo os pratos, meu marido pergunta se estou feliz em acolher Billy, e lhe respondo, feliz, que ainda o estou absorvendo. Que estou tão impressionada com ele, que me pergunto se há algo que ele não consiga fazer. Meu marido ri e me lembra de que ele não consegue sorrir. Quando vamos nos recolher, notamos que Billy não está no quarto de hóspedes. Está no chão, montando a nova mesa da sala de jantar. Meu marido veste apenas cueca e eu estou sem calcinha, vestindo apenas minha camisola de seda preta, mas tentamos ajudá-lo na empreitada.

Quando terminamos, Billy se acomoda no canto, com os joelhos dobrados junto ao peito. A sola de suas botas está salpicada de lama. Nos sentamos um de cada lado e ele nos mostra o pau, que é mais comprido, mais rosado, mais largo e mais brilhante do que todos os outros que eu já tinha visto. É uma santa estaca de carne que aponta para o céu, altiva e destinada a fazer o bem. Ele dá umas bombadas e vejo um pouco de líquido brilhar na glande. Subo em cima da mesa nova, abro as pernas e brinco com minha vagina. Sinto uma língua no clitóris e outra no ânus, o que me deixa bem molhada. Alguns minutos depois, estou à beira do orgasmo. Então peço mais, e Billy vem por cima – sua plaqueta de identificação fica pairando acima do meu rosto – e enfia o pau profundamente em minha vagina enquanto meu marido penetra meu ânus. A sensação dos dois paus se esfregando em minha parede divisória encharcada é de arregalar os olhos. Gozo. Me contorço na mesa, agarro meus peitos e me sinto livre. Os dois se sentam novamente um ao lado do outro, com o pênis na mão. Em seguida, levo o pênis de ambos à minha boca vertiginosa e me delicio com seus sorrisos.

[Branca, britânica • Pagã • <R$ 180.000 • Heterossexual • Casada ou em um relacionamento civil • Sim]

com gentileza

"Mãos e bocas se movem suave e lentamente…"

Ao ler estas cartas, percebi que não existe um único tipo de fantasia, assim como não existe um único tipo de mulher. O que queremos na nossa vida sexual é tão variado quanto o que queremos do trabalho, dos nossos relacionamentos e do amor. Somos todas diferentes, existem multidões dentro de nós.

Até agora, neste livro, testemunhamos todo um universo de aventuras e cenários descontroladamente imaginados que não poderiam estar mais distantes da realidade. No entanto, também recebemos uma série de cartas que falavam apenas do desejo de nos sentirmos vistas, expressando um desejo de romance, carinho e suavidade, e um desejo de uma ligação forte com outra pessoa. "É loucura que minha fantasia sexual mais louca seja me sentir segura?", indaga uma das cartas. Para alguns, esse desejo aparentemente simples pode estar muito longe da realidade cotidiana. Este anseio se reflete não apenas nas ações, mas também no ambiente, uma vez que essas fantasias muitas vezes se passam em florestas e jardins. Algumas cartas mencionam água ou banho e uma sensação de calor, de estar rodeada ou ser engolfada sensualmente. Há um forte sentimento de querer regressar ao simples, ao descomplicado, sem as complexidades e os turbilhões da vida moderna, para se ancorar e se sentir em conexão com a Mãe Terra.

Para algumas mulheres, há também um anseio por segurança e conforto, o que é resultado de abusos sexuais. A maior fantasia de uma delas é "ser maternada", o que me faz pensar até que ponto essa fantasia pode servir para curar os danos de um trauma de infância. Em outras cartas, o desejo de ternura surge claramente da profunda solidão de uma relação sexual que carece de intimidade emocional. Essas fantasias muitas vezes atingem o cerne do apetite sexual: para essas mulheres, o apego emocional é uma necessidade para a excitação sexual. Uma delas, por exemplo, anseia por "contato visual durante todo o tempo, para retratar as emoções profundas que vêm de dentro. O desejo, a conexão, o amor profundo. Deve haver amor, nada de encontros fortuitos, nada de luxúria embalada a álcool, apenas amor".

A cada geração, as mulheres se tornam mais independentes, mas estas cartas mostram que, para algumas, essa conquista coexiste com um desejo de ser cuidada, acalmada, acariciada e afirmada. A intensidade da conexão descrita aqui revela, em última análise, um desejo pelo cuidado e pela atenção total de alguém, tanto física quanto emocionalmente. Talvez esse desejo tenha se intensificado à medida que nosso mundo se tornou mais hiperconectado. É bastante óbvio que a tecnologia e os smartphones às vezes disputam nossa atenção em detrimento de nossos relacionamentos na vida real. A proximidade física não é mais uma garantia de momentos significativos juntos. Podemos estar em contato com pessoas de todo o mundo através dos nossos dispositivos, mas essas mesmas ferramentas podem ser uma barreira à intimidade da conexão pessoal; de fato, as estatísticas mostram que, não importa onde você vive ou há quanto tempo você está em um relacionamento, as pessoas estão mais solitárias do que nunca.

Um dos melhores conselhos dados em *Sex Education* não veio da minha personagem, Dra. Jean Milburn, mas de seu filho Otis, interpretado por Asa Butterfield e escrito pela dramaturga Laurie Nunn: "É hora de parar de ouvir passivamente e começar a ouvir ativamente". Uma alma velha em um corpo da Geração Z. No nosso caso, acho que o que aprenderíamos é o que as cartas desta seção declaram: o que todos os seres humanos desejam é ser amados, satisfazer suas necessidades básicas e ser tratados com bondade, gentileza e respeito, não apenas na nossa vida sexual, mas também na nossa vida cotidiana.

Estou com muito medo de escrever isto, num misto de necessidade e vergonha. É uma fantasia imprópria. Muito pequena e insignificante, quase patética, mas colocá-la em palavras me enche de terror, pois, de alguma maneira, ela significa que *tenho* essa necessidade, por mais ridícula seja. Então, que fantasia, que revelação profunda pode gerar sentimentos tão terrivelmente conflitantes? Simplesmente esta: desejo ser beijada. Desejo um beijo na boca, gentil, apaixonado, pelo menos uma vez mais antes que eu deixe de existir.

[Branca, britânica • Ateia • >R$ 600.000 • Lésbica • Solteira • Sim]

Sempre que ele entra em meus pensamentos, eu me entrego e meu STDAH me ajuda a sair completamente de onde estou e ir direto para a cama dele, para o balcão da cozinha, para onde quer que seja. Uma fantasia com ele – agarrado à minha nuca enquanto chego ao orgasmo com seus dedos bem dentro de mim – pode acontecer no consultório do dentista, enquanto espero a consulta da minha filha.

Na minha mente, ele tem um nome, inspirado por uma emoção que não pode ser totalmente explicada numa palavra. Sempre que nos encontramos, é uma caixa de sentimentos que ele me entrega com suas mãos cheias de veias. Na frente dele, nunca me sinto "nua" – me sinto liberta, viva. É um bom ouvinte, melhor que meu marido. Depois de confidenciarmos nossos desejos mais profundos, nos sentimos mais próximos do que nunca, e é quase como se eu visse o quanto nos abrirmos a nossas vulnerabilidades deixava nossos fluidos circularem. Lambemos o rosto e o corpo um do outro e nos abraçamos como dois gatos, molhados e à vontade. Cessamos o movimento das bocas, mas a conversa entre nós nunca para. Ela flui de portal em portal – começa com minha voz e termina com o toque dele. Ultrapasso meus limites. Quando ele me diz para agarrar seu pênis com força ao mesmo tempo que lambe meu rosto, deixo de ser quem era e me liberto das correntes da maternidade. Sempre que decido não ouvir o que ele deseja, ele me pede para fazer outra coisa; e quando vê que não desejo alguma coisa, faz exatamente o que sabe que eu gosto. Enfia os dedos bem dentro de mim, me segura pela nuca, fala comigo com gentileza e me diz apenas verdades. Sei que não tenho o sorriso mais bonito do mundo. Meus dentes são pequenos, minhas gengivas são altas, mas ele lambe a ambos e diz que meus defeitos o excitam. Quando me diz essas verdades, ouço-as de um jeito diferente do que ouviria em minha própria voz. Enquanto chego ao clímax – e sempre chego durante essa parte –, ele me abraça mais forte, e meus dedos correm por seu cabelo curto. Depois ele se deita ao meu lado, me diz que foi maravilhoso e não me pede nada. Isso me excita, ele não me pedir nada e apenas me abraçar enquanto descanso e recupero as forças. Todos os orgasmos que tenho com ele me esgotam; sinto-me leve e elevada. Sinto-me uma pessoa diferente, uma pessoa que não tem uma rotina chata: acordar cedo, preparar a filha para a escola, ir para o trabalho. Encher a geladeira, limpar a casa.

Passear com o cachorro, pagar o aluguel e fingir ser a adulta padrão. Sinto-me livre... desperta. Os cheiros dele me despertam de um jeito diferente de tudo. Sempre peço que não se lave antes de transarmos, porque seus cheiros me fazem gozar mais rápido. Eu... que sempre pedi aos homens que tomassem banho. Ele sente o odor dos meus dedos depois de terem estado na minha própria xoxota, safado e reconfortante. Seguro seu pau e converso com ele gentilmente e sei que ele gosta disso porque abre um sorriso. Digo a seu pau quanto ele é importante para mim, que continuo saciada muitos dias depois de transarmos. Seu pau fica ereto e levo-o à boca e o sugo profunda e lentamente. Vou até o fim, sei que posso fazer isso com ele e me sinto muito segura. Cuspo nele e falo com ele gentilmente, acaricio-o e o afago, agarro-o com força e aproveito a vida que o preenche. Está escorregadio, e eu adoro.

Ele ejacula, e não me importo: estou saciada, satisfeita e o amo sem nenhuma expectativa. Livre. Me aproximo de seu rosto, encontro seus olhos e lhe dou um beijo molhado e cheiroso no rosto.

O dentista me chama, o *check-up* está concluído. Ele me elogia pelos dentes limpos da minha filha, e respondo que faço o melhor que posso.

[Sérvia • Ateia • <R$ 300.000 • Heterossexual • Casada ou em um relacionamento civil • Sim]

Toque. Toque íntimo. Não apenas uma pincelada ou um contato breve, mas um toque longo e prolongado, pele com pele. Contato visual durante todo o tempo, para retratar as emoções profundas que vêm de dentro. O desejo, a conexão, o amor profundo. Deve haver amor, nada de encontros fortuitos, nada de luxúria embalada a álcool, apenas amor. Amor é tudo que as pessoas querem. Na confirmação desse amor por meio do sexo e do prazer encontramos paz e vislumbres do que realmente significa estar vivo. Isso é conexão humana.

[Afro-americana e branca • Mórmon (com vestígios de paganismo) • <R$ 90.000 • Bissexual ou pansexual • Solteira • Não]

Desejo ser tocada. Tenho 50 anos e ninguém gosta de me tocar. Estou cansada de me esforçar para me tornar uma pessoa melhor, pois todo o esforço é apenas para aceitar não ser tocada por ninguém. Parece que terei de passar o resto de minha vida sem carícias, sem ninguém que deseje se divertir comigo e com meu tesão. Se meu homem não gosta de me tocar, o homem que me conhece e me ama, não há de haver nenhum outro que queira. Portanto, este é meu sonho secreto: ser tocada, divertir-me na cama e ter alguém que goste de me dar alegria.

[Suíça • <R$ 600.000 • Heterossexual • Em um relacionamento • Não]

Toda vez que transo, estou muito bêbada ou sob a influência de drogas. Fico completamente paralisada de medo e me dissocio, mesmo quando não quero. Ainda que seja com um amigo, não consigo estar mentalmente presente. Não acho o sexo uma experiência divertida, não me sinto bem transando e não entendo por que sou tão diferente de todas as outras pessoas do mundo. No fundo, uma parte de mim deseja, mais do que tudo, ser amada, experimentar transas obscenas e ardentes. Com homens, mulheres, pessoas não binárias etc.

Minha fantasia sexual é viver algo bonito, amoroso e seguro. Quero ir para a cama com alguém em quem CONFIO, que não me machuque, que não me use. Tenho a fantasia de realmente me DIVERTIR enquanto transo, de me sentir BEM. De encontrar alguém que aprecie meu corpo e o ame de verdade. Não quero ficar pensando que sou gorda, ou que não sou boa o bastante, ou que não tenho experiência suficiente. Só quero ser amada de verdade. Quero me sentir realmente bem. Eu diria que, se cavasse ainda mais fundo, minha fantasia sexual definitiva seria uma combinação do que disse acima com um pouco de perversão. Um leve sufocamento, alguns palavrões e um pouco de força. Quem não deseja um pouco de emoção? Mas, novamente, quero que essas coisas venham com segurança e amor. Adoraria que alguém me jogasse na cama e fizesse minhas pernas tremerem, como leio nos romances. Ser fodida no balcão da cozinha porque alguém me ama tanto que precisa me ter naquele momento. É loucura que minha fantasia sexual mais louca seja me sentir segura?

[Branca, americana • Espiritualizada • <R$ 180.000 • Bissexual ou pansexual • Solteira • Não]

Estou num pequeno vale na zona rural, longe dos outros seres humanos. Tiro a roupa devagar, respiro fundo e deixo o ar tocar meus mamilos e meu clitóris. Seleciono cuidadosamente pequenos galhos e folhas e acaricio meu clitóris com eles enquanto me deito no chão com as pernas abertas e deixo o sol e o ar percorrerem meu corpo e me aquecerem por dentro e por fora. Depois, começo a me esfregar no solo úmido e sinto seu frescor e sua pureza. Respiro fundo enquanto fico deitada ali, totalmente coberta de lama. O tesão se torna insuportável. Rapidamente, visto minha calcinha e me dirijo a uma árvore próxima. Começo a beijar, lamber e pressionar minha vagina contra sua superfície irregular, tentando desesperadamente aquecer o núcleo da árvore e fazê-la sentir o que eu sinto, fazê-la compartilhar o que eu compartilho. Gemo alto, grito para a mãe natureza, grata por tudo que ela me dá, grata por minha mente e meu corpo, que agora são exclusivamente dedicados a ela.

[Grega • Ateia • <R$ 90.000 • Bissexual ou pansexual • Convivente • Não]

Uma fantasia recente, construída a partir de fragmentos de sonhos: estou na floresta. Perdida, mas não assustada, apenas curiosa. Há uma trilha, e sei que encontrarei meu caminho. Ao caminhar, percebo que estou sendo observada. As árvores parecem ter olhos, assim como a floresta parece ter silenciado. Aguço os sentidos. Ouço o roçar de cada galho em seu vizinho; a brisa sutil arrepia meus braços. O cheiro exuberante e vivo da floresta sobe às minhas narinas. O musgo parece convidativo, os cachos das samambaias acenam. Tudo parece vivo. Uma figura surge diante de mim, parece quase se materializar no ar. Meu observador. Eu o reconheço como Pé Grande; não se trata de um homem-macaco monstruoso, mas de uma figura alta e poderosa, coberta de pelos macios e com uma mandíbula forte. Ele exala confiança e gentileza. Sabe quem é e o que pode ser. Me observa, me analisa, assim como faço com ele. Sei que está ali por mim. Sinto-me atraída por ele. Tem olhos verdes com manchas marrons; olhos que refletem a própria floresta. Ele vem em minha direção. Anda sobre duas pernas, mas tem os movimentos ágeis de um quadrúpede, como um cervo ou um puma. Vejo os órgãos sexuais pendurados entre suas pernas, a forma como os pelos se desvanecem ao redor deles. O pênis é pelado, mas protegido. Ele é maior do que todos os homens que já conheci e parece um animal, mas não é nada ameaçador. É curioso e aberto, como eu. Quando nossos olhos se encontram, sinto-me tonta, envolta por este espaço verde e ameno. Tudo mudou. Meu caminho vai até ele. Ele vem em minha direção e, num movimento ágil, coloca a mão enorme na minha nuca, me puxa e me beija. Sua boca envolve a minha. Unidos pelos lábios, sinto o desejo aumentar e se espalhar. Meu corpo se curva sob o dele sem resistência ou esforço. Sou facilmente arrebatada por seus braços e coloco as pernas em volta de sua cintura, meu corpo pressionado contra o dele. Enquanto tira minha roupa, ele me segura sem esforço num braço e no outro. Sentir seu pelo e o ar fresco da floresta na minha pele nua me encoraja, e eu o abraço, não mais passiva, mas insistente e necessitada. Meus dedos correm por seus pelos, esfrego meus seios neles, sentindo sua maciez. Pressiono minha pelve, o calor sobe por todo o meu corpo. Sinto-me insignificante em seus braços e me contorço, consciente de que estou atuando, o que me tira do meu corpo o suficiente para perceber que minha atuação está sendo apreciada por outras pessoas. Me vejo de fora, vejo minha necessidade exposta, sinto-a por dentro, e então sinto o pau do Pé Grande quando ele desce meu corpo: imenso e duro; minha bunda e minha xoxota ficam em cima dele. Com alguns movimentos, seu grande pau me penetra, me preenche completamente; não dói, mas cada pequeno movimento me faz vibrar como se todos os meus nervos estivessem mergulhados no fogo. Mas não é apenas seu pau: seus órgãos genitais se estendem para além do pênis, e sinto parte deles virar um novo membro, um tanto menor: esse novo membro pressiona meu ânus e me penetra, pulsando suavemente. E em meu clitóris, não uma boca, mas uma bela protuberância que o envolve e a ele se conecta. Com esses três instrumentos, ele toca cada corda do meu desejo e do meu prazer. Estamos fundidos, e nossos movimentos são como o da água; é mais do que transar, é integrar-se. Sou um animal, o animal dele, mas também estou me elevando para ser um uivo, uma varinha de rabdomancia que prospecta o prazer na natureza, uma obra-prima energética. Percebo que ele ficou me segurando esse tempo todo. Fito-o e empurro seus ombros; ele percebe meu sinal. Dobra as pernas, se abaixa e se deita de costas, de modo que fico em cima dele, com as pernas abertas. Desejo seu corpo em cima de mim, desejo sentir essa fera magnífica me segurar e me dominar, mas sei que ele quer que eu seja vista. Também quero isso, estar exatamente onde estou, montada em seu corpo forte, com as pernas abertas, enquanto sua pelve mágica toca fogo em mim, ao meu redor. Descubro que mesmo quando levanto os quadris, rodopio e faço minha boceta dançar nele, seus órgãos animais se movem junto comigo, num ritmo que cria um prazer profundo que parece multidimensional, surpreendente e vívido até os ossos. Abrangente. Enquanto me movimento, atraio sua força; minha energia cresce e se espalha pela floresta. Imagino que ele massageia meu coração. O choque dessa nova sensação me impede de gozar, embora o prazer me faça ofegar e gemer. Minha curiosidade mais uma vez se volta para a floresta. Os olhos na floresta, serão Pés Grandes? Lobos? Ou homens-lobo? Pessoas-lobo? Estão atentos e sedentos; rosnam baixinho num coro de desejo que ecoa em meus ouvidos. Todos querem me ver gozar.

    Concentro a atenção em nosso corpo e olho nos olhos do Pé Grande; na tensão entre minhas coxas quando aperto seu pau. Sinto suas mãos macias e peludas em meus seios e nas minhas costas. Aperto seus mamilos grandes e me inclino para sugar um deles; meu corpo é um arco de desejo, de receber e dar. Ele aperta minha bunda com força com as duas mãos e acelera o movimento dos quadris, impulsionando-se para dentro de mim. É muito, estou cheia, explodindo, e perco a noção dos limites do meu corpo quando ele é tomado por ondas de prazer. Quando penso que meu orgasmo vai acabar, ele se intensifica novamente, e tremo tanto que meus olhos lacrimejam e o êxtase se espalha até as minhas extremidades: a ponta dos dedos, os folículos capilares, a espinha. Somente quando minha garganta se aquieta percebo que estava gemendo. Uivando? Meu Pé Grande sorri para mim; ele também está sem fôlego. Seu pênis e os órgãos sexuais amolecem e se soltam de mim. Deito-me no musgo: quente, pegajoso, zumbindo de alegria. Ouço um farfalhar no mato e nas samambaias; aqueles que estavam pacientemente observando emergem da floresta. Olhos doces, porém penetrantes, enfeitam os rostos nobres de corpos fortes e ágeis. O povo-lobo se aproxima nas quatro patas, exalando proteção, segurança e desejo. Eles me cercam, deitam-se ao meu lado e, com as patas, me fazem rolar e brincam comigo. Com o focinho, me acariciam; com a língua comprida, me lambem e me colocam em posição fetal. Enquanto isso, meu Pé Grande juntou folhagens e construiu um ninho. Adormeço numa pilha de pelos, com o rosto pressionado contra o peito quente e arfante do meu Pé Grande; ao nosso redor, os lobos – aquecidos, seguros, exaustos.

[Branca, americana • Ateia • <R$ 90.000 • Bissexual ou pansexual • Casada ou em um relacionamento civil • Sim]

Minhas maiores fantasias sexuais podem ser resumidas ao que gosto de chamar de Jogo do Cuidado. Tenho fantasias genéricas e uma específica à qual recorro quando não consigo dormir ou quando a pornografia ou meu Banco de Siriricas (meu álbum secreto "picante" de fotos e *gifs*) simplesmente não funcionam. Devo começar dizendo que tive apenas um relacionamento "longo" e nunca cheguei a fazer nenhuma dessas coisas. Principalmente porque nunca senti que meu parceiro estivesse disposto a isso, mas também porque achei que era pedir muito.

Esta fantasia é muito *nerd*, portanto prepare-se. Parece bobagem, e sinto um pouco de vergonha ao escrever, mas aqui vai:

Estou numa universidade mágica na Escócia, uma Hogwarts, basicamente, mas sou adulta, como agora, porque toda essa coisa de "estudante menor de idade com professor" é muito horripilante e problemática. De qualquer modo, o local é como um grande castelo onde os alunos são todos residentes, como num internato, e os professores também moram lá, ou pelo menos têm escritórios e quartos em algum lugar do prédio. A fantasia sempre começa comigo vagando pelo castelo porque não consigo conciliar o sono. Passo por algumas de minhas salas de aula prediletas, esperando que os cheiros de poções, livros antigos e madeira me façam dormir. Passo pela sala do meu professor preferido e ouço seus passos. Deixo de escutar seus passos e sei que ele escutou os meus. Sua porta se abre devagar, e ele me olha como se não estivesse surpreso de me ver àquela hora da noite. Pergunta se não estou conseguindo pegar no sono e diz que ele também não está; que, se eu puder esperar alguns minutos, ele pode preparar uma poção. E então ele se vira sem que eu dê uma resposta.

Pega um caldeirão e bate nele com sua varinha: chamas azuis emergem de baixo dele. Ouço o som de líquido enchendo o caldeirão. Ele me pede para pegar a lata azul com estrelas douradas na prateleira acima da mesa, e eu obedeço. Coloco a lata perto de suas mãos. Olho para elas e vejo que são ásperas, gastas, com cicatrizes, mas ainda assim fortes. Gosto. Gosto do fato de suas mãos serem muito maiores que as minhas. Ele me flagra olhando para elas e se mostra um pouco divertido. Em seguida, me pede para pegar duas canecas no armário próximo à sua perna enquanto começa a despejar o conteúdo da lata no caldeirão. Percebo que poderia estar fazendo tudo com mágica, mas que deseja que eu me sinta útil.

Ele me pergunta então por que não consigo conciliar o sono, se isso acontece sempre. Sou cerca de cinco anos mais velha do que a maioria dos alunos do meu ano e ele sabe disso, mas não tenho certeza se sabe por que comecei tarde a universidade. Explico que prestei o serviço militar e passei por coisas que me fazem perder o sono. Tenho terrores noturnos e não gosto de acordar meus colegas de corredor, então costumo ficar vagando por aí até me cansar e não ter mais forças para fazer ruídos durante o sono. Em vez de olhar para mim com a expressão confusa ou de pena com a qual estou acostumada, ele me fita como se me entendesse. Me entrega um pouco do chocolate que tira do bolso do suéter e diz com certa severidade: "Coma. Você vai se sentir melhor".

Sinto algo se agitar dentro de mim. Ele diz que entende e que também já viu coisas que o fazem perder o sono, que fez coisas das quais não se orgulha, mas que não mudaria o passado nem se pudesse, porque foi o passado que o trouxe até aqui. Enquanto ele fala um pouco mais sobre nosso passado, a poção começa a encher a sala com um aroma incrível de lençóis limpos, pinho, charuto e do sol quando bate na pele. Pergunto o que é, e ele responde que é seu Chá da Hora de Dormir, uma poção que acalma e reconforta. Ele me pergunta que cheiro sinto, e eu lhe digo. Há outro cheiro que não consigo identificar até que ele se aproxima. É dele. É o cheiro do seu suéter, de chocolate, e o cheiro de metal dos caldeirões que enchem a sala de aula. De repente, sinto como se ele tivesse ouvido esse último pensamento e me afasto.

Quando me entrega a caneca com a poção, suas mãos se demoram nas minhas. Tomo um gole do chá – perfeito! De repente, me sinto mais calma do que me senti em anos, encosto a cabeça em seu peito e o abraço. Ele fica tenso, eu congelo, mas então seus ombros relaxam e eu o ouço pousar a xícara e me abraçar. Agradeço em voz baixa, mas ele entende quanto aquilo significa para mim. Ele passa a mão na minha nuca; eu o encaro. Fico na ponta dos pés para alcançar seus lábios e espero que ele se incline. O professor hesita, mas depois vem ao encontro de meus lábios. Sua mão desliza pela parte de trás da minha cabeça até a nuca. Ele afasta um pouco o rosto e olha para mim. Dessa vez, vejo alegria e hesitação. Aceno com a cabeça, e ele entende que estou consentindo.

Ele me levanta e me põe na mesa. Desliza as mãos mais para baixo. Diminui a velocidade quando chega ao meu peito e tira minha camisa, então beija meu peito e meu pescoço com suavidade, mas um pouco rápido.

Para de novo e apenas fica olhando para mim. Pergunta se é aquilo que desejo. Quando respondo "Sim, senhor", seu rosto se ilumina com um sorriso meio selvagem. Ele pega a varinha e a aponta para o que eu acreditava ser um pequeno armário, e a porta se abre. Me leva para dentro, ainda beijando meu pescoço e meu peito. Há ali uma pequena cama com lençóis de cor neutra; as paredes estão forradas de livros, espécimes em jarros e velas. Novamente ele aciona a varinha, e o quarto começa a se encher de calor e luz de velas. Olho para cima: uma lua crescente brilha acima de nós. Ele me deita na cama e começa a tirar a roupa. Eu o ajudo e ele me ajuda a tirar o resto da minha. Olha para mim, me toca delicadamente, eu bocejo. O Chá da Hora de Dormir está fazendo efeito, mas não quero que isso aconteça. Ele diz que não tem problema eu estar com sono, que podemos ir devagar. Peço desculpas, mas ele me diz apenas que entende e que estaria do mesmo jeito se tivesse tido tempo de tomar o chá, e riu da rapidez com que fui afetada. Adormeço com a cabeça em seu peito, ouvindo as batidas do seu coração. Começo a observar a cena como se eu fosse um quadro pendurado na parede: vejo-o passar a mão pelo meu cabelo, vejo-o me abraçar com mais força quando me agito durante o sono, vejo-o me dizer que está tudo bem e que estou segura com ele. Aos poucos ele também adormece, e a fantasia termina.

Na maioria das minhas fantasias desejo apenas me sentir segura e bem cuidada. Gosto muito de sexo, mas gosto mais do antes e do depois. Adoro quando os homens dedicam seu tempo para fazer com que eu sinta que se importam em criar confiança. Esse é o meu desejo mais profundo.

[Mestiça, hispano-americana • Espiritualizada • <R$ 300.000 • Heterossexual • Solteira • Não]

Parece que estou admitindo algum tipo de fracasso ao dizer isto, mas… desejo que cuidem de mim como a uma filha. Temo que essa fantasia faça de mim o maior clichê lésbico, o de que alguns sinais foram trocados em meu cérebro confuso e agora desejo uma mulher um pouco mais velha para cuidar de mim, me abraçar e, também, transar comigo gentil e pacientemente, até que eu confie nela, relaxe e volte a me divertir.

Desejo os dedos dessa mulher no meu cabelo, em meus seios; desejo que um casulo se forme ao nosso redor e nos proteja de todas as notícias ruins. Desejo me sentir a salvo do mundo exterior, de catástrofes. Desejo que minha mente se acalme (ela nunca se acalma). Na cama, sempre descubro que parte de mim está em outro lugar: na homofobia da minha educação, na cultura de pureza da igreja, presa no ato de reviver a última crise enquanto me preparo para a próxima. Desejo me sentir eu mesma quando estivermos transando e desejo *estar* totalmente presente. É difícil até mesmo colocar em palavras o que desejo. Como é estar presente durante o sexo e desfrutar dele sem ter de entrar na dança do "mas o que será que ela realmente quer", sem titubear com nosso histórico de vergonha, que vem à tona sempre que nos tocamos? Como seria se o sexo fosse um jogo, uma diversão sem pressa, um prazer que temos a vida inteira para descobrir? E se o sexo fosse um lar que nos acolhe repetidas vezes, mas sempre de maneira diferente? Se fosse celebrado como uma alegria em si em vez de servir de curativo para outras feridas?

Ela é mais velha e mais segura de si do que eu. Graças à sua confiança, me aprofundo em mim mesma e encontro meus verdadeiros desejos, em vez de permitir que as dúvidas de outra jovem *queer* se somem às minhas. Quero experimentar com ela. Acho que o cenário que estou descrevendo é um em que não existe medo. Porque há muito medo entranhado em mim: medo de transar, medo de transar com uma mulher, medo do que eu desejo, medo de gostar ou de odiar. Do meu corpo. E, sim, talvez da minha mãe de verdade. Medo de magoar minha parceira e medo de que ela me magoe. Vejo esse medo me enredar como uma teia de aranha sólida e delicada, uma teia que, enquanto estou deitada com essa mulher mais velha, se desprende e flutua para longe. Posso confiar no meu corpo e seus desejos. A mulher também confia nos dela.

[Branca, americana • Ateia • <R$ 300.000 • Lésbica • Solteira • Não]

Sofri abuso sexual quando tinha 11 anos, e durante muito tempo isso afetou profundamente a minha visão do sexo e da sexualidade. Quando a adolescência chegou, queria desesperadamente explorar a intimidade e o sexo com meus "namorados" e minhas paixões, mas, quando tinha uma oportunidade real, me fechava em pânico e terror. Na época em que todas as minhas amigas estavam dando por aí, eu evitava qualquer contato sexual ou mais íntimo. Beijei pela primeira vez aos 19 anos, tinha 21 ou 22 quando fiz sexo oral pela primeira vez e só perdi a virgindade aos 27. Levei adiante quase todos os meus encontros sexuais apenas porque me sentia uma aberração e não queria mais ser "machucada", mas nenhum dos homens era particularmente atencioso, e não só eu não tinha orgasmos como, em alguns casos, permanecia totalmente dissociada durante o ato. Ao mesmo tempo, meu apetite sexual sempre foi muito alto e me masturbava com regularidade, muitas vezes diariamente. Lia livros eróticos e tinha uma vida de fantasia muito rica.

    Minhas fantasias quase sempre giravam em torno de um homem muito carinhoso e solidário, em geral sem rosto. Sinto-me muito atraída por ele por vários motivos, mas o mais importante é o fato de eu confiar nele. Ele me toca lenta e gentilmente e conversa comigo, dizendo que ama a mim e ao meu corpo; que me deseja; que quer me fazer gozar com suas mãos, sua boca e seu pau. Ele me envolve em seus braços e me beija apaixonadamente, sempre me acariciando, sempre verificando se estou gostando. Me olha com a reverência e a lascívia de quem percebe que sua fantasia se tornou realidade. Me despe e toca cada novo pedaço de pele descoberto; pede que eu pegue suas mãos e lhe mostre onde e como gosto de ser acariciada. Continua falando comigo, dizendo que sou gostosa, que sou sexy, explicando o que ele quer que eu sinta e como ele se sente. Seu tom continua suave, mas as palavras vão se tornando mais sujas e urgentes à medida que ele fica excitado. Ele pega minhas mãos para me mostrar como quer que eu acaricie seu corpo e seu pau, e me elogia quando o toco da maneira que ele gosta. Me encara e enfia os dedos em mim, depois sussurra que estou molhada e que deseja me provar. Vai beijando todo o meu corpo até chegar à xoxota, então começa a me chupar – o tempo todo me encarando para saber como estou me sentindo. Gozo com força, e ele volta a beijar meu corpo, deixando que eu sinta meu gosto em seus lábios. Eu lhe digo que o desejo e o quero dentro de mim, que desejo sentir seu pau, seu esperma. Ele olha bem no fundo dos meus olhos e me penetra com calma, esfregando meu clitóris para ajudar meu corpo a relaxar e recebê-lo. Mais uma vez, conversa comigo... diz que estou molhada, que sou apertadinha, que estou bem com ele... que deseja que eu goze em seu pau. Seus dedos acariciam meu clitóris, ele beija meus seios e meu pescoço, sussurrando que sou gostosa, que ele adora estar dentro de mim e me foder. Que quer me ver gozar. Que sou linda, sexy e forte. Ele sente que estou chegando lá e mantém um ritmo suave mas contínuo em meu clitóris, contemplando-me enquanto gozo. Então ele diz que adora me ver gozar, que adora sentir minha boceta se contrair em torno de seu pau, que quer me encher com seu esperma. Eu lhe digo que quero senti-lo gozar dentro de mim, e ele começa a buscar o próprio orgasmo, fodendo-me com mais força, mas ainda olhando nos meus olhos, ainda se conectando e me dizendo como é bom me foder. Quando sinto que ele começa a gozar, eu me toco e tenho outro orgasmo. Ele se vira para que possa me deitar em seu peito, e nós nos beijamos e rimos. Seu pau sai de dentro de mim, sinto seu esperma escorrer. Ele me diz que não vê a hora de me foder novamente, que deseja conversar sobre nossas maiores fantasias e experimentar coisas que nos despertem curiosidade. Eu respondo que desejo chupar seu pau e que ele goze em meus seios. Ele me diz que quer me observar com meu vibrador e aprender como gozo. A seguir ele prepara um banho quente. Entramos na banheira e nos beijamos languidamente. Ele me seca e me leva para a cama, onde adormecemos nos braços um do outro. Sei que estará lá quando eu acordar e adormeço ouvindo as batidas de seu coração.

[Branca, americana • Agnóstica • <R$ 600.000 • Heterossexual • Solteira • Sim]

Sempre tive uma postura positiva em relação ao sexo. Recentemente, porém, percebi que não sinto atração sexual da mesma forma que as outras pessoas. Na verdade, não sinto atração sexual de forma alguma. No entanto, gosto muito de transar. Já deu para perceber o conflito, certo? Então vou lhe contar com o que esta assexual fantasia quando a pessoa que ela ama está viajando ou sem apetite para o sexo.

Sempre começa comigo deitada na cama, com o corpo exposto e vulnerável. Fecho os olhos e deixo os pensamentos assumirem o controle; logo me perco no mundo da imaginação. Em minha fantasia, sou o objeto de desejo, e todos os olhares estão voltados para mim. Estou usando um vestido vermelho justo que acentua minhas curvas e me faz sentir muito bonita. Sinto o calor dos olhares enquanto ando pela sala como se fosse um animal numa jaula. Sinto-me como uma sereia encantando as mulheres (especificamente as mulheres) que me observam: faço-as implorar por minha atenção.

Então minha fantasia muda e já não estou nesse lugar. Estou na floresta, cercada pela natureza. Sinto-me livre e liberada, sinto a energia das árvores e da terra ao meu redor. Estou só, mas não tenho medo – parece que estou conectada à energia vital do ambiente, o que me proporciona uma paz profunda. O sol está se pondo; me encontro numa clareira, admirando a beleza do entardecer. Então, ouço um barulho na mata. Perscruto a escuridão e vejo um lindo cavalo branco emergir das sombras. Fico surpresa, meu coração dispara. Mas não me sinto assustada. Estou encantada. O cavalo é impressionante e parece me observar, como se me conhecesse. Dou um passo à frente, e o bicho deixa eu me aproximar. Acaricio sua crina, ele encosta o focinho em mim. Percebo a bondade do cavalo e sinto segurança e proteção em sua presença. Sua energia acalma minha mente e meu corpo. Ele me desperta. De repente, o cavalo começa a se mexer e me leva para um passeio pela floresta. O animal galopa com tanta graça e força que me sinto voando. Sinto uma ereção crescente e excitante. Tenho vontade de ficar nessa cavalgada para sempre e sinto uma profunda conexão com o cavalo e a natureza. Por fim, chegamos a um lago isolado. O cavalo para e se ajoelha, dando-me uma visão clara da água e do céu. Enquanto observo o sol se pôr no horizonte, vejo a silhueta de uma mulher emergir das sombras. Ela é alta e bonita e está vestindo um terno preto com gravata vermelha. Sinto meu coração bater forte no peito, sabendo que essa mulher está ali por minha causa.

Ela caminha em minha direção. Quando se aproxima, consigo ver seus olhos. São verdes como duas piscinas esmeralda. Ela toma minhas mãos e me dá um beijo na testa. Seus lábios são quentes e gentis, e não consigo evitar relaxar em seu abraço. A mulher sussurra algo em meu ouvido, mas não escuto direito. Ela sussurra novamente. Está me perguntando se podemos transar. Ela está me pedindo consentimento. Isso é algo que meu amor raramente verbaliza; normalmente, simplesmente começa a me beijar e, se me esquivo, para. Mas receber o convite dessa mulher é estimulante. Meu corpo responde às suas palavras, sinto meu desejo aumentar. Desejo-a muito. A mulher me afasta do lago e me leva pela floresta até chegarmos a um campo aberto. O céu noturno está repleto de estrelas, uma brisa quente sopra na grama. Ela me deita no chão e começa a me despir. Quando descobre meu corpo, uma onda de calor se espalha por mim. Ela beija meu pescoço e meus ombros, acaricia meu corpo com suas mãos finas. Tremo de ansiedade quando ela desce até a minha cintura. A mulher então beija minha barriga e a parte interna das minhas coxas, e meu corpo responde ao seu toque. Eu a desejo, e a desejo agora. Ela então pega uma cebola grande e a esfrega em minha ereção – a sensação é incrível! Sinto uma eletricidade passar por mim e me perco em êxtase. A mulher então sobe em cima de mim e começa a fazer amor comigo. Ela se move lentamente, certificando-se de me dar prazer a cada investida. Sinto-me em maior conexão com ela a cada minuto, sinto meu corpo responder aos seus movimentos. Ela foi gentil mas apaixonada, e me sinto no paraíso.

Acho que é isso que sempre desejei em meus relacionamentos: a sensação de ser pequena e querida. Deitada sob as estrelas, estou muito contente e satisfeita. Sei que acabei de experimentar algo mágico e estou realmente feliz.

Ao voltar lentamente à realidade, tenho uma grande sensação de paz. Em minha cama, já encharcada, sinto vontade de falar com meu amor. Mas nunca falo. Apenas fico deitada, desfrutando da sensação de estar segura e ser amada.

[Indígena moldova • Cristã ortodoxa • <R$ 90.000 • Assexual • Convivente • Sim]

Li *Meu jardim secreto*, de Nancy Friday, quando tinha 20 anos e depois aos 40 e poucos. E agora, que já passei dos 60, tudo faz sentido. Estou esparramada no chão de uma floresta, numa colina ou numa praia. Todos os animais me observam. Cunilíngua (nunca o coito) de um/todos/qualquer dos animais. Um dos favoritos é um cervo. Às vezes sou uma paisagem com um rio caudaloso.

[Mestiça, britânica anglo-indiana • Católica não praticante • <R$ 300.000 • Heterossexual • Casada ou em um relacionamento civil • Sim]

Vagueio à noite por uma imensa floresta usando um vestido simples e antiquado que vai até as panturrilhas. O vestido está gasto e parece vagamente medieval. Está escuro, árvores ancestrais se elevam acima da minha cabeça. Seus galhos longos farfalham com um vento leve, como se sussurrassem segredos. A casca é coberta por um espesso musgo verde. Deslizo os dedos sobre suas minúsculas folhas, sinto-as agarrarem minha pele como se tentassem me atrair. Embora esteja só e seja noite, não tenho medo. Nem no vilarejo eu me aventuraria a sair do chalé depois que escurecesse, mas não há nada a temer nestes bosques. Nada com que eu não possa lidar. Gosto dessa sensação. O ar está repleto dos aromas de musgo, de folhas em decomposição, das ricas notas terrosas do solo escuro que se agarra aos meus pés descalços, e de algo fresco e verde. A escuridão sob as árvores parece aveludada e macia contra a pele nua de minhas pernas. Ouço o bater de cascos, meu coração dispara. Estão chegando. Sinto um tesão e fico meio mole. Um grupo de faunos me encontrou. São homens jovens dos joelhos para cima – se ignorarmos os pelos nas coxas –, mas têm cascos em vez de pés. Seu peito e seu rosto parecem humanos, mas um par de chifres enfeita seu cabelo longo e grosso; as orelhas pontudas são muito macias ao toque. O peito é largo, mas eles estão sem fôlego. Devem ter sentido meu cheiro e vieram correndo. "Não vá para a floresta!", os camponeses advertem todas as meninas. A cada poucos meses, os faunos se aproximam do vilarejo para tentar atrair uma mulher para as sombras e se divertir com eles. Nenhuma é levada contra a vontade, mas o vilarejo inteiro finge que os faunos são perigosos. "Fiquem longe! Não saiam à noite!" Os únicos monstros, entretanto, são os homens que rondam o vilarejo no estupor da embriaguez. Algumas mulheres não dão atenção aos avisos. Ninguém menciona os pequenos bebês metade faunos que nascem a cada poucos anos. Nada de ruim acontecerá comigo. Conheço os faunos. Frequento a floresta desde que tenho idade suficiente. Nos encontramos a cada poucos meses para que eu passe um tempo longe da minha vida monótona no vilarejo. Para dar um toque de alegria aos meus dias. Um dos faunos, aquele em quem mais confio, entra no círculo que formaram ao meu redor. "Quem você deseja esta noite?" Ele é jovem, mais ou menos da minha idade, e nos conhecemos em sua primeira corrida na floresta – a primeira dele e minha. Seus olhos são castanho-chocolate, seu olhar é tão quente que não quero nada mais do que agarrar sua mão e levá-lo para casa comigo. Mordo o lábio, indecisa. Ele ou alguém diferente? Sei que a escolha é minha. E, às vezes, me perdi. Mas hoje o escolherei. Um lampejo de certeza brilha em seus olhos mesmo antes de eu dizer seu nome. "Preciso de você", sussurro, tão sedenta que o puxo para perto. Ele tem uma ereção; pressiona seu pau na minha barriga macia e solta um gemido. Eu me viro na almofada verde de musgo. Meus fluidos escorrem pelas minhas pernas. Ele se encosta em mim por trás e esfrega seu membro em meu centro escorregadio. Mas esperamos. Hoje ele não é suficiente. Está faltando alguém. Cascos galopantes anunciam outro grupo de faunos. Eles carregam nos braços uma mulher que roubaram em outro vilarejo. Seu longo cabelo castanho esvoaça como uma nuvem mal aglutinada. Suas faces estão rosadas e seus olhos brilham de excitação. Não falamos, mas quando eles a colocam ao meu lado, ela pega minha mão. Encosta as costas na árvore, de frente para os faunos, num espelho da minha postura enquanto cada uma é tomada por um fauno. Eles são grandes, nos preenchem muito bem, e eu inspiro os suaves suspiros de alegria que saem dos lábios dela. Nós duas logo começamos a gemer com as investidas habilidosas. Os outros faunos formaram um círculo ao nosso redor. Meu fauno rosna enquanto crava os dedos em meus quadris, ancorando-me, mantendo-me segura. Eu sou eu, e sou muito bem fodida, embalada na noite aveludada da floresta. Mas também sou o fauno que arrebata a mulher ao lado. É o meu pau que entra em seu monte macio. São minhas pernas que obrigam suas coxas sedosas a se afastarem ainda mais. Ela geme quando a penetro. Seus olhos se abrem e me encaram. Estão arregalados e entorpecidos de prazer. Olhamos uma para a outra, sua boceta apertada e úmida me agarra. Um tesão percorre nosso corpo. Nos tornamos parte da floresta, parte da noite, absorvendo a magia ao redor. Sinto-a vibrar em meu pau e sei que está perto. Saber que a estou fazendo gozar, que a estou fazendo suspirar e dançar em meu pau é como uma febre que me lambe da base do crânio até o cóccix. Eu a puxo para perto, para um beijo, e nos estilhaçamos. Sou sugada de volta para meu próprio corpo, ouço o gemido áspero do fauno no meu ouvido, sinto-o tremer quando se derrama dentro de mim e me leva com ele até o êxtase. Somos carregadas pela floresta escura, acariciadas pelos faunos, cujo coração bate forte em nosso rosto. Eles a deixam em seu vilarejo e, em seguida, vendam meus olhos para que eu não consiga encontrar o caminho até ela quando estivermos na luz do dia. Com um suspiro e um beijo, me deixam nos limites do vilarejo. "Não vá", sussurro, agarrando-me ao meu fauno. Ele encosta a cabeça na minha. "Você ainda não está pronta." Eu os verei novamente. Quando anseio pelo abrigo da floresta, sinto que saio do meu corpo com a urgência do desejo.

[Branca, alemã • Protestante não praticante • <R$ 300.000 • Bissexual ou pansexual • Casada ou em um relacionamento civil • Sim]

Minha fantasia mais arraigada, aquela a que me entrego depois de uma xícara de chá de camomila quente para abençoar meus sonhos, é a de que um homem seja indelével e rotineiramente gentil comigo. Não desejo flores, discursos e presentes, nem férias muito caras. Em minha fantasia, não sou mimada. O pensamento que me deixa mais excitada é o de um parceiro que cuide de mim na cama, que tenha como objetivo tornar nosso corpo e nosso prazer algo familiar, e que alcance toda essa gentileza no sentido mais genérico do termo. Certa vez, um amigo veio com a ideia de que as pessoas dosam o afeto como um remédio, de que o medem cuidadosamente na palma da mão antes de entregá-lo com relutância, a contragosto. Sei disso, e minha fantasia é o oposto. Desejo acordar com alguém que me deixe encostar meu rosto em seu peito. Que me diga que sou macia enquanto percorre meu corpo lentamente com seu toque quente. Alguém que não tenha pressa de chegar ao meu clitóris e o faça com delicadeza, esperando que eu fique molhada. Que depois me olhe nos olhos enquanto lambe meus fluidos em seus dedos. Desejo que ele me penetre devagar, parando a intervalos para acariciar a parte interna dos meus braços. Já tive parceiros que esperavam que eu gozasse apenas com a penetração; um deles ergueu as calças assim que o alarme de 45 minutos soou.

Em minha fantasia, levo meu parceiro para a banheira. Ali, lavo a crosta que meus fluidos deixaram em sua barba, e ele limpa o esperma que se depositou na minha barriga, os restos que não consegui colocar avidamente na boca. Nos beijamos, nos ensaboamos, nos limpamos. Em minha fantasia, desejo visitar o mercado junto com ele. Ele pergunta o que comi no dia anterior, um detalhe desinteressante e trivial que só interessa a quem se importa verdadeiramente com a gente. Só a minha mãe me faz essa pergunta. Ele me dá pedaços crocantes de maçã e sussurra que o meu gosto é mais doce. Na livraria, falo dos textos nos quais estou trabalhando, e ele pergunta o que penso sobre o Sul dos Estados Unidos e se considero que o enredo morreu e o importante agora é a construção dos personagens. Ele compra um livro porque eu disse que essa leitura havia transformado meu pensamento aos 16 anos, e depois dessa conversa ele procura em seu celular artigos que acha que eu poderia gostar. Então diz que adora minha mente. Em casa, queimo os ovos e a acelga porque ele está me prensando contra o balcão da cozinha. Dessa vez é mais urgente. Ele abre as janelas e diz que não se importa que ouçam. (Um parceiro anterior sempre cobria minha boca com a mão.) Meu parceiro de fantasia vem por cima e pede que eu lhe diga exatamente o que desejo. Brinca de leve com meus mamilos e meu clitóris, recusando-se a me tocar com firmeza até que eu tenha esclarecido tudo. A essa altura, estou frenética, mas ele pergunta onde exatamente deve morder, se quero que beije a parte interna das minhas coxas – isso depois de atender ao meu pedido de dar um tapa nelas. Ele me dá tudo o que peço, e pressiona uma das mãos no ponto logo acima do meu osso pélvico enquanto enfia os dedos da outra mão ritmadamente dentro de mim. Grito de prazer. Ele pergunta se estou bem, se foi isso que imaginei. Termino jorrando meus fluidos em seu braço. Faço tanto barulho que não conseguirei mais encarar meus vizinhos. Ele não vai embora correndo. De jeito nenhum.

[Asiática, chinesa • Heterossexual • Solteira • Não]

Minha fantasia é ter um homem que me ame como pessoa e não me veja como um brinquedo sexual vivo.

[Afro-americana • >R$ 600.000 • Heterossexual • Solteira • Não]

Minha maior fantasia é algo pouco comum, em especial porque não tem nada do atrevimento que as outras vão oferecer. Bem, minha fantasia é ter um relacionamento significativo. Não me entenda mal, toda relação sexual é incrível – acredite, já vivi algumas! Mas há uma coisa da qual sempre senti falta: afeição genuína. O mais comum é um chega para lá e um tchau depois que a outra pessoa termina e a gente, mais uma vez, fica insatisfeita. Desejo uma relação calorosa com alguém que se importe comigo. Isso é tudo que desejo.

[Mestiça, britânica • Ateia • <R$ 90.000 • Bissexual ou pansexual • Solteira • Não]

Minha maior fantasia é uma espécie de conto de fadas. Me imagino caminhando por uma floresta tropical. Em certo momento, encontro uma clareira com uma cachoeira. Sentindo-me livre, tiro a roupa e mergulho na água cristalina. Quando saio da água, me deito ao sol para secar. Ouvindo os sons da floresta, adormeço. Acordo com o toque de várias mãos e beijos. Abro os olhos e vejo duas mulheres nuas contemplando meu corpo e satisfazendo uma à outra. Completamente imóvel, volto a fechar os olhos e me deixo levar, deleitando-me com uma grande sensação de felicidade e sensualidade. Vou ficando cada vez mais excitada, e de repente sinto uma das mulheres abrir minhas pernas e começar a lamber e beijar languidamente minha xoxota. A sensação é tão boa que logo perco a noção de tempo e lugar. Quando estou prestes a gozar, abro os olhos novamente para vê-la fazendo sexo oral em mim e encontro seus grandes olhos verdes. Ela me faz gozar numa explosão de tesão e felicidade. Ondas de desejo percorrem meu corpo, proporcionando-me vários orgasmos. É uma sensação que nunca vivi antes...

[Holandesa • Ateia • Bissexual ou pansexual • Casada ou em um relacionamento civil • Sim]

Em minha fantasia, ela me leva a um belo jardim numa ilha onde não há ninguém além de nós, e fazemos amor com total abandono. Ela acopla sua genitália alienígena mutante em minhas partes íntimas; a dela toma a forma de uma flor de lótus sugadora e depois se transforma numa haste holográfica brilhante com a qual ela me penetra até chegarmos ao orgasmo. Em seguida, ficamos deitadas em nossa toalha de piquenique, sob o sol levemente encoberto pelas belas árvores do jardim, apenas olhando amorosamente uma para a outra. A pele dela está brilhando do suor do ato sexual; seus olhos e seu corpo nu são hipnotizantes de tão bonitos. Fazemos amor assim sempre que temos vontade e simplesmente aproveitamos a vida.

[Finlandesa de origem guatemalteca • Pagã • <R$ 90.000 • Homorromântica Bissexual/pansexual • Solteira • Não]

Encontro-me num jardim, empoleirada num pilar de tijolos. Ele me ergueu e me colocou ali. Minha camisa está aberta; os seios, expostos e duros. Devagar, pego meu seio e o aperto com força; sinto meu mamilo endurecer enquanto pensamentos de línguas e pernas abertas inundam minha mente. Arqueio as costas, seus dedos deslizam dentro de mim com muita facilidade. Respiração pesada e úmida no ar frio. Seguro sua cabeça enquanto seus ruídos se juntam à sinfonia dos pássaros inocentemente empoleirados, observando. Ele me abre, quer ir mais fundo com a língua e vai aumentando a pressão; solto um gemido e dou um impulso para a frente, agarrando com força seu cabelo. Meus dedos se movem para dentro e depois deslizam facilmente pelo pequeno monte que logo estará latejando. Mais rápido. Mais forte. Uma cachoeira. Expiro.

[Branca, australiana • <R$ 300.000 • Heterossexual • Em um relacionamento • Sim]

Infelizmente, minha fantasia predileta nunca vai acontecer, pois envolve uma sala, à qual tenho acesso através do meu espelho de corpo inteiro, onde estou esperando por mim. Não, não sou narcisista (embora os narcisistas digam exatamente isso) – apenas adoro a ideia de ser totalmente livre para fazer experiências com alguém que me conheça tão bem quanto eu mesma, alguém que não precise de orientações, sem inibições. No cenário de fantasia que mais visito, estou nua em frente ao espelho, olhando para a mulher que me acena com um olhar de desejo, como se eu fosse a garota mais gostosa e malvada do mundo. Contemplamos lentamente o corpo uma da outra, pensando no que está por vir. Imagino que a estou tocando. Desejo fazê-la sentir-se bem, e ela deseja o mesmo para mim. Atravesso o espelho de encontro aos braços de meu eu nu; nos beijamos profunda e demoradamente, pressionando os corpos, sentindo a maciez dos seios de cada uma. Nos tocamos com gentileza, sem pressa, apenas aproveitando as sensações. Beijamos, chupamos e lambemos suavemente as costas, as coxas, a barriga, sem nos preocuparmos com imperfeições ou estrias, conscientes do que a outra gosta, de como a estimular – somos idênticas e nos entendemos perfeitamente. Mãos e bocas se movem suave e lentamente, roçando os mamilos e a vulva. Nossa respiração fica pesada, nós ficamos excitadas e molhadas à medida que sugamos e mordemos os mamilos, esfregamos e lambemos o clitóris, estimulamos a vagina com os dedos, apenas um pouco, na entrada, depois bem no fundo, entrando e saindo. Sem pressa, com calma, contidas até não conseguirmos mais resistir, clitóris com clitóris, um deslizando sobre o outro, chupando os mamilos até chegarmos ao orgasmo juntas, mas sem parar, aumentando a pressão, nos movendo mais rápido até alcançarmos mais um orgasmo. Depois permanecemos deitadas, acariciando a barriga, as costas, o pescoço e as coxas uma da outra, até eu finalmente voltar, através do espelho, para meu próprio mundo.

[Branca, britânica • Ateia • <R$ 180.000 • Bissexual ou pansexual • Casada ou em um relacionamento civil • Sim]

Tenho 38 anos. Pela primeira vez, há duas semanas, tive uma experiência extracorpórea durante a meditação: estava transando comigo mesma. Me vi em cima de mim, me beijando e me amando por existir. Cheguei ao ponto do orgasmo enquanto me excitava, abraçando-me e amando-me por inteiro. Vi tudo o que os outros veem quando estão numa relação íntima comigo. Foi uma experiência efêmera e excepcionalmente bonita. Aos quase 40 anos, finalmente estou aprendendo a amar e aceitar *tudo* em mim – desde as pequenas partes internas até as grandes e exuberantes partes externas. Estou amando a criança interior que foi ferida, que se sentiu incompreendida, que foi usada e que se sentiu paralisada num mundo de sexo e homens – e de sexo como um todo. Hoje tenho orgulho de ser uma mulher que adora o sexo em toda a sua glória – a energia, a magnitude, a sujeira, a sacanagem, a ternura, a alegria, as lambidas, os abraços, a natureza dos corpos, a quietude e a calma do espírito e da mente, cada momento implacável e fascinante.

Desde muito jovem sei que o sexo contém uma alegria magnífica. Eu e uma amiga roubamos dos pais dela o livro *Os prazeres do sexo* e o líamos no bosque atrás da casa dela. Estudamos muito esse livro. Depois, pedi a um paquera dois anos mais velho que me levasse para casa na hora do almoço para que eu pudesse treinar punhetas e boquetes nele. Tinha o desejo de ser boa em desejar. Mas agora estou numa jornada de amor-próprio e o que desejo é o amor em todas as suas formas. Penso num amante que me fode por trás, com ternura e paixão. Num *ménage* luxurioso. Duas mulheres, um homem. Dois homens, uma mulher. Desejo que alguém me amarre numa masmorra e chicoteie minha bunda; desejo alguém que faça ioga comigo, nu; desejo fazer uma sessão de fotos nua; desejo praticar sexo tântrico.

Agora que finalmente recuperei meu corpo e não mais deixarei que a agressão no meu passado tome o lugar do prazer no meu futuro, quero verbalizar meus desejos sexuais para que eu os ouça, para que o universo os ouça e para que todo mundo os ouça e os respeite. Talvez assim todos nós comecemos a falar com confiança e possamos conhecer a beleza, a realidade e a normalidade dos desejos e dos prazeres sexuais de cada um. Ela deseja rugir, arfar, gemer e suspirar, gozar e vibrar... e ela terá esses momentos, porque ela sou *eu*, e *eu* sou sua guardiã.

[Branca, canadense • Espiritualizada • <R$ 180.000 • Heterossexual • Solteira • Não]

Aqui vai uma digressão. Apenas seu braço em volta dos meus ombros e seus olhos me dizendo "estou aqui". Finalmente consigo me soltar. Apenas uma distância que finalmente desaparece para nossos corpos enfim se tocarem. Apenas um abraço no qual me perco. Respiro profundamente e fecho os olhos. Apenas um abraço reconfortante e tranquilizador. Aninho meu rosto junto de seu pescoço, repouso os lábios em sua pele. Sinto seu coração disparado. Fico imóvel, dividida entre o desejo de ir mais longe e o medo de que a razão prevaleça. Os ruídos da rua me chamam de volta à realidade, mas não quero voltar. Fico ali, parada, saboreando os segundos que passam. Apenas sua respiração mudando e eu me endireitando. Apenas minhas mãos pousadas em sua cintura. Apenas suas mãos acariciando minha fronte. Seus dedos deslizam pelo meu cabelo, por trás das orelhas, em meu pescoço. Seus olhos em mim e um sorriso. Sem palavras, apenas suavidade, carícias. Apenas um beijo em minha testa, em minha face. Apenas seu olhar tentando me decifrar e meu sorriso dizendo: "Sim, siga em frente". Apenas seus lábios se aproximando, hesitando e roçando minha boca. Apenas seus lábios nos meus e o calor. Apenas nossas línguas se tocando e se descobrindo com delicadeza. Nas profundezas do meu ser, ansiedade. Seus braços me envolvem, me apertam. Me sinto tão bem! Suas mãos passam por baixo da minha camisa. Seus dedos deslizam por minha coluna. Com calma e respeito. Apenas seus passos me levando até o sofá, seus beijos se intensificando. Apenas seu corpo sobre o meu, nossas pernas se ajustando. Apenas seus olhos castanhos me sondando. Tiro minha blusa e a dela também. Quero sentir sua pele na minha. Apenas seus lábios percorrendo meu pescoço, meu peito. Seu cheiro me leva para longe. Que o tempo pare. *Carpe diem*. Minhas preocupações desaparecem, minhas responsabilidades de mãe, esposa, trabalhadora desaparecem: apenas eu e o que há de mais profundo em mim. Apenas os sapatos se soltando e dois pares de calças caindo no chão. Apenas sua boca em meus seios e o desejo crescendo em mim. A felicidade e o bem-estar me entorpecem. Seu cabelo comprido roça minha barriga. Seu nariz me acaricia abaixo do umbigo. Sinto calafrios, mas não estou com frio. Seus beijos são pequenos pedaços do céu. Apenas a roupa íntima sendo arrancada. Sua cabeça se aninha entre minhas coxas. Agarro suas mãos e aperto-as com força. Estou com calor, quero chorar, mal consigo respirar. Apenas sua língua me explorando e meu coração explodindo. Voo para longe, vou embora, largo tudo, esqueço tudo. Estou voando, o tempo parou. Apenas um pouco de loucura em minha vida organizada. Só eu e ela. Ela é minha loucura, meu tempo para mim. Ela é meu desejo inconfesso, meus pensamentos reprimidos. Ela é o meu proibido, o meu segredo. Ela é um presente, um traço indelével. Ela é um momento não esperado. Ela faz parte do meu caminho, da minha história. Ela não compartilha minha vida cotidiana, meu lar, mas é minha digressão. Ela é apenas ela.

[Branca, francesa • Ateia • <R$ 300.000 • Heterossexual • Casada ou em um relacionamento civil • Sim]

Deitar numa praia, sentir as ondas se quebrarem vagarosamente nas coxas e nos quadris. Quando as ondas refluem, deixam botões de flores na minha pele.

[Branca, britânica • Ateia • <R$ 180.000 • Bissexual ou pansexual • Em um relacionamento • Não]

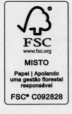
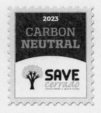

Este livro foi composto com tipografia Adobe Garamond e
impresso em papel Off-White 70 g/m² na Formato Artes Gráficas.